普胸外科医师手册

——附高难度手术视频荟萃

（配光盘）

主　　编：施建新　叶　波
副 主 编：杨　敏　齐宏峰
　　　　　朱　强　吴道立

U0395967

上海科学普及出版社

图书在版编目(CIP)数据

普胸外科医师手册/施建新,叶波主编. --上海:上
海科学普及出版社,2017.1
ISBN 978-7-5427-5158-4

Ⅰ. ①普… Ⅱ. ①施…②叶… Ⅲ. ①胸部外科
手术-手册 Ⅳ. ①R655-62

中国版本图书馆 CIP 数据核字(2015)第 317094 号

责任编辑 陈 韬

普胸外科医师手册
主 编 施建新 叶 波
副主编 杨 敏 齐宏峰
朱 强 吴道立
上海科学普及出版社出版发行
(上海中山北路 832 号 邮政编码 200070)
http://www.pspsh.com

各地新华书店经销 上海叶大印务发展有限公司印刷
开本 787×1092 1/16 印张 18.5 字数 450 000
2017 年 1 月第 1 版 2017 年 1 月第 1 次印刷

ISBN 978-7-5427-5158-4 定价: 68.00 元

出版说明

科学技术是第一生产力。21世纪,科学技术和生产力必将发生新的革命性突破。

为贯彻落实"科教兴国"和"科教兴市"战略,上海市科学技术委员会和上海市新闻出版局于2000年设立"上海科技专著出版资金",资助优秀科技著作在上海出版。

本书出版受"上海科技专著出版资金"资助。

上海科技专著出版资金管理委员会

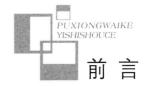

前言

　　近年来,我国普胸外科的发展较为迅速,但是国内胸外科医生的学习途径非常少,主要依靠短暂的会议交流。对于国内的广大医生来说,很多高难度手术只是听说过,却没有见过,他们都非常想学习和实施这些手术。但是如果单靠文献和图书上的描述,难以真正掌握,冒然实施,可能要付出高昂的"学费",甚至可能是以患者的生命作代价。

　　我们一直希望能出一本既有理论又有视频的图书,此次得到上海市 2014 年科技专著出版资金的资助,使我们的愿望得以实现。我们非常感谢上海市新闻出版局及上海市科学技术委员会给我们的资助。

　　本书的理论部分主要基于对上海交通大学附属胸科医院的经验总结,而高难度手术视频全部来自于上海交通大学附属胸科医院胸外科施建新教授的手术录像。上海交通大学附属胸科医院整个普胸外科 2013 年的手术量已达 5 300 余台(不含心外科),其中施建新教授 2013 年度院内手术量达 770 台,并且每年还在增长之中。其中,有很多高难度手术,包括肺移植、肺叶切除双袖、隆突成形、气管肿瘤手术、胸骨肿瘤手术、前径路"L"切口肺上沟瘤切除、巨大纵膈肿瘤,以及上腔静脉置换术等等。

　　通过本书向广大胸外科医师介绍上海交通大学附属胸科医院的经验,也是我们出版本书的主要目的,希望能够抛砖引玉,促进学术交流。

　　非常感谢上海交通大学附属胸科医院陈海泉院长、胸外科主任赵珩教授对本书的出版给予大力的支持,还要感谢本书的编者:常熟市第二人民医院杨敏医师、山东省昌邑市人民医院齐宏峰医师、山东省千佛山医院朱强医师、浙江省余姚市人民医院吴道立医师,为本书的编写付出了非常大的努力。

上海交通大学附属胸科医院　胸外科

施建新　叶　波

2014 年冬

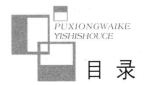

目 录

第一部分 非小细胞肺癌

第四部分　肺　移　植

第一部分
非小细胞肺癌

吴道立

第一章 临 床 分 期

肺癌是全球发病率和死亡率极高的恶性肿瘤之一,其中 80％的肺癌为非小细胞肺癌 (none small cell lung cancer, NSCLC)。目前手术切除为主的综合治疗仍是 NSCLC 最有效的治疗手段。肺癌临床分期目的在于评估肺癌患者病情,制定出最恰当的治疗方案,估计预后、评价不同治疗方案以及新的治疗方法的效果。实体肿瘤 TNM 分期系统:原发肿瘤 T,区域淋巴结 N,转移病灶 M 进行分期方法最早由法国外科医生 Pierre Denoix 首先提出。肺癌分期由国际抗癌联盟(International Union Against Cancer, UICC)最早于 1968 年颁布(第一版)。至 2009 年共历经 7 次修订。其中由 Mountain 领衔制定的第 6 版肺癌 TNM 分期系统所依据的病例资料均来自于北美,来源于 M. D. Anderson 癌症中心的 4 351 例,美国国立癌症研究所肺癌研究组 968 例,共 5 319 例,多为外科病例,时间跨度较长(1975～1988 年),普遍认为数据来源结构单一,样本量有限,缺乏高等级的循证医学证据,因此不能全面反映全球肺癌的真实情况。在上述背景下,国际肺癌研究协会(The International Association For The Study Of Lung Cancer, IASLC)于 1996 年成立了分期委员会,开始着手下一分期的工作。2000 年到 2005 年共收集了 10 万余例肺癌患者生存资料。合格病例81 495 例,其中非小细胞肺癌患者 68 463 例,亚洲病例占 14％大多为日本提供。入组患者不再单纯手术治疗,单纯手术治疗占 44％,单纯化疗占 11％。在 2007 年第 12 届世界肺癌大会上公布了第七版肺癌分期系统推荐稿,2008 年获得国际抗癌联盟(International Union Against Cancer, UICC)认证。于 2009 年 8 月第 13 届世界肺癌大会上公布了新修订的肺癌 TNM 分期系统。目前临床应用者应为第 7 版肺癌 TNM 分期系统。

肺癌新的 TNM 分期系统:

第一,原发肿瘤 T 定义

在数据库中剔除远处转移及淋巴结转移患者的生存资料,原发肿瘤大小对患者长期生存具有很大影响的。

T_0:无原发肿瘤的证据。

T_x:原发肿瘤不能被评价,痰或支气管灌洗液中找到恶性细胞,但影像学和支气管镜未发现肿瘤。

T_{is}:原位癌。

T_1:肿瘤最大直径≤3 cm,被肺或脏层胸膜包绕,未侵及叶支气管近端。

T_{1a}:肿瘤最大直径≤2 cm。

T_{1b}:肿瘤最大直径>2 cm 但≤3 cm。

T_2:肿瘤最大直径>3 cm 但≤7 cm,或具有以下任一特征:① 侵犯主支气管,距离隆突≥2 cm;② 侵犯脏层胸膜;③ 肺不张或阻塞性肺炎波及至肺门区域,但未累及一侧全肺。

T_{2a}：肿瘤最大直径＞3 cm 但≤5 cm。

T_{2b}：肿瘤最大直径＞5 cm 但≤7 cm。

T_3：肿瘤最大直径＞7 cm；或直接侵及胸壁（含肺上沟瘤）膈肌、膈神经、纵隔胸膜、壁层心包；或肿瘤位于主支气管内距隆突＜2 cm，但未侵及隆突；或相关肺不张或阻塞性肺炎波及至一侧全肺；或分开的肿瘤病灶位于同一肺叶。

T_4：任何大小的肿瘤侵犯下列结构：纵隔、心脏、大血管、气管、喉返神经、食管、椎体、隆突；或分开的肿瘤病灶位于原发肿瘤同侧的不同肺叶。

原发肿瘤所在肺叶内出现卫星结节预后与其他 T_3 期肿瘤相近，非原发肿瘤所在肺叶内出现转移灶预后与其他 T_4 期肿瘤相近，但优于 M_1。因此，将原发肿瘤所在肺叶内发现结节定义为 T_3；同侧非原发肺叶内出现结节定义为 T_4。

第二，区域淋巴结 N 定义

明确区域淋巴结状态是肺癌分期和治疗至关重要的组成部分。通过精确、统一的区域淋巴结命名法，是制定肺癌 TNM 分期、评价治疗结果、在不同医学中心之间比较临床结果、设计和分析临床研究及对不同患者选择治疗方案的关键因素。

历史上第一张肺癌区域淋巴结分布图是 Naruke 于 1967 年绘制的，最初被应用于北美、欧洲和日本。随后美国胸科学会（American Thoracic Society，ATS）将 Naruke 的图进行了修改，并对区域淋巴结解剖部位做了更为精确的描述，形成了 ATS 淋巴结分布图，并被广泛应用于北美地区。1996 年，Mountain 和 Dresler 将 Naruke 图谱和 ATS 图谱进行整合，制订了一个新型的肺癌区域淋巴结分布图（MD-ATS 分布图），并被 AJCC 和 UICC 所采用，之后被北美和欧洲地区广泛采用。但由于日本肺癌协会的大力提倡，日本全国范围内至今仍在广泛使用 Naruke 淋巴结分布图。1998 年开始，IASLC 分期委员会着手建立国际肺癌数据库，到 2006 年在世界范围内收集了有效肺癌病例 100 869 例。基于国际肺癌数据库分析结果，IASLC 制订了第 7 版肺癌 TNM 分期系统。通过对 IASLC 国际肺癌数据库淋巴结分期资料的分析，发现 Naruke 分布图和 MD-ATS 分布图对肺癌区域淋巴结分类的定义存在较大差异。比较重要的差异包括 Naruke 分布图的第 1 组对应 MD-ATS 分布图的第 1 组和第 2 组；Naruke 分布图的第 2、3、4R 组和 4L 组对应 MD-ATS 分布图的 4R 和 4L 组；具有重要意义的是 MD-ATS 分布图第 7 组（隆突下淋巴结）对应 Naruke 分布图的第 7 组和 10 组，导致部分肺癌按 MD-ATS 分布图分期为 N_2，ⅢA 期，而按 Naruke 分布图分期则为 N_1，Ⅱ期。对区域淋巴结命名的差异导致数据分析时出现不可调和的矛盾。因此，IASLC 分期委员会制订了一个修正的肺癌区域淋巴结图谱，将 MD-ATS 分布图和 Naruke 分布图进行整合，并且为每一组淋巴结规定了精确的解剖学定义。从 2009 年开始，IASLC 分期委员会按此标准在全世界范围内进行肺癌数据收集，其中包括中国 5 个肺癌中心的肺癌数据，用于 7 年后第 8 版肺癌 TNM 分期标准的制订。

IASLC 淋巴结图谱的解剖学定义具体如下（图 A～E 示解剖图谱）：

第 1 组：上界为环状软骨下缘；下界为双侧锁骨，正中为胸骨切迹上缘，气管中线将此区域淋巴结分为 1R 和 1L。

第 2 组：2R 上界为右肺尖和胸膜顶，中间为胸骨切迹上缘，下界为无名静脉与气管交叉处下缘，内界为气管左侧缘；2L 上界为左肺尖和胸膜顶，中间为胸骨切迹上缘，下界为主动

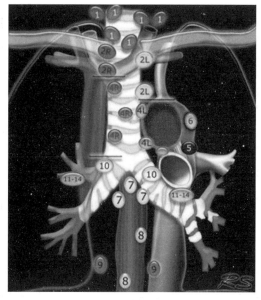

A

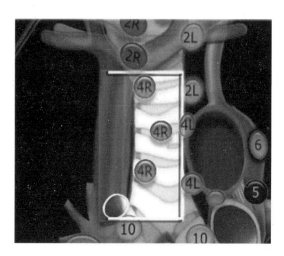

B

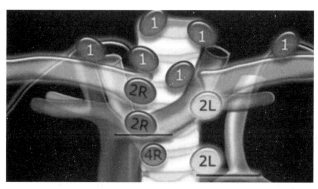

C

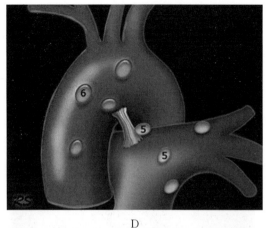

D

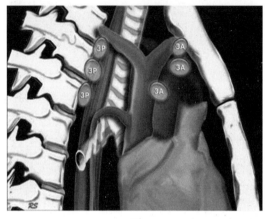

E

图1-1 肺的区域淋巴结分组

注：A～B：第1组～第14组，具体参见图中所示数字。

脉弓上缘。

第3组：右侧上界为胸膜顶，下界为隆突水平，前界为胸骨后，后界为上腔静脉前缘；左侧上界为胸膜顶，下界为隆突水平，前界为胸骨后，后界为左颈总动脉；3P上界为胸膜顶，下界为隆突水平。

第4组：4R包括右侧气管旁和气管前淋巴结，上界为无名静脉与气管交叉处下缘，下界为奇静脉下缘；4L气管左侧缘和动脉韧带之间，上界为主动脉弓上缘，下界为左肺动脉干上缘。

第5组：动脉韧带外侧淋巴结，上界为主动脉弓下缘，下界为左肺动脉干上缘。

第6组：升主动脉和主动脉弓前外侧淋巴结，上界为主动脉弓上缘切线，下界为主动脉弓下缘。

第7组：上界为气管隆突，左侧下界为下叶支气管上缘，右侧下界为中间干支气管下缘。

第8组：位于食管表面，除外隆突下淋巴结，上界为左侧为下叶支气管上缘，右侧为中间干支气管下缘，下界为膈肌。

第9组：肺韧带内淋巴结，上界为下肺静脉，下界为膈肌。

第10组：紧邻主支气管和肺门血管（包括肺静脉和肺动脉干远端），上界为右侧奇静脉下缘，左侧为肺动脉上缘，下界为双侧叶间区域。

第11组：叶支气管开口之间，11s位于右侧上叶和中间干支气管之间，11i位于右侧中叶和下叶支气管之间。

第12组：紧邻叶支气管淋巴结。

第13组：段支气管周围淋巴结。

第14组：紧邻亚段支气管淋巴结。

上纵隔淋巴结的左右分界线不在气管正中，在气管左侧缘，因为气管前的淋巴结转移多来自右侧肺癌，以气管正中分界会使此类患者分期偏晚。肺门 N_1 淋巴结与外周 N_1 淋巴结转移生存率无差异，各个 N_2 亚组淋巴结转移生存率无差异。但也存在纵隔镜检查及开胸手术中不同组别淋巴结界限不能精确判断的问题。

第三，远处转移M定义

在第5版分期中，胸膜播散被定义为 T_4，在现有数据分析中其5年生存率为11％，远低于其他 T_4 肿瘤患者，故将其归入远处转移。统计发现，恶性胸腔积液和原发肿瘤对侧肺内肿瘤结节患者的5年生存率相同。原发肿瘤对侧肺出现肿瘤结节；恶性胸腔积液或心包积液或同侧胸膜播散患者预后好于其他肺外远处转移患者，故新的分期系统将原发肿瘤对侧肺出现肿瘤结节；恶性胸腔积液或心包积液或同侧胸膜播散定义为 M_{1a}，其他肺外远处转移定义为 M_{1b}。

以此新分期得到的不同分期的肺癌患者生存曲线相互无交叉，因此可以更好的判断不同肺分期患者预后情况，病理分期也得到了同样结果（表1-1～表1-3）。

表1-1　区域淋巴结N定义

分期	定义
N_x	区域淋巴结不能被评价
N_0	无区域淋巴结转移
N_1	同侧支气管周围和（或）肺门及肺内淋巴结转移，包括直接侵犯
N_2	同侧纵隔和（或）隆突下淋巴结转移
N_3	对侧纵隔、对侧肺门、同侧或对侧斜角肌或锁骨上淋巴结转移

表1-2　远处转移M定义

分期	定义
M_0	无远处转移
M_1	远处转移
M_{1a}	原发肿瘤对侧肺出现肿瘤结节；恶性胸腔积液或心包积液或同侧胸膜播散
M_{1b}	其他远处转移

表 1 - 3　第七版肺癌 TNM 分期组合

分期	TNM 组合		
未确定癌	T_X	N_0	M_0
0 期	T_{is}	N_0	M_0
I A	$T_{1a,b}$	N_0	M_0
I B	T_{2a}	N_0	M_0
II A	T_{2b}	N_0	M_0
	$T_{1a,b}$	N_1	M_0
II B	T_{2a}	N_1	M_0
	T_{2b}	N_1	M_0
	T_3	N_0	M_0
III A	$T_{1a,b}；T_{2a}$	N_2	M_0
	T_3	N_1,N_2	M_0
	T_4	N_0,N_1	M_0
III B	T_4	N_2	M_0
	任何 T	N_3	M_0
IV	任何 T	任何 N	M_1

参 考 文 献

1. Gold straw P. International association for the study of lung cancer. Staging manual in thoracic oncology [M]. Orange Park：Editorial Rx Press, 2009.

2. UICC. TNM classification of malignant tumours[S]. Geneva：UICC, 1968.

3. American Joint Committee on Cancer. AJCC cancer staging handbook[M]. New York：Springer-Verlag, 2002.

4. UICC International Union Against Cancer. TNM classification of malignant tumors[M]. 6th ed. New York：Wiley-Liss, 2002.

5. Mountain CF. Revisions in the international system for staging lung cancer[J]. Chest, 1997,111(6)：1710 - 1717.

6. Naruke T，Suemasu K，Ishikawa S. Lymph node mapping and curability at various levels of metastasis in resected lung cancer[J]. J Thorac Cardiovasc Surg, 1978,76(6)：832 -839.

7. Mountain CF，Dresler CM. Regional lymph node classification for lung cancer staging[J]. Chest, 1997, 111(6)：1718 - 1723.

8. Rusch VW，Asamura H，Watanabe H, et al. The IASLC lung cancer staging project：a proposal for a new international lymph node map in the forthcoming seventh edition of the TNM classification for lung cancer[J]. J Thorac Oncol, 2009,4(5)：568 - 577.

第二章 手 术 适 应 证

肺癌手术患者适应证应从两个方面来讲：① 从肿瘤方面来讲是否合适手术；② 患者能否耐受手术。通常Ⅰ、Ⅱ期NSCLC为早期肺癌，大多数据证实手术疗效较好，5年生存率分别可达ⅠA期73%、ⅠB期58%、ⅡA期46%、ⅡB期36%，而ⅢbT$_4$N$_0$～N$_1$为13%～28%，N$_3$的5年生存率为0。越是早期手术疗效越好，肺癌术前精确TNM分期，选择肺癌外科手术治疗受益人群是现代肺癌外科发展趋势。因此，外科治疗肺癌一定要有严格的适应证。NSCLC的诊疗已进入了规范化的多学科治疗阶段。每一个NSCLC的患者都应经肺癌多学科团队的严格讨论，这样才能避免单一手段过度治疗给患者造成伤害，或治疗不足给患者带来的生存时间、生活质量的下降。同时也避免了或减少因为伴发疾病给患者带来的治疗风险。其内容包括肿瘤学多学科讨论和大医学多学科讨论，前一多学科应包括肿瘤内科、胸外科、放疗科、以影像为主的诊断科、病理科以及肿瘤心理学。后一个团队应以外科学为主，包括胸外科、麻醉科、ICU、心内科、呼吸内科、内分泌代谢科等其他可能涉及的学科。

一、手术适应证及禁忌证

1. 适应证

1) Ⅰ、Ⅱ期非小细胞肺癌。

2) 病变局限于一侧胸腔能完全切除的Ⅲa期及个别Ⅲb期非小细胞肺癌。

3) 临床高度怀疑肺癌或肺癌不能除外，经各种方法检查均不能确定，估计病变能切除者。

4) 原无手术指征，经放疗、化疗等综合性治疗，病变明显缩小，全身情况改善者，应争取手术治疗。

5) 已确诊的非小细胞肺癌，病变侵犯胸壁、心包、大血管、膈肌，但范围局限，技术上能完全切除者。

6) 多原发癌。

7) 特定血行转移肺癌。

2. 绝对禁忌证

1) 已有远处转移，如肝、骨骼等。

2) 广泛纵隔淋巴结转移，胸片显示纵隔明显增宽，CT扫描见纵隔淋巴结广泛融合；或胸内脏器，如心脏、大血管、食管等广泛受侵者。

3) 对侧肺、肺门或气管旁淋巴结转移者。

4) 严重心肺功能损害者，3个月内患有心肌梗死者。

5）伴有严重肝肾功能疾病、出血性疾病、恶病质不能耐受手术者。

3. 相对手术禁忌证

1）隆突增宽固定。

2）一侧喉返神经或膈神经麻痹。

3）肺功能轻、中度损害，在一定程度上应限制肺切除范围。

Ⅲa 期病变手术疗效则极具争议。2007 年 chest 上发表一篇文章将 N_2 分为Ⅲa1：术中偶然发现纵隔淋巴结转移；Ⅲa2：术中发现纵隔淋巴结单站转移；Ⅲa3：术前确认纵隔淋巴结转移；Ⅲa4：纵隔淋巴结融合。对于Ⅲa1 及Ⅲa2 建议手术，单纯手术治疗 5 年生存率为 14%～30%。而对Ⅲa3 及Ⅲa4 手术是不建议的，放化疗效果与手术治疗效果是一致的。但又有文章显示单区 N_2 淋巴结转移与多区 N_1 淋巴结转移的生存率类似，从而对"所有 N_2 淋巴结转移的患者不适宜手术"的观点提出质疑。对于Ⅲb 期多数情况下不建议手术，仅有肿瘤外侵（同肺叶卫星灶，侵犯隆突，侵犯上腔静脉等），无纵隔淋巴结转移（$T_4N_{0～1}$），还是建议手术的。

多原发癌：组织学类型不同。组织学类型相同同时位于不同肺叶且无 N_2 及 N_3 淋巴结转移，无远处转移；或者两者发生时间≥4 年且无全身其他部位远处转移。这种情况下 5 年生存率可达 16%。

肺癌出现血行转移为Ⅳ期，无手术指征。但在肾上腺转移中手术＋化疗患者的生存率明显好于单纯化疗。脑转移手术治疗优势：明显改善症状，长期局部控制，偶有长期生存。但因满足以下条件：单发转移；患者一般情况良好，无其他转移；为非小细胞肺癌；肿瘤及转移灶切除后患者预计会有较好功能状态。

二、术前评估

1. 肿瘤临床分期评估

由于分期决定着 NSCLC 的疗效，因此讨论的主要目的为精确分期。除组织诊断外，分期手段应包括胸（或胸腹）CT、腹（或腹、双锁骨上区）B 超、脑 MRI（或至少脑 CT）骨扫描（有症状者加做骨 MRI 或骨 CT）和纤支镜，有条件者可加做 PET/CT。由于胸外科医生掌握着手术技术，因而更能积极投入到精准分期，尤其是可疑病灶的组织获取方法，如经支气管超声内镜（Endobronchial Ultrasound，EBUS）、纵隔镜、胸腔镜甚至传统手术活检。

2009 年第 11 届全国肺癌大会推荐三套可行方案供不同级别医院对肺癌患者进行肿瘤术前分期：方案一：胸壁 CT＋；颅脑 CT＋腹部 CT＋骨扫描。方案二：PET-CT＋方案一。方案三：纵隔镜＋方案二或方案一。方案一适合大多数医院，方案二适合少数大城市医院，适合极少数大城市医院肺癌中心。

2. 肺功能评估

COPD 是影响肺功能的主要因素，也是肺切除手术最重要的限制因素，因为多数肺癌患者合并 COPD，同时，COPD 与术后并发症的发生及死亡直接相关。合并严重 COPD 的"高危"患者，并非是完全的手术禁忌，但对此类患者应仔细选择手术方式并采取各种预防措施以减少并发症的发生。全肺切除是肺切除术中创伤最大的手术，因此应对接受该术式的患者进行更严格的术前肺功能评估。

虽然评估肺功能的系统很多,但是尚无一项可以精确预测患者的手术风险。因此应综合分析多种不同的肺功能指标,以便为每位患者作出可靠的、可重复的评估结果,将患者的肺功能的好坏分为低风险、高风险、禁忌(见表2-1)。这样可在最大限度降低术后并发症可能性的同时保证了患者最大的手术机会。

表2-1　患者术后并发症及死亡风险的预测指标:肺功能

肺功能	临床因素	低风险	高风险	极高风险或手术禁忌
双肺功能	气短(0~4级)	0~1	2~3	3~4
	目前吸烟	0	++	++
	排痰量(1~4级)	0	1~2	3~4
	肺活量测定			
	FEV1(第1秒呼气末呼气容量)FEV1(L)	>2.0	0.8~2.0	<0.8
	FVC(用力肺活量)FVC(L)	>3.0	1.5~3.0	<1.5
		>50%预期值	<50%预期值	<30%预期值
	FEV1/FVC(%)	>70	<70	<50
	支气管扩张剂的效果(%)	>15	1~15	未改善
	气体交换			
	静息 PO_2(mmHg)	60~80	45~60	<45
	静息 PCO_2(mmHg)	<45	45~50	>50
	静息 D_{LCO}	>50%预期值	30%~50%预期值	<30%预期值
	负荷试验亚极量试验			
	爬楼梯(层)	>3	≤3	≤1
	运动血氧检测			静息氧饱和度<90% 运动中下降>4%
	极量试验			
	运动氧耗(V O_{2max})	>20 mL/(kg·min)	11~19 mL/(kg·min)	<10 mL/(kg·min)
		>75%预期值		<60%预期值
分肺功能	放射性核素分析			
	预计 FEV1(L)	>1.2	0.8~1.2	<0.8
	预计 D_{LCO}			<40%预计值

胸外科手术中有时确可发生技术意外,但很少因此导致术后并发症发生。相反,大多数术后并发症及死亡的发生常与呼吸循环事件相关,其中大部分可于术前明确并可预防。

（1）总肺功能的生理评估

1）详细的病史有助于初诊患者肺功能的评判：向初诊患者询问病史是术前肺功能评估的最重要步骤，详细的病史可判断患者是否适合肺切除术，是否需要进行一系列的补充检查。日常活动不受限制、无气短常提示有足够的肺功能储备。呼吸困难的程度不一定与肺功能的检查结果一致，因为患者可根据气短的程度调整自己日常的活动水平，故评价气短应与患者以前的活动能力相比较。因而较合理的肺功能评价是比较患者活动前后的呼吸困难程度，如爬楼、割草等。

吸烟史是危险因素，术前戒烟 3 个月或更长时间一般很少发生术后并发症。咳痰同样也是危险因素，每天排痰较多者术后转归不良。

2）肺活量测定：肺活量测定是有价值的，它可提供肺功能的客观数据，同时也有助于对"高危"患者的初步筛选。包括法医学原因在内的多种原因促使该项检查成为各式肺切除术前的常规检查。肺功能的测定可提供大量有用的信息，例如最大呼气流速与肺容量之间的关系。肺功能中，FEV1（第一秒呼气末呼气容量）是肺切除术后肺部并发症的最好预测指标。然而，FEV1 值应该对年龄、性别及身高进行校正，其预计值百分比较其绝对值本身更有意义。FEV1/FVC（用力肺活量）比值也是术后并发症的良好预测指标，因为它可以更精确地评估肺的阻塞性因素的程度。表 4 中列出的这些肺活量指标可以提示患者肺功能的情况，并判断术后发生并发症的风险。

3）气体交换：术前静息状态下低氧血症（$PO_2 < 60$ mmHg）并非肺切除手术绝对禁忌证，因为需切除的病肺有可能是导致低氧血症的原因。实际上动脉氧分压并非术后并发症的良好预测指标。而静息状态下高二氧化碳血症（$PCO_2 > 50$ mmHg）常提示存在晚期肺病，是围术期尤其是全肺切除术后高并发症率的预测指标。

一氧化碳弥散能力（D_{LCO}）可以判断肺组织的气体交换能力。该项检查的原理是气体通过肺泡毛细血管膜进行交换的能力，等同于气体在膜中的弥散能力及膜两侧的气体压力差。一氧化碳弥散系数（K_{CO}）是对这样的交换界面进行校正后的测量值，一些作者指出 D_{LCO} 预计值的百分比是肺切除术后所有原因导致的肺部并发症发生率及死亡率的良好预测指标（表 4）。

应用支气管扩张剂后通气量得以改善，提示肺部疾患导致的肺功能改变存在可逆性进程，此时应根据应用支气管扩张剂后的 FEV1 值进行判断。静息肺容量如肺容积（最大吸气后肺内气体容积）及残气量可以提示 COPD 的严重程度，但并非肺切除术围术期风险的良好预测指标。

4）负荷试验：负荷试验可以判断肺功能、循环功能及外周组织氧利用间是否协调一致，因而可以评估患者整个机体的健康水平。早在 20 世纪 70 年代，几位作者就证实负荷试验是唯一可以客观评估心肺功能的检查，并在区分有无术后心肺并发症的患者方面有显著统计学意义。

可行的方法包括患者自述的日常生活能力、爬楼梯试验或有血氧监测的计时步行试验（步行 6 min 或 12 min）。

爬楼梯试验虽非标准检查，但通常与 FEV1 及最大氧耗（VO_{2max}）结果一致。耐受该试验者，即爬楼梯超过 3 层无气促或恢复时间无延长者通常可耐受包括全肺切除在内的肺切除术。该试验也可辅助筛查有心血管不适如跛行或心绞痛的患者。6 min 或 12 min 步行试验的一个重要作用是可以评估活动耐力极差的重症患者。

运动耗氧实验是一项经济实惠的检查,在筛查高危患者方面可能优于 FEV1。静息状态下血氧饱和度<90%或者运动后血氧饱和度下降>4%者为高危患者,应进一步详细评估。

递增性负荷试验可以精确评估患者对运动的反应。大部分实验室使用有刻度的环形功率计进行该项试验,以每分钟等功率递增(100 kpm/min 或 15~20 w)。测量值包括动脉血气分析(或血氧饱和度)最大氧耗(VO_{2max})心率、血压及心电图(ECG)。几项研究显示 VO_{2max}<10 mL/(kg·min)的高度提示术后并发症可能,而 VO_{2max}>20 mL/(kg·min)者很少出现术后并发症或死亡。VO_{2max} 预计值百分数(与年龄及体重指数有关)也可用来判断不同患者肺功能,该值>75%预计值患者可以很好的耐受各种术式。

(2)单肺功能的生理评估

分肺功能分析对肺功能受损的患者,了解肺切除后的肺功能十分重要,不仅可以评估手术风险,还可以预测肺切除术是否可导致长期功能不全。对于大部分患者可以通过 FEV1 值和需要切除的肺段数目简单计算术后肺功能即每个肺段相当于 FEV1 的 5.2%。进一步的评估方式包括支气管肺活量测定、侧卧试验及定量放射性核素扫描。

1)支气管肺活量测定及侧卧试验:① 支气管肺活量测定是通过在气管支气管树内放置双腔管测量每侧肺的 VO_2、CO_2 清除率、肺活量及其他相关指标,进而对每侧肺功能进行评估。因该项检查常引起患者不适感且需技术熟练者进行操作,故目前很少应用。② 侧卧试验通过患者由仰卧位变为左侧卧位时功能残气量的改变评估其右侧肺的相对肺功能。虽然对该检查的精确性仍有置疑,但毕竟操作简单易于耐受。

2)区域放射性核素分析:如术前肺功能及拟切除的范围已经明确,则可通过区域放射性核素扫描精确判断术后肺功能。最常用的检查方式为应用 ^{99m}Tc 标记的多聚体进行单侧肺灌注扫描。术后肺功能预测值(ppo value)的计算公式如下:

术后肺功能预测值=术前肺功能×(1-拟切除肺组织肺功能)×100%

根据不同作者的报道,可耐受手术的 FEV1 的低限为 0.8~1.0 L。定位该数值的依据是很多研究提示的,一旦肺气肿的患者因为疾病进展使 FEV1 达到 0.8 L 或更低,则术后很可能出现因呼吸功能不全导致的并发症或死亡。一种特殊的情况是肺切除可使患者 FEV1 水平降至最低限,但是剩余的肺组织并无肺气肿存在。其他一些研究指出可应用此公式计算 D_{LCO}-ppo 及 VO_{2max}-ppo,并用以预测围术期风险。

(3)肺功能评估流程

无论用上述任何评估体系,它们所提供的数值只能反映一部分肺功能,术前评估的最终结论通常取决于评估者的经验。对手术而言,肺功能的评估不存在固定的公式、绝对的标准,尤其对于可切除的肺癌患者不存在绝对手术禁忌证。外科医生必须认识到,这些指标预测的并发症绝大部分是可逆的,而对于肺癌的治疗而言,这些可逆的并发症是可以接受的。

为了避免不必要的开支,对于可切除的肺癌患者应逐步采取检查手段以评估肺功能。本章节讨论的评估流程是由 Bolliger 等提供的,按该流程逐步检查最终可以明确患者能否耐受手术(图2-1)。

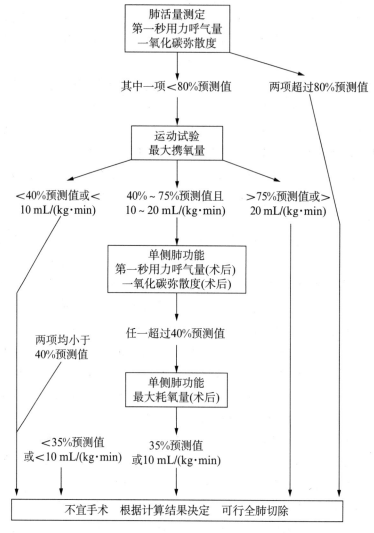

图 2-1 肺切除术前肺功能评估流程

大多数行胸科手术的患者就医时正在吸烟或有吸烟史,而且这些患者多处于心血管疾病的高发年龄组。有心血管疾病的患者开胸手术后并发症发生率和死亡率呈几何指数增加。因此,有必要在术前对每个患者进行适当的检查,以了解其手术潜在危险。成功的评估与细致的团队配合以及患者、外科医师与心脏科会诊医师之间的合作是密不可分的。最终临床决策和外科医师的经验在拟行手术的风险/受益比中起主导作用。

(4) 心血管并发症危险因素的基本评估(表2-2)

Goldman 报道了心血管危险因素的基本评估,采用多元分析对9种主要的术前危险因素确定阈值(表2-3)。由于先进的术后管理,临床上实际发生的危险要比原来估计的少得多。Goldman 危险指数分级为3~4级的患者术前应当充分地了解病情和进行术前、术后密切监测,包括肺动脉压测量。

表 2-2 心脏危险因素概况

类 别	评 价	低 危	高 危	极高危或禁忌
心血管因素整体评价	心脏危险指数(Goldman)	1~2级(0~12分)	3级(13~25分)	4级(>25分)
	心肺危险指数评分(Epstein)	<4分	>4分	
冠状动脉疾病患者评价	临床			
	心肌梗死病史	无或>6月	3~6月	3月内
	心绞痛	无或1级	2级	3~4级或不稳定性心绞痛
	运动试验	—	—	
	运动负荷心电图试验	无改变	缺血性心电图改变;ST段降低>2mm	
		能够达到该年龄预期最大心率的85%	不能达到该年龄预期最大心率的85%	
	铊运动试验	正常或固定缺失	可逆性缺血性改变	
	非运动试验			
	铊非运动负荷试验	正常或固定缺失	可逆性缺血性改变	
	多巴酚丁胺超声心动图负荷试验	正常	异常;严重室壁运动异常	
	冠状动脉造影	正常	血管成形术可以缓解的病变	血管成形术不能缓解的病变
充血性心力衰竭患者	心功能评价			
	纽约心脏学会心功能分级	1	2	3~4

表 2-3 Goldman 心脏危险指数

类 别	危 险 因 素	评 分
病 史	年龄>70岁	5
	心肌梗死<6月	10
体 检	充血性心力衰竭	11
	主动脉狭窄	3
心电图	心律失常	7
	室性早搏>5次/min	7

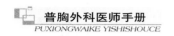

（续表）

类　别	危 险 因 素	评　分
其　他	$PO_2 < 60$ mmHg；$PCO_2 > 50$ mmHg；$HCO_3 <$ 20 mmol/L 肌酐升高；肝病；活动能力下降	3
手术类型	开腹或开胸手术	3
	急诊手术	4
	总计	53

分　级	分　数	严重并发症(%)	心源性死亡(%)
1	0～5	0.7	0.2
2	6～12	5	2
3	13～25	11	2
4	>25	22	56

　　另一种用于评估心脏危险指数的方法是基于术前风险指数，由包括心、肺在内的多种危险因素组成。综合以上各种危险因素得到心肺指数评分(1～10分)，用以预测术后危险程度(表2-4)。多作者认为，此危险指数与反映全面体质的 VO_{2max} 有关联，结果表明 VO_{2max} 与其他已经讨论过的指标一样可预测心脏并发症的危险性。心肺危险指数评分>4则预示肺切除术后发生并发症的可能性很大。

表 2-4　心肺危险指数

心脏危险指数(index of cardiac risk)		肺危险指数(index of pulmonary risk)	
危险因素	评分	危险因素	评分
充血性心力衰竭	11	肥胖	1
心肌梗死<6个月	10	术前8w仍吸烟	1
室性早搏>5次/min	7	术前5d仍咳嗽咳痰	1
心律失常	7	术前5d满肺遍布啰音	1
年龄>70岁	5	FEV1/FVC<70%	1
严重主动脉瓣狭窄	3	$PaCO_2 > 45$ mmHg	1
一般情况差	3		
总分	3～46	总分	0～6
CRI 评分		PRI 评分	
0～5分	1	—	
6～12分	2	—	
13～25分	3	—	
>25分	4	—	
心肺危险指数(Index of Cardiac and Pulmonary Risk, CPRI)评分 CRI+PRI=1～10分			

(5)确诊或疑似冠状动脉疾病患者的开胸手术

1)临床评估:在行肺切除的多数心脏病患者中,最大的危险来自于冠状动脉疾病。普通人群全麻手术后心肌梗死的发病率为 $0.05\%\sim0.07\%$。然而,术前 3 个月内曾有过心肌梗死者,术后心肌梗死的发生率将上升到 27%;而心肌梗死后 $4\sim6$ 个月内手术,术后心肌梗死发生率将降至 15%;6 个月后手术的术后心肌梗死发生率为 6%。其他还有一些已知能够增加术后再次心肌梗死危险性的因素,包括手术时间超过 3 h、术前高血压和术中低血压。

有心绞痛病史者也有类似危险,这种危险与纽约心脏学会心绞痛分级成正比(表 2-5)。因此,对不稳定性心绞痛或者心功能 NYHA 分级 3~4 级的患者应当作进一步评估,以明确是否需要行血管成形术甚至冠状动脉搭桥术。术后并发症发生率和死亡率与纽约心脏学会充血性心力衰竭的呼吸困难功能分级成正比。因此,详细的心脏病史包括所有心血管药物服用史,在术前评估中至关重要。体格检查也必须全面,包括心脏听诊、血压测量以及颈动脉、主动脉和下肢血管病变的检查。心电图是常规检查的一部分,有助于发现无症状性心律失常、传导异常或隐匿性冠状动脉疾病。在心电图中 ST 段-T 波改变、陈旧性 Q 波和束支传导阻滞都有重要的诊断价值。

表 2-5　纽约心脏学会心绞痛分级

分　级	标　　准
1	剧烈运动出现心绞痛
2	中度运动出现心绞痛、
3	上一层楼或者走 1~2 个街区出现心绞痛
4	稍活动即出现心绞痛

1996 年美国心脏病学学会和美国心脏病协会提出与围手术期心肌梗死、充血性心衰和死亡相关的危险因素(表 2-6),主要预测因素是指必须迅速进行临床有效干预的危险指标;中间因素是指增加围手术期心血管并发症发生率的危险指标;次要因素则是尚未被证实能独立增加围手术期风险的心血管疾病的危险指标。

2)术前补充评估:运动试验是评估心功能的客观指标,有助于发现"健康"患者的隐匿性冠状动脉疾病,其发现隐匿性冠状动脉疾病的灵敏度为 90%。有人建议把此试验作为 45 岁以上或有高血压、糖尿病等其他危险因素的胸外科患者的常规心脏检查。

表 2-6　增加围手术期心血管危险的临床预测因素

主要因素	中间因素	次要因素
近期心肌梗死病史(>7 d,<1 个月)	轻度心绞痛	高龄
严重或不稳定心绞痛	曾有心肌梗死病史或病理性 Q 波	异常心电图
充血性心力衰竭失代偿期	曾有充血性心力衰竭病史	异位节律

（续表）

主要因素	中间因素	次要因素
高度房室传导阻滞	充血性心力衰竭代偿期	低心功能储备
具有基础心脏病且有症状的室性心律失常	糖尿病	中风病史
不能控制心室率的室上性心律失常		未控制的高血压

（由美国心脏病学会（ACC）和美国心脏协会（AHA）于1996年制定。请参考ACC/AHA临床工作指南。）

试验中当患者出现缺血性改变，包括ST段压低＞2 mm或者在运动极量时出现低血压，都需要做进一步检查，如铊运动负荷试验或者冠状动脉造影。运动负荷试验的主要限制为外周血管疾病、高龄、体弱等因素而无法完成该试验。在无心脏病史及心电图正常的患者中，运动试验心电图异常者占20％～25％。

对于不能充分活动的患者或运动负荷试验阳性以及有其他重大危险因素的患者，可进行经静脉双嘧达莫-铊显像试验。该试验的原理是经静脉注射的双嘧达莫可使冠状动脉扩张，其结果是正常血管供血区域血流增加，而狭窄血管供血区域的血流受限。这种不均一的血流供应和分布导致各个区域心肌对铊的摄取不均，并在即时显像中呈现可逆性再分布缺损区，在延迟显像中原异常区消失。如果患者铊扫描正常或者出现固定缺失和非可逆性缺血性改变，其术后并发严重心脏事件的概率很小。相反，有研究报道，铊显像实验中出现可逆性缺血性改变的患者，围术期发生严重心脏事件甚至死亡的危险极高。总之，铊显像（运动试验或非运动压力试验）在发现无症状冠状动脉疾病、已知冠状动脉疾病患者心功能的评估、冠状动脉灌注异常区域的定位方面都有重要价值。

多巴酚丁胺超声心动负荷试验也被用于诊断冠状动脉疾病。虽然多巴酚丁胺超声心动负荷试验的报道远比铊显像少，但此试验的阴性预测值达93％～100％。

Miller提出一项对年龄＞45岁或有其他重大危险因素患者心脏功能状况的评估流程（图2-2）临床上用这一流程来评定患者术后并发心脏事件的概率、识别术后可能发生心脏事件的患者、量化有症状患者和无症状患者发生心脏事件的风险。

对于多数无活动受限的患者和无症状患者可以选择运动心电图试验，以评估心脏储备能力或发现心肌缺血。如果结果正常则可行外科手术，无须进一步检查。对那些结果异常或有心脏病史不能接受此测试的患者应当行非运动负荷试验。多巴酚丁胺-铊诱导试验中缺乏可逆性缺血性改变者有很高的阴性预测价值，提示肺切除的手术风险低。为了临床进一步决策，所有在无创检查中有高危因素的患者都应行冠状动脉造影，包括不稳定性心绞痛或无反应性心绞痛、无创测试结果模糊或有其他心脏疾病导致的危险因素。所有这些患者应在进行开胸手术前请心内科医师会诊。

（6）充血性心力衰竭患者的开胸手术

研究表明，充血性心力衰竭患者开胸手术中和手术后死亡率明显升高。因此，术前诊断充血性心力衰竭至关重要，有助于进一步评估和进行针对性治疗。应仔细询问患者既往发

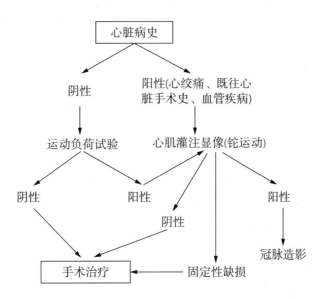

图 2-2　45 岁以上患者胸部大手术的建议流程

生肺水肿病史、全面的体格检查以发现是否存在如第三心音、颈静脉充盈等异常体征。手术风险与充血性心力衰竭的严重程度成正比,可以使用二维超声心动图或核素造影进一步检查其心室功能障碍的程度,有些患者还需测量左、右心室充盈压、体循环血管阻力、肺动脉阻力、心输出量等。

　　目前尚无证据显示,单纯心脏用药可以预防围术期心脏并发症的发生。但是,大量资料表明减少风险的策略必须包括合理使用 β-肾上腺能阻滞剂、钙离子通道拮抗剂和硝酸甘油在内的药物治疗(表 2-7)些药物可在手术当天与少量水一起吞服,并在术后几天坚持服用。

表 2-7　充血性心力衰竭患者手术风险的策略

术　　前	术　　中	术　　后
合理药物治疗	加强血流动力学监测	加强血流动力学监测
		慎重补液治疗
		使用升压药增强心脏收缩

　　术后应将患者送至重症监护室(ICU),使用 Swan-Ganz 漂浮导管连续监测肺毛细血管楔压和其他血流动力学变化,包括动脉压和中心静脉压(表 2-8)以及总尿量可以指导临床液体治疗和心脏收缩药物的使用。众所周知,左室功能不全的患者行肺切除尤其是行全肺切除时,血管外液体流动常伴有静脉内液体超负荷,从而引起肺水肿。由于上述原因及肺癌行肺切除时造成的淋巴引流损伤(由于纵隔淋巴结清扫),所以通常不主张对患者输入过多液体。

表 2-8　患者术中应用肺动脉漂浮导管分级

分　级	内　容
1 级	患者血流动力学很不稳定,漂浮导管监测很容易测出临床经验判断正在进行的某项特殊操作引起了这些变化
2 级	患者的状态或外科操作可能产生干扰血流动力学的危险
3 级	无任何干扰血流动力学的危险

（7）心律失常和心脏传导障碍患者的开胸手术

心律失常和心脏传导障碍在肺癌患者中十分常见,这些患者的年龄通常都在 70 岁以上。室上性心律失常和室性早搏是术后心脏突发事件的已知危险因素,但它们的主要意义在于可以反映潜在的心脏疾病进程,以便作进一步检查和治疗。虽然,这些心律失常不会发展成致命的节律失常,但是必须在术前给予恰当治疗并一直维持到术后。

心脏无症状的传导系统疾病,如单束支阻滞或双束支阻滞并不预示全心传导阻滞,通常无须治疗。而高度心脏传导异常,如完全性房室传导阻滞则需术前经静脉植入临时性或永久性心脏起搏器。显而易见,所有这些患者术后都应监测心电图至少 48 h～72 h。同时应注意对血清电解质的检测,无论低血钾还是低血镁都会增加心律失常的危险。

（8）小结

心脏评估能显示有症状和无症状患者的心功能状态,并可在术前及时处理。因此,仔细、全面的心功能评估至关重要。所幸的是,目前很多无创检查都能够反映患者的手术风险。对这类患者进行恰当的治疗能显著降低术后心脏并发症的发生率。

参 考 文 献

1. Lim E, Baldwin D, Beckles M, et al. Guidelines on the radical management of patients with lung cancer [J]. Thorax, 2010,65(Suppl 3 iii): 1-27.

2. Mazzone PJ. Preoperative evaluation of the lung cancer resection candidate[J]. Expert Rev Respir Med, 2010,4(1): 97-113.

3. Brunelli A, Charloux A, Bolliger CT, et al. The European Respiratory Society and European Society of Thoracic Surgeons clinical guidelines for evaluating fitness for radical treatment (surgery and chemoradiotherapy)in patients with lung cancer[J]. Eur J Cardiothorac Surg, 2009,36(1): 181-184.

4. Detterbeck FC, Jantz MA, Wallace M, et al. Invasive mediastinal staging of lung cancer: ACCP evidence-based clinical practice guidelines (2nd edition)[J]. Chest, 2007,132 (Suppl 3): 202-220S.

5. Goldman L, Caldera DL, Nussbaum SR, et al. Multifactorial index of cardiac risk in noncardiac surgical procedures. N Engl J Med, 1977,297(6): 848.

6. Eagle KA, Brundage BH, Chaitman BR, et al. Guidelines for perioperative cardiovascular evaluation for noncardiac surgery. Report of the American College of Cardiology/American Heart Association Task Force on Practice Guidelines[J]. Circulation, 1996,93(6): 1278-1317.

第三章 肺癌外科手术术式的
选择及评价

早期非小细胞肺癌治疗首选外科手术,通常可获得最佳长期生存率及根治率。根据第7版 UICC 肺癌分期系统数据,Ⅰ、Ⅱ、Ⅲ期患者术后5年生存率分别达70%、50%和25%。外科治疗首要目的旨在根治性切除肿瘤及区域淋巴结,其评价等级包括:R0 指全部切缘在肉眼及镜下均未见肿瘤细胞;R1 指切缘在镜下可见残留癌;R2 指肉眼可见明显残留癌。肺癌外科手术治疗的基本原则是:① 尽可能全部切除肿瘤及肺内的引流淋巴;② 整块切除肿瘤侵犯的组织以保证切缘阴性;③ 所有患者均应行同侧纵隔淋巴结清扫并分组送病理检查;④ 术中避免肿瘤破裂溢出或横断肿瘤以保证肿瘤的完整性。常见手术方式包括肺楔形切除、肺段切除、肺叶切除、全肺切除及袖式切除。此外,通过系统性淋巴结切取活检或切除清扫,也有助于对疾病进行准确的病理分期,进而根据分期制定后续治疗及判断预后。下面将对各种常见手术方式选择、具体操作及其手术效果进行评价。

一、肺楔形切除术

1. 肺楔形切除术的适应证

肺周边结节型分化程度高的原发性肺癌(直径≤2 cm)或转移性病灶;直径≤2 cm 无实性成分的肺泡细胞癌周围型 GGO 病灶;年老体弱,肺功能低下临界状态,难以耐受肺叶切除早期肺癌患者或可保留肺组织很少者。无实性成分的肺泡细胞癌周围型 GGO 病灶,由于肺泡细胞癌的较低的生物学恶性和多发性可能,部分医生建议可行楔形切除,但术中需行肺门或纵隔淋巴结冰冻活检,如显示淋巴结阳性则转行肺叶切除术。

2. 方法和步骤

肺楔形切除可选择标准后外侧切口或 VATS 微创技术,或胸骨正中切口处理双侧多发结节,进胸之后首先全面探查,以免遗漏病变。在肺轻度充气或萎陷情况下在病变两侧约1~2 cm 处,以周边向肺中心斜行用两把长血管钳夹住该区域的楔形肺组织,两钳尖部相遇,用刀或电刀切除钳夹远处肺组织,在血管钳近侧,贯穿全层间断褥式缝合肺组织,撤除血管钳后逐一打结,在肺切除边缘再加一层间断或连续缝合。另一种方法用直线切割闭合器楔形夹住所需切除肺组织,先紧扣闭合器确认切除肺组织后予激发切割,切除病变,此法操作简便,止血彻底,密闭效果好,但应选择合适钉高,防止爆钉闭合不彻底出现出血、漏气。为了保证足够的切缘(≥1 cm),应淘汰 V 形切除,建议行 U 形切除。肺实质边缘≥2 cm 或≥结节直径。N_1、N_2 淋巴结取样。

3. 手术方式评价

选择楔形切除的患者通常心肺功能代偿能力有限,病灶较小且呈周围型分布。胸腔镜辅助肺楔形切除术同传统开胸术比较,患者术后住院时间缩短,而且术后并发症发生率降低。楔形切除术后复发率与肿瘤大小及淋巴结受累情况相关。对于淋巴结阴性的 T_1 及 T_2 肺癌患者,长期局部复发率范围为 5%～12%,同时远处转移率范围为 7%～30%。而对于 N_1 及 N_2 患者,局部复发率范围分别为 9%～28% 及 13%～17%,远处转移率分别为 22% 及 61%。北美肺癌研究组(LCSG)40 例肺癌楔形切除局部复发率为肺叶切除的 4 倍。2007 年有学者在 CHEST 上发表文章对比肺叶切除与楔形切除患者长期生存率,肺叶切除患者远期生存率要明显高于楔形切除患者,楔形切除主要有较高的局部复发。楔形切除不能替代标准肺叶切除,应把握适应证。

二、肺段切除术

1. 手术适应证

(1)肺段切除术在高危患者中的应用

早期肺亚叶切除仅用于心肺功能低下无法耐受肺叶切除的肺癌患者。心肺功能低下的患者行肺段切除安全,并且取得和肺叶切除相仿的肿瘤学效果。Martin 报告对肺功能低下(FEV1<40%)的 stage Ⅰ NSCLC 行肺段切除(17 例)和肺叶切除(17 例)的配对对比研究,术后复发率(均为 18%)和生存率(肺叶切除为 64%,肺段切除为 70%)无统计学区别,但是肺段切除的术后肺功能优于肺叶切除。

(2)肺功能正常患者行肺段切除的手术指针

对严格挑选的早期肺癌患者行肺段切除可以取得和肺叶切除相同的根治性效果。对于直径≤2 cm 的Ⅰa期周围型 NSCLC 患者可考虑行肺段切除,患者选择需综合考虑肿瘤大小、病理类型、影像学表现、病变位置等因素严格挑选。

1)肿瘤大小 是影响肺癌预后和决定外科治疗计划的独立预测因素。目前大量文献证实对于直径≤2 cm 的Ⅰa期周围型 NSCLC 患者,肺段切除可以取得类似于肺叶切除的肿瘤学效果。而对于直径 2～3 cm 的肺癌患者,肺叶切除和肺段切除术的手术效果尚有争议,但对于大于 3 cm 的肺癌患者,建议行肺叶切除。

Okada 等复习了 1 272 例完全切除的 NSCLC 的临床结果,结果显示对于直径≤2 cm 的早期肺癌患者,肺叶切除和肺段切除的五年无瘤生存率(87.4%:84.6%)无统计学区别。Okada 等总结了 1992 年到 2001 年间多中心临床上直径≤2 cm 早期周围型 NSCLC 患者行亚叶切除和肺叶切除的对比研究,其中 305 例行亚叶切除(30 例为楔形切除,其余为肺段切除),262 例行肺叶切除。所有患者中 90% 为腺癌,平均肿瘤大小为 1.5 cm,所有患者随访均超过 5 年,2 组患者 5 年生存率均超过 90%。亚叶切除术和肺叶局部和远处复发率分别为 5% 和 9%;肺叶切除术组局部和远处复发率分别为 7% 和 10%。肺亚叶切除组的术后肺功能优于肺叶切除组,作者指出:对于直径≤2 cm 的早期肺癌患者,肺段切除是一个好的选择。目前在研的多中心大样本前瞻性对比直径≤2 cm 早期周围型 NSCLC 患者肺叶切除和亚叶切除的疗效研究的课题有 CALGB—140503。

2)病理类型和影像学表现 病理类型也选择手术方式的重要依据。Noguchi 等研究了 236 例手术切除的≤2 cm 周围性腺癌的标本,按照肿瘤生长类型分成 6 种,A 型:局部性 BAC;B 型:局部性 BAC 伴局部肺泡萎陷,出现肺纤维化;C 型:局部性 BAC 伴有局部纤维母细胞增生;D 型:低分化腺癌;E 型:管状腺癌;F 型:乳头状腺癌。其中 A 型、B 型是原位癌,无淋巴结转移,5 年生存率为 100%。在影像学表现上,单纯性 GGO 或 GGO 成分大于 50% 的 GGO 患者多为 NoguchiA 型、B 型,GGO 成分小于 50% 的 GGO 患者多为 C,D,E,F 型。Kondo 等的研究结果提示,Noguchi A 型、B 型可以进行亚叶切除,其他类型需要进行标准肺叶切除。

目前认为单纯性 GGO 病灶建议行楔形切除,而对于 GGO 成分大于 50% 的病灶建议行解剖性肺段切除,GGO 成分小于 50% 的病灶建议行肺叶切除。

3)肿瘤切缘　早期文献报道和肺叶切除相比,亚叶切除有较高的复发率。有文献报道肺切缘距肿瘤的距离是肺段切除术后肿瘤复发的重要预测因子。大多数学者认为肺段切除手术应确保切缘大于 2 cm 以减少复发风险。所以对病灶位置位于肺段交界处,无法确保切缘大于 2 cm 的情况下,不应勉强行肺段切除,应该行肺叶切除或多段切除术。

4)年龄　高龄患者(大于 75 岁)行肺叶切除的死亡率和并发症发生率明显增高。而对高龄患者行解剖性肺段切除可降低死亡率和术后并发症。Kilic 等比较对大于 75 岁的高龄 I 期 NSCLS 患者行肺叶切除(106 例)和肺段切除(78 例)的手术结果,结果肺段切除死亡率(1.3% vs 4.7%)和术后并发症(29.5% vs 50%)均明显降低,随访 21 个月局部复发率(6% vs 4%)和总生存率(49.8% vs 45.5%)无统计学区别。大量文献证明对于高龄早期肺癌患者肺段切除比肺叶切除更为安全,而且可获得相同的肿瘤学效果和生存率。

5)肿瘤位置　Sienel 报道:49 例肺段切除患者,术中确保切缘均大约 1 cm,8 例局部复发(局部复发率 16%),其中 7 例出现在上叶尖、后、前段 ($S_{1\sim3}$) 的肺段切除术后,作者提出上叶尖、后、前段 ($S_{1\sim3}$) 的肺段切除术后的局部复发率高于其他肺段(7 例),应尽量避免上叶尖、后、前段 ($S_{1\sim3}$) 肺段切除,关于肿瘤位置和局部复发率的关系尚需大样本前瞻性研究。

2.方法和步骤

肺段切除是解剖性亚叶切除,切除一个或多个肺段,解剖处理相应肺段的静脉、动脉、支气管,伴相应肺段的引流淋巴结及纵隔淋巴结的清扫。肺段切除常规采用后外侧切口,可以选择胸腔镜或开放手术。

肺段切除一般先处理肺段静脉,肺段静脉处理后建议摘除肺段支气管和肺段动脉旁的淋巴结,清除该处淋巴结易于处理气管和动脉。

并送淋巴结术中冰冻病理检查,如术中冰冻显示淋巴结肿瘤转移则改行肺叶切除术。肺段静脉处理后,先处理肺段动脉还是肺段气管取决于所切除的肺段。在右肺上叶的尖段或前段切除术中,一般首先处理肺段动脉;而在右肺上叶后段,因后升支动脉多较深,多处理后段支气管。而在左肺的肺段切除中,因段支气管多处于肺段动脉的深面,多先处理肺段动脉。

肺段支气管确认以后,处理肺段支气管之前,先夹闭肺段支气管,嘱麻醉师鼓肺,虽然病变肺段支气管已经夹闭,但因为肺泡间的交通,病变肺段可能会膨胀;然后嘱麻醉师关闭病变侧通气,正常肺段会很快缩小,而病变肺段因为肺段支气管被夹闭仍会膨胀。结合肺段静脉的走向作为寻找肺段边界的重要的解剖标志,适用这种办法一般可以顺利找到肺段边界。建议使用直线切割器处理肺段间裂以减少术后漏气等并发症。

胸腔镜肺叶切除得到普及,胸腔镜肺叶切除术已被正式推荐为早期非小细胞肺癌根治性手术方式。随着电视胸腔镜的普及,胸腔镜下肺段切除也逐渐开展起来,但由于胸腔镜下解剖性肺段切除对胸腔镜操作技术以及对镜下解剖要求较高,而且腔镜下解剖性肺段切除还有手术时间延长、术后肺漏气、清扫淋巴结不彻底、术后复发率高等顾虑,所以国内较少开展。但国外较多报道显示胸腔镜肺段切除安全可行。有丰富胸腔镜手术经验的外科医生可选择开展胸腔镜肺段切除术。

3. **手术方式**

(1) 舌段切除

首先处理舌段静脉,将肺向后方翻起,打开纵隔胸膜,充分显露左上肺静脉,舌段静脉是左上肺静脉的三个分支的最下一分支(图3-1),予以分离结扎切断。在斜裂中央切开脏层胸膜充分显露左肺动脉主干,辨认清楚舌段、下叶背段、基底段及上叶前段动脉各个分支,游离结扎舌段动脉并离断(图3-2)。自斜裂向上游离左上支气管,找到处于低位的舌段支气管,辨认左上固有段支气管予保留,离断舌段支气管近段缝合。提起舌段支气管远端,将萎缩舌段肺组织与充气扩张的上叶尖后段、前段肺组织分离,切除舌段(图3-3)。

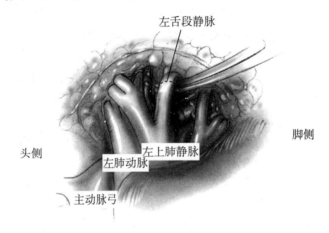

图 3-1 处理舌段静脉

注:打开肺裂处理舌段动脉,舌段动脉多为 2 支,有时为 1 支。

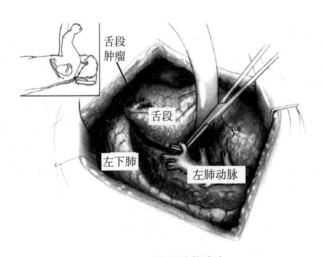

图 3-2 处理舌段动脉

注:舌段动脉深面既是舌段支气管,处理舌段支气管;最后用直线切割器处理舌段和固有上叶的肺裂。

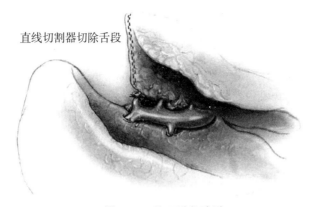

图 3-3 处理舌段肺裂

（2）左肺固有上叶切除

将左上叶向后方牵引，切开左肺门前方纵隔胸膜，分离游离左上肺静脉，及其分支，保留下方的舌段静脉分支，分别切断结扎尖后段、前段静脉分支。将左上肺向下牵引，打开肺门上缘纵隔胸膜，解剖显露左肺动脉干，游离左肺动脉最高分支第一支动脉（图3-4），离断结扎。沿叶间裂分离，显露肺动脉干叶间段，辨认舌段动脉及后段动脉，离断后段动脉并结扎（图3-5）。自斜裂游离左上叶支气管，找到处于低位的舌段支气管及左上支气管固有支，离断左上支气管固有支，近段缝合（图3-6）。提起切断支气管远端，沿段间静脉继续剥离段面，切除左肺上叶前段及尖后段肺组织。

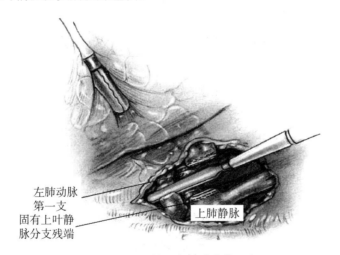

左肺动脉
第一支
固有上叶静
脉分支残端

上肺静脉

图 3-4 处理左肺动脉第一支

（3）下叶背段切除

将肺向前方牵引，打开后纵隔胸膜，分离出下肺静脉，背段静脉是下肺静脉的最上分支，予以切断结扎。分离斜裂，在肺裂中找到肺动脉主干，背段动脉发自肺动脉干后外侧壁，一般低于上叶后段动脉，有时为两支，在确认基底段动脉和向前发出的中叶动脉后处理背段动脉（图3-7），左侧下叶背段动脉起于肺动脉叶间裂的第一分支，较舌段动脉稍高平面上。左、右侧背段动脉均位于同一肺段支气管的上方及前方。充分游离肺段动脉四周，明确无分支通至上叶后段后予结扎离断。然后处理背段支气管，可离断后缝扎或支气管残端闭合器

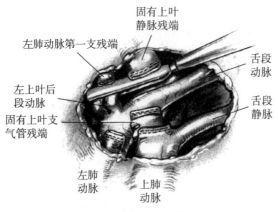

固有上叶
静脉残端

左肺动脉第一支残端

舌段
动脉

左上叶后
段动脉

舌段
静脉

固有上叶支
气管残端

左肺
动脉

上肺
动脉

图 3-5　处理后段动脉

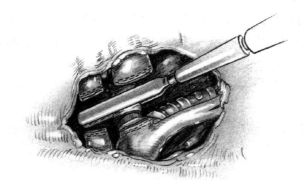

图 3-6　处理固有上叶支气管残端

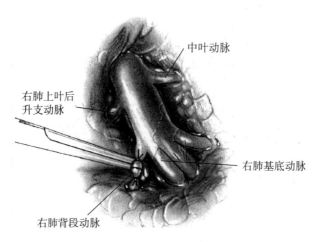

中叶动脉

右肺上叶后
升支动脉

右肺基底动脉

右肺背段动脉

图 3-7　处理背段动脉

钳闭支气管残端。适当鼓肺,不充气的背段与邻近肺段呈相对段间界,可用直线切割闭合器沿段间界切除,也可沿段间界将脏层胸膜剪开,血管钳夹住背段支气管远端钝性剥离将肺段撕脱,段面出血及漏气点再予缝扎处理。

(4)右上叶的肺段段切除

右上叶的肺段切除首先处理对应静脉分支,右肺上叶的尖段或前段切除术中,一般首先处理肺段动脉;而在右肺上叶后段,因后升支动脉多较深,多处理后段支气管。

1) 右肺上叶尖段切除术:首先打开右肺上叶根部的纵隔胸膜,右上肺静脉有三个分支,尖前段静脉,后段静脉,中叶静脉;尖段静脉为尖前段静脉的较上分支。尖段静脉后方即为尖段动脉,是右肺动脉的第一分支尖前支的较高分支。处理完动静脉后从肺门后上方解剖右上叶支气管,尖段支气管从上叶支气管的上段发出,切断闭合尖段支气管后切除尖段肺。

2) 右肺上叶后段切除术:切开肺裂的后半段暴露肺动脉干,后段动脉发自肺动脉干前缘,处于背段动脉根部正上方,时有解剖变异后段动脉发于背段动脉。后段支气管起于上叶支气管中段,如肺裂不全,可先处理后段支气管在处理前方的后段动脉,但处理后段支气管需小心以免损伤其后段动脉。切断后段气管和后段动脉后嘱麻醉师鼓肺,找到后段的边界,最后切断后段静脉。

3) 右上叶前段切除术:首先处理找到右上肺静脉的第一支尖前支静脉,切断结扎前段静脉。解剖出肺动脉第一分支和肺动脉主干,前段动脉低于尖段动脉,一般位于尖段静脉后方,予以切断结扎。处理前段支气管,前段支气管从上叶支气管下段发出,后段静脉位于其后方,注意不要误伤,最后切除肺组织。

4. 手术方式评价

本术式最早应用于肺结核、支气管扩张以及其他化脓性肺疾病。在有效的抗结核药物以及广谱抗生素逐渐发展起来后,这一手术的应用越来越少。1973年Jensik等再次将这一术式应用于早期肺癌领域。Read、Warren和Faber等的研究显示,在早期肺癌领域,这一术式可以取得较好的效果。Kodama和Cerfolio的研究显示,对于肺功能较差的原发性肺癌患者,肺段切除术可为患者带来长期生存。日本Okada等于1992年发起了一项多中心的研究,2006年他们报道了这一针对小于2 cm原发性肺癌的"彻底性肺段切除术"的研究,结果显示,彻底性肺段切除组的5年无进展生存率为85.9%,5年总生存率为89.6%。肺叶切除组的5年无进展生存率为83.4%,5年总生存率为89.1%。回顾性研究结果证实肺段切除与肺叶切除术后生存率相近。常见并发症包括术后长期漏气发生率范围(5%~16%)及术后高复发率范围(11%~16% vs 5%)。术后复发的危险因素包括切缘距离小于1~2 cm以及病灶临近肺门。由于降低了术后肺功能损减程度,肺段切除术后30日并发症发生率明显低于肺叶切除(1.1% vs 3.3%)。而且胸腔镜辅助解剖性肺段切除术可进一步有助于患者耐受术后辅助化疗从而预后较传统开胸术更好。从外科病理分期角度评价,肺段切除术中也可对肺门、主支气管周围及段支气管周围淋巴结进行切除活检,因而只要切缘距离充分,肺段切除也能达到肺叶切除的治疗效果。鉴于非小细胞肺癌患者每年出现新发肿瘤率为1%~2%,若对于初治病例行肺段切除,则为第二次手术保留尽可能多的肺功能储备。多次肺切除术后死亡率与切除范围有关,研究结果表明全肺切除、肺叶切除、段切除及楔形切除术后再次手术相关死亡率分别为34%、7%、0%及6%。

三、肺叶切除术

1. 肺叶切除适应证

肺叶切除适应于局限1个肺叶内的肺部肿瘤,叶支气管可以受累,但必须有足够安全的切除部分(保证切缘阴性)。可以有淋巴结转移,但必须是局限于肺叶淋巴结引流一级水平或纵隔淋巴结能够彻底清除者。右侧病变超过叶范围,可作中下叶或上中叶双肺叶切除。现在国内外报道均以肺叶切除或扩大切除作为肺癌手术的首选方式。

2. 方法和步骤

(1)右上肺叶切除术

将右肺向后方牵引,在膈神经与肺门之间分离纵隔胸膜并切开,显露右肺上静脉,向远端分离出尖、前、后分支合成的上叶静脉后另一支中叶静脉,注意保护中叶静脉,游离上叶静脉,钳夹后离断,近心端予结扎后缝扎。

将右上肺向下后方牵引,在奇静脉弓下方打开纵隔胸膜向前至肺门上前方,在上腔静脉后方显露右肺动脉主干,沿肺动脉主干向远端分离,显露右上肺动脉尖、前分支,予离断近心端结扎后缝扎。后段动脉处理,沿叶间裂分离,显露肺动脉下干及其分支即可暴露后段动脉(自右肺动脉下主干分支动脉通向上叶)。予离断,近端结扎后缝扎。如叶裂发育不良,可考虑先断右上叶支气管。先将右上叶向前牵引,打开肺门后纵隔胸膜,仔细分离出右上叶支气管,细心游离右上叶支气管与其前面肺动脉主干之间间隙,切断右上叶支气管,近端缝合或支气管残端闭合器钳闭。将远端支气管提起即可显示叶间隙深处侧血管入上叶后段血管。

游离右上叶支气管,距上叶开口0.5 cm处离断,缝合支气管残端,亦可用支气管残端闭合器闭合残端。叶间裂可予直线切割闭合器离断。

(2)右中叶切除术

将肺向后方牵引,切开肺门前纵隔胸膜,显露肺上静脉及其分支,分离辨认上叶静脉主干和中叶静脉。将中叶静脉分离,离断后近段结扎后缝扎。

在斜裂水平裂交界处切开叶间胸膜,解剖分离出肺动脉主干,打开肺动脉鞘,显露叶间肺动脉主干及其分支,向前进入中叶的为中叶动脉,多数分两支,偶尔一短干再分两支,中叶动脉一般和下叶背段动脉在同一平面,少数在下叶背段动脉以下发出。确认中叶动脉后离断近段双道结扎。

中叶支气管位于动脉后侧,从右侧中间支气管向前分出较易显露,清除中叶支气管周围淋巴结,牵引中叶在中叶支气管根部离断,近端缝合。也可在中叶支气管根部用支气管残端闭合器钳闭。若中叶与上、下叶之间叶裂不全,可用直线切割缝合器离断叶间裂,也可在血管钳钳夹后切断,间断交叉缝扎断面。

(3)右下叶切除术

进胸后将右下肺向前上方牵引,显露下肺韧带,电凝烧灼分离下肺韧带,向上分离至下肺静脉水平,游离下肺静脉周围组织,解剖出下肺静脉,于静脉根部带线结扎后离断,近心端缝扎加固,远端缝扎。如主干过短可向远端分离,显露背段及基底段静脉分别处理。

在斜裂与水平裂交界处打开叶间裂胸膜,显露右肺动脉下主干,向下分离在主干后外侧显露背段动脉,其起始部前方对侧为中叶动脉开口。结扎右肺背段动脉前尽量向远端分离,仔细观察有无通向上叶后段动脉分支。为避免影响中叶动脉,背段动脉及基底段动脉往往分别结扎,离断,近端缝合。基底段总干较短,也可将基底段动脉4个分支分别结扎离断。

解剖下叶支气管至中叶支气管开口水平,注意不要损伤中叶支气管,距下叶开口0.3~0.5 cm处切断,全层缝合支气管残端或用支气管残端闭合器钳闭。如叶裂发育不全,可用直线型切割缝合器离断叶间裂或用血管钳钳夹后离断,全层交叉缝合切除下叶。

下叶癌一般主张行中下叶切除术,这样可使切端远离癌肿,同时可将中间支气管汇总区淋巴结做整块切除。

(4)左肺上叶切除术

进胸后将左上叶向后方牵引,显露肺门前方,在膈神经后方切开纵隔胸膜显露上肺静脉,解剖游离上肺静脉,带线根部结扎,血管钳钳夹后离断,两断端贯穿缝扎。

向下及向后方牵引左上肺,在主动脉弓下方切开肺门上缘及前方纵隔胸膜解剖左肺门上方显露左肺动脉主干,左肺动脉最高分支为尖后段动脉,其下为前段动脉,左上肺动脉变异较多,多有4~7支分支,沿动脉主干向肺门后游离,将发现进入上叶的分支逐一结扎离断,断端缝扎。打开斜裂,剪开叶间裂深部胸膜,显露解剖出舌段动脉,舌段动脉与下叶背段动脉相对同一平面,为两支,予结扎后离断,断端再缝扎。有时舌段动脉亦可起源于基底段动脉而非叶间隙肺动脉主干。

将叶间隙充分分开,游离左上叶支气管至开口处,注意不要损伤贴近后侧的左肺动脉主干,在距上叶开口0.5 cm处切断左上叶支气管,全层缝合支气管残端或用支气管残端闭合器钳闭。如叶裂发育不全,可用直线型切割缝合器离断叶间裂或用血管钳钳夹后离断,全层交叉缝合切除左上叶。

(5)左肺下叶切除术

进胸后将左下肺向前上方牵引,电凝烧灼分离下肺韧带至下肺静脉水平,显露下肺静脉,分离下肺静脉充分游离,带线根部结扎,血管钳钳夹后离断,断端分别予贯穿缝扎。

切开叶间胸膜,游离左下肺动脉主干,剪开动脉鞘,在舌段动脉水平可见下叶背段动脉1支或2支,其下为基底段动脉。将下叶背段及基底段动脉游离,结扎后离断,近端再缝扎。

游离左下叶支气管周围组织,将舌段动脉及主干向上拉开,充分显露上、下叶支气管交界处,在下叶背段的上方与舌段支气管下方由后向前下斜行切断下叶支气管,残端全层缝合或用支气管残端闭合器钳闭后离断。若下叶背段支气管与上叶支气管距离太近,则应分别切断背段及基底段支气管,以免影响上叶支气管。同法处理叶间裂,切除左下肺。

3. 手术方式评价

肺叶切除或全肺切除加淋巴结清扫为非小细胞肺癌手术治疗标准术式,为了比较肺叶切除与亚肺叶切除的治疗效果,北美肺癌研究组(Lung Cancer Study Group)于1982年设计实施了一个前瞻性多中心大样本临床研究对比肺叶切除和亚肺叶切除治疗早期 NSCLC,1995年报告的最终结果显示亚肺叶切除不能降低术后并发症、死亡率和改善术后肺功能,两组5年生存率虽无统计学差异,但是亚肺叶切除的局部复发率和肿瘤特异性死亡率明显增加。该里程碑式研究确定了肺叶切除仍然是Ⅰa期 NSCLC 的标准术式,肺亚叶切除被视为早期肺癌治疗的二线方案,仅建议用于心肺功能低下无法耐受肺叶切除的肺癌患者。

四、全肺切除术

1. 手术适应证

(1)右全肺切除术

约使患者损失整个肺功能55%,因此选择此术式一定要慎重全面的考虑患者全身状况及肺功能是否能耐受手术。其适应证:① 中央型支气管肺癌已侵及右肺上叶支气管开口及部分右主支气管或部分中间支气管受侵,已失去行右上支气管袖式肺叶切除术患者。② 中央型肺癌虽局限于一叶,但癌肿较大,肿瘤或转移淋巴结侵犯肺门血管,使安全解剖离断肺叶动脉极为困难,而且不能行肺动脉成形术者。③ 周围型肺癌肿瘤跨叶裂生长,纵隔淋巴结转移,一叶或双肺叶切除不能达到根治性切除目的,功能良好应行全肺切除术。

(2)左全肺切除术

约使患者损失整个肺功能的 45%,在选择应用时稍宽于右全肺切除术。其适应证:① 中央型支气管肺癌,癌肿已累及左上或左下叶支气管开口,或已产生一侧全肺不张者,应考虑左全肺切除术。② 肿瘤累及左主支气管近端但距隆突 2 cm 以上,气管隆突未受浸润者,应行左全肺切除术。③ 周围型肺癌,肿瘤呈跨叶生长而且为非粘连性;或肿瘤及转移性淋巴结浸润左肺动脉干,难以行肺动脉成形,应作左全肺切除术。

2. 方法和步骤

(1)右全肺切除术

后外侧切口进胸,进胸腔后探查病变范围,判断是否需行右全肺切除术。决定后,先将右肺向后方牵引,在膈神经与肺门之间打开纵隔胸膜,分离局部组织,显露右上肺静脉,充分游离,带线结扎。将下肺向上牵引,电凝分离右下肺韧带,显露右下肺静脉,带线结扎。将右上肺向下牵引,显露奇静脉弓及肺门,打开奇静脉弓下方纵隔胸膜向前至肺门前。钝性分离纵隔胸膜下结缔组织,显露右肺动脉主干及其尖前分支,右肺动脉前方与上腔静脉紧贴,将动脉外鞘打开,仔细游离右肺动脉主干,因主干较短,周围淋巴结肿大粘连时较困难,又是需先游离尖前支结扎离断后再处理主干。动脉离断后,离断上、下肺静脉,近心端结扎加缝扎。最后分离器官周围组织切除肿大淋巴结至隆突下,距隆突 5 mm 处离断右主支气管,闭合近端。如术中发现肿瘤或淋巴结侵犯粘连包绕肺血管或侵犯心包,无法在心包外分离出肺血管时,在膈神经前或后方纵行切开心包,其长度要充分显露心包内肺动脉及静脉。肺动脉主干在上腔静脉后方,可切断奇静脉将上腔静脉牵向前侧方以助显露。血管钳分离、套线结扎。如主干较短,可用无损伤血管钳钳夹后离断,断端用 5-0 聚丙烯单股线双层缝合。静脉处理同动脉处理,如左心房肺静脉入口处受侵,可部分切除心房,切除部分心房不超过心房 1/3。心包切口上部缝合,下部保留 3 cm 以上不缝合利于引流,但切忌过大,防止心脏疝出。

(2)左全肺切除术

后外侧切开进胸,进胸腔后探查病变范围,判断是否需行右全肺切除术。决定后,先将右肺向后方牵引,在膈神经与肺门之间打开纵隔胸膜,分离局部组织,显露左上肺静脉,充分游离,带线结扎。将下肺向上牵引,电凝分离左下肺韧带,显露左下肺静脉,带线结扎。将左肺向下牵引,切开肺门前、上、后方纵隔胸膜,分离胸膜下疏松结缔组织,在主动脉弓下和膈神经后侧显露左肺动脉主干,左肺动脉主干较长,它绕过左上叶支气管进入斜裂。在左主支气管上方沿血管鞘分离出左肺动脉干,套线结扎近端,离断后近端缝扎加固,远端结扎。左侧主支气管较长,分离至隆突附近,切断左主支气管,残端处理同右侧。心包内处理肺血管左全肺切除术,采用此项操作的指征及方法同右侧。

3. 手术方式评价

全肺切除指切除全部左侧或右侧肺脏。术后危险因素包括:右全肺切除术、高龄(年龄≥70 岁)医院每年开展全肺切除手术量较少。全肺切除术后长期并发症包括:肺动脉高压、肺气肿、右心负荷增加。全肺切除仅当袖式切除技术难以实现时才予以考虑。同肺叶切除术相比,全肺切除术后并发症及死亡发生率均明显增加,并且长期生存率较差。术前肺功能评估提示弥散功能减低、合并心肺疾病、围术期过度液体输注及术前贫血均是致命的危险因素。

五、支气管袖状肺叶切除术

1. 右肺上叶袖状切除术

(1)适应证

右肺上叶肿瘤累及右上叶支气管开口。由于右侧中间支气管较长,暴露好,袖状右上肺叶切除最易操作,切除率高。

(2)方法和步骤(切除范围如图3-8所示)

右上叶切除常规方法切断结扎右上叶动静脉后,充分游离右主支气管及右侧中间支气管,在预计切除上下方缝线牵引,紧靠牵引线切断右主支气管及中间支气管,袖状切除右上肺叶。右主支气管及右中间支气管端端吻合。可用3-0 prolene线连续缝合,先连续缝合支气管后壁,收紧缝线,再连续缝合前壁,收紧缝线打结。吸痰鼓肺,检查吻合口有无漏气。大多数报道用间断全层缝合,打结于气管外侧,且吻合口周围覆盖其他组织。术中切开支气管后注意小纱布填塞管腔,防止血块等组织进入气道。

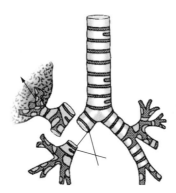

图3-8　右上袖切除术

2. 右肺上中叶袖状切除术(切除范围如图3-9所示)

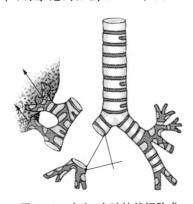

图3-9　右上、中叶袖状切除术

（1）适应证

右肺上、中叶肿瘤累及右上、中叶支气管开口。

（2）方法和步骤

基本方法同袖状右肺上叶切除。常规方法处理右上、中叶动静脉。切断右下肺韧带并游离至右下肺静脉水平,在心包内游离、松解右下肺静脉以便右下肺叶能充分上移,减低气管吻合口张力。游离右主支气管及右下肺支气管,在切除的上、下两端各缝两根牵引线,分别切断右主支气管及右下叶支气管。袖状切除右中上肺叶,修剪两侧支气管残端,将右下叶支气管及右下肺向上翻转,与右主支气管吻合。吻合方法同右上肺叶袖状切除。吸痰鼓肺,检查吻合口无漏气后,置胸腔引流后关胸。

3. 右中、下叶袖状切除术（切除范围如图 3-10 所示）

（1）适应证

右中、下叶肿瘤累及右中、下肺叶支气管开口,由于上肺只有 3 个肺段,加上手术难度较大,临床较少采用。

（2）方法和步骤

常规行中、下肺叶动静脉的切断结扎及其他中、下肺叶切除处理。游离右肺动脉主干及右上肺静脉,如有张力心包内充分游离,并分别切断右主支气管及右上叶支气管,修剪两残端后,对端吻合。吸痰鼓肺检查吻合口无漏气,置胸腔引流管后关胸。

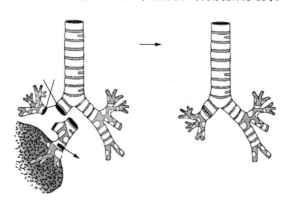

图 3-10　袖状右中、下叶切除

4. 左上叶袖状切除术（切除范围如图 3-11 所示）

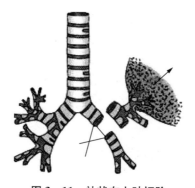

图 3-11　袖状左上叶切除

(1) 适应证

左上肺肿瘤累及左上叶支气管开口,由于主动脉弓遮挡左主支气管手术难度大。

(2) 方法和步骤

进胸后,切断左下肺韧带,并游离至左下肺静脉,充分松解左下肺叶。按左上叶切除的常规方法处理左肺上叶血管,暴露左主支气管及左下叶支气管,预计切断支气管处两侧各缝线牵引。分别切断左主支气管及左下支气管,袖状切除左肺上叶。切断左下叶支气管时,应在背段支气管近侧2~3 mm处,注意不要损伤背段支气管。修剪两断端支气管后对端吻合。吸痰鼓肺,检查吻合口无漏气,置胸腔引流管后关胸。

5. 左下叶袖状切除术(切除范围如图3-12所示)

(1) 适应证

左肺下叶累及左下支气管开口。由于左上叶支气管开口很短,切除长度有限,而且肺下叶淋巴结引流是向上的。一般不主张行袖状下肺叶切除术。

(2) 方法和步骤

进胸后,按左下肺叶切除的常规方法处理肺血管及游离左下肺叶。然后沿主动脉弓下剪开纵隔胸膜,游离肺动脉及上叶静脉充分显露左主支气管及左上叶支气管。根据病变累及的范围决定切除左主支气管的水平,同时切断左上叶支气管,袖状切除左下叶。修剪两断端,将左上叶支气管及左上叶一起向下翻转90°,与左主支气管行端端吻合。吸痰鼓肺,检查吻合口无漏气后关胸。

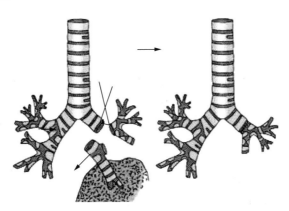

图3-12 袖状左下叶切除

6. 手术方式评价

支气管袖式肺叶切除术最早于1947年由Clement Price-Thomasin爵士开创,旨在术中保留健康肺脏。随后Allison首先实施了治疗支气管源性肿瘤的袖式肺叶切除术。手术过程中需要行支气管成形的占3%~13%,并且相应地降低了全肺切除率。手术初衷是在保证切缘距离充分的前提下,尽可能保留健康的肺组织。研究结果表明袖式切除同全肺切除相比,肿瘤学预后未受影响,而术后并发症发生率、死亡率及长期生存率均明显改善(死亡率为5.5%,1年及5年生存率分别为84%及42%),因此袖式切除问世后随即成了全肺切除的替代方法,尤其对于那些肺功能代偿能力有限的高龄患者。另外,对于肿瘤侵及左侧或右侧上叶支气管开口、主气管或左肺下叶支气管近端开口的病例而言,袖式切除术是重要的选择。

尽管基于术前新辅助化疗可能降低支气管断端周围黏膜血供并导致伤口愈合延迟,但是临床研究结果已证实新辅助化疗后袖式切除术是安全的。

确定切除范围后,通常需完整切除肿瘤连同部分气道,有时还包括部分供养余肺的血管。术中需要送检快速冰冻病理分析以确保切缘阴性。吻合方式多采用端端吻合,并且周围包绕胸膜或心包组织以防止线结周围组织坏死。最常见的袖式切除部位为右肺上叶。

由于支气管成形较肺叶切除术后更容易发生并发症,因此在术后早期需要格外的重视。早期关注问题包括部分肺不张、肺叶萎陷、肺炎、漏气、血管壁线结周围组织坏死以及暂时性声带麻痹。肺不张的常见原因为积血或黏液阻塞所致,因此术中或术后拔管前需要定期行纤维支气管检查并常规盥洗。鉴于高龄患者术后肺部清除能力低下,需要更积极的物理治疗(例如雾化吸入)支持。

六、胸腔镜手术

1. 概况介绍

胸腔镜手术最早始于20世纪初。1910年瑞典的Jacobaeus医生首次在局麻下使用硬式膀胱镜为胸腔积液的患者完成了胸膜腔检查和松解肺结核胸膜粘连手术,达到人工气胸肺萎陷治疗肺结核的目的。1991年,Lewis和Wakabayashi分别报道了VATS(video-assisted thoracic surgery)用于肺大疱和恶性胸水的治疗。近年来VATS得到了迅速的发展和普及,许多过去需要传统开胸手术解决的疾病,现在可以通过VATS或VATS加小切口来完成。VATS组成和手术器械:① 胸腔镜由长30 cm左右的金属内窥镜和与之相连接的光导纤维线缆组成。胸腔镜根据直径分为:10 mm,5 mm,2 mm分别为成人镜,儿童镜和检查镜。根据前端视角分离:0°镜、30°镜、45°镜等型号。② 微型摄像机,是一种重量轻、结果紧密、可用气体或液体浸泡消毒的摄像机。摄像机与胸腔镜相连接,将胸腔镜中图像的光学信息输送到录像系统和监视器。③ 冷光源,由高亮度卤素灯自动氙光源和多纤维光缆组成。④ 监视器和录像系统。⑤ 电凝钩、超声刀、氩气刀、卵圆钳、推结器、腔镜下直线切割缝合器、负压吸引器等腔镜操作器械。

2. VATS应用范围

1) 活检:包括肺、胸膜、纵隔淋巴结的活检,明确诊断指导治疗。

2) 肺楔形切除术:可开胸行肺楔形切除术的基本上可在胸腔镜下完成。适应证基本同开胸肺楔形切除术。

3) 解剖性肺段切除术。

4) 肺叶切除术。

5) 全肺切除术。

6) 支气管袖状肺叶切除术。

3. VATS肺叶切除术

VATS基本上涉及所有开胸肺手术范围。根据术者熟练程度可予单孔,双孔,三孔,多孔。现最为常规开展的为胸腔镜下肺叶切除术,予着重介绍。

(1) 适应证

Ⅰa期非小细胞肺癌。从技术和经验上已经证实VATS肺叶切除术加纵隔淋巴结清扫是可行的。

（2）方法和步骤

1）双腔气管插管静脉复合麻醉，健侧卧位。

2）切口选择：VATS 肺叶切除术的切开选择包括 1 个长 1.5 cm 的胸腔镜置入孔（一般在腋中线第 7 或第 8 肋间），1 个长 5～8 cm 的胸壁小切口，有时需补加 1～2 个长 1.5 cm 的器械操作孔。切口位置根据手术需要而定，目前无同一模式。对小切口位置比较一致的观点是：距肺门近，便于手术操作；对胸壁组织损伤小；切口疤痕符合美容要求，一般认为腋前线第 4 肋间胸大肌后缘至背阔肌前缘 5～8 cm 的小切口较为理想。随着手术熟练程度的掌握，出现单孔、双孔，小切口基本到 3 cm 左右。

3）解剖方法：根据术者习惯及熟练程度可予电凝钩、超声刀或两者结合进行解剖分离。同时可结合吸引器、卵圆钳及血管钳进行钝性分离。

4）各个肺叶解剖顺序：根据患者肺裂发育情况及操作者个人习惯，在 VATS 肺叶切除操作过程中，解剖分离顺序可有变化，在此介绍一种经肺门单向式解剖肺叶切除术，其优点解剖相对固定清晰，叶间裂发育情况对手术解剖影响不大，叶间裂操作采用直线切割吻合器闭合，防止叶间创面漏气、出血。

5）手术方式（如下所述 5 种）

① 右肺上叶切除术：将右中上叶向后方牵引，经膈神经及肺门间打开纵隔胸膜，显露右上肺静脉，分离右上肺静脉，注意保护右中叶肺静脉，予直线切割吻合器离断，上叶静脉后方即显露右肺动脉主干及尖前支，沿肺动脉分离，分离显露后升支，逐一离断尖前支及后升支动脉。动脉后方即显露右上叶支气管，沿支气管分离，充分游离，直线切割吻合器离断右上叶支气管。充分打开肺门后方纵隔胸膜，沿叶间裂用直线切割吻合器离断切除右上肺。用直线切割吻合器离断叶间裂应注意防止损伤肺门血管。

② 右中叶切除术：将右肺中上叶向后方牵引，同样在膈神经及肺门之间打开纵隔胸膜，显露右肺上静脉，中叶静脉为右肺上静脉最下一支，根据叶裂也可判断，充分游离后予腔镜下直线切割吻合器离断。分离静脉后方组织，即可显露右肺动脉中间段，上下游离显露中叶动脉往往分为两支，予腔镜下直线切割吻合器离断，亦可在 hemolok 近端夹闭，远端超声刀离断。在动脉内侧找到中间段支气管，向下游离找到走向中叶的中叶支气管，予直线切割吻合器离断。叶间裂予腔镜下直线切割吻合器离断，切除中叶。避免肺门血管损伤。

③ 右下叶切除术：分离右下肺韧带，电凝或超声刀离断，游离至下肺静脉水平，充分游离右下肺静脉，予腔镜下直线切割吻合器离断，打开肺门后方纵隔胸膜至奇静脉水平，下肺叶向头侧牵引，分离下肺静脉旁结缔组织即显露右肺下叶支气管，游离右肺下叶支气管周围组织，钝性分离右下叶支气管，注意保护中叶支气管，同时避免损失其后方的下叶动脉，予腔镜下直线切割吻合器离断右下叶支气管。夹闭直线切割吻合器后予鼓肺，确认右肺中叶扩张，然后再离断。提起远端支气管残端，即显露其后方右下肺动脉，钝性分离右下肺动脉，注意保护右肺中叶动脉，予腔镜下直线切割吻合器离断。叶间裂予腔镜下直线切割吻合器离断，切除右肺下叶，注意避免肺门血管损伤。

④ 左肺上叶切除术：将左上叶向后方牵引，在膈神经及肺门之间打开纵隔胸膜显露右

肺上叶静脉,分离左肺上叶静脉周围组织,直角血管钳钝性分离充分游离左肺上叶静脉,带线牵引,予腔镜下直线切割吻合器离断。提起左上肺静脉远端,其后方显露左主支气管,向有端分离,充分显露左下叶支气管,并确认左上叶支气管,分离左上叶支气管周围组织,直角血管钳钝性分离充分游离左上叶支气管,注意避免损伤其后方肺动脉,左上叶支气管游离后带线牵引,再予直线切割吻合器离断。提起左上叶支气管远端其后方即为左肺动脉主干,分离其周围组织,即可显露左上肺动脉各个分支,最常见为4支,第一支尖前支动脉及舌段动脉较为固定。逐一游离后,予腔镜下直线切割吻合器离断,如动脉直径小亦可 hemolok 近端夹闭,远端超声刀离断。打开肺门后方纵隔胸膜,直线切割吻合器离断叶间裂,注意避免损伤肺门血管。

⑤ 左肺下叶切除术:将左下肺叶向头侧牵引,分离左下肺韧带,电凝或超声刀离断,游离至下肺静脉水平,充分游离左下肺静脉,予腔镜下直线切割吻合器离断,打开肺门后方纵隔胸膜,将左下肺叶充分向头侧牵引,显露左下叶支气管,充分游离其周围组织,直角血管钳钝性分离左下叶支气管,注意避免损伤其后方肺动脉,充分游离后带线牵引,予腔镜下直线切割吻合器离断。提起左下叶支气管远端,其后方显露为左下肺动脉,充分游离后予腔镜下直线切割吻合器离断,直线切割吻合器离断叶间裂,注意避免损伤肺门血管,切除左下叶。

4. 手术方式评价

长期以来传统开胸肺叶切除术是治疗早期肺癌,但是随着胸腔镜辅助技术问世,使得肺叶切除疗效进一步得提高。胸腔镜辅助肺叶切除术具有如下优势:术后疼痛减轻;胸腔引流量减少并且拔管时间提前;术中出血量减少;肺功能损减程度较轻;术后住院日缩短;恢复正常活动速度加快。1998 年 MeKenna 提出胸腔镜适用于ⅠA期肺癌手术治疗。经国内外大量学者经验证明了其安全性及其治疗符合肿瘤治疗原则。中、长期生存率与开胸手术类似,胸腔镜辅助肺叶切除术与传统开胸肺叶切除术比较,两者治疗Ⅰ期非小细胞肺癌术后 3年及 5年生存率分别为 90% vs 93%,90% vs 85%。2010 年有日本学者撰文表示根据已有资料表明胸腔镜肺叶切除并发症率较开胸手术低,免疫抑制及炎症反应轻,早期肺癌胸腔镜肺叶切除术后的中、长期生存率与开胸相似。胸腔镜辅助技术也使得患者术后辅助化疗耐受性进一步提高,推迟化疗率降低(18% vs 58%,$P<0.001$),全剂量耐受率提高(60% vs 40%,$P=0.03$)。因此对于没有解剖和外科学禁忌,且不会对胸外科和肿瘤外科原则做出妥协的患者 VATS 是一种合理的,可接受的手术方式。

参 考 文 献

1. Ginsberg RJ, Rubinstein LV. Randomized trial of lobectomy versus limited resection for $T_1 N_0$ non-small cell lung cancer. Lung Cancer Study Group[J]. Ann Thorac Surg, 1995,60(3): 615 - 623.

2. Nakamura K, Saji H, Nakajima R. A phase Ⅲ randomized trial of lobectomy versus limited resection for small-sized peripheral non-small cell lung cancer (JCOG0802/WJOG4607L)[J]. Jpn J Clin Oncol, 2010,40(3): 271 - 274.

3. Okada M，Nishio W，Sakamoto T，et al. Effect of tumor size on prognosis in patients with non-small cell lung cancer：the role of segmentectomy as a type of lesser resection[J]. J Thorac Cardiovasc Surg, 2005,129(1)：87 - 93.

4. Sienel W，Dango S，Kirschbaum A，et al. Sublobar resections in stage ⅠA non-small cell lung cancer：segmentectomies result in significantly better cancer-related survival than wedge resections[J]. Eur J Cardiothorac Surg，2008,33(4)：728 - 734.

5. Mery CM，Pappas AN，Bueno R，et al. Similar long-term survival of elderly patients with non-small cell lung cancer treated with lobectomy or wedge resection within the Surveillance，Epidemiology，and End Results database[J]. Chest，2005,128(1)：237 -245.

6. Nakamura H，Saji H，Ogata A，et al. Lung cancer patients showing pure ground-glass opacity on computed tomography are good candidates for wedge resection[J]. Lung Cancer，2004,44(1)：61 - 68.

7. Martin-Ucar AE，Nakas A，Pilling JE，et al. A case-matched study of anatomical segmentectomy versus lobectomy for stage I lung cancer in high-risk patients [J]. Eur J Cardiothorac Surg，2005，27 (4)：675 - 679.

8. Okada M，Koike T，Higashiyama M，et al. Radical sublobar resection for small-sized non-small cell lung cancer：a multicenter study[J]. J Thorac Cardiovasc Surg，2006,132(4)：769 - 775.

9. Noguchi M，Morikawa A，Kawasaki M，et al. Small adenocarcinoma of the lung. Histologic characteristics and prognosis[J]. Cancer，1995,75(12)：2844 - 2852.

10. Kondo D，Yamada K，Kitayama Y，et al. Peripheral lung adenocarcinomas：10 mm or less in diameter [J]. Ann Thorac Surg，2003,76(2)：350 - 355.

11. El-Sherif A，Fernando HC，Santos R，et al. Margin and local recurrence after sublobar resection of non-small cell lung cancer[J]. Ann Surg Oncol，2007,14(8)：2400 - 2405.

12. Kilic A，Schuchert MJ，Pettiford BL，et al. Anatomic segmentectomy for stage I non-small cell lung cancer (NSCLC) in the elderly[J]. Ann Thorac Surg，2009,(87)：1662 - 1666.

13. Sienel W，Stremmel C，Kirschbaum A，et al. Frequency of local recurrence following segmentectomy of stage ⅠA non-small cell lung cancer is influenced by segment localisation and width of resection margins-implications for patient selection for segmentectomy[J]. Eur J Cardiothorac Surg，2007,31(3)：522 - 527.

14. Warren WH，Faber LP. Segmentectomy versus lobectomy in patients with stage Ⅰ pulmonary carcinoma. Five-year survival and patterns of intrathoracic recurrence[J]. J Thorac Cardiovasc Surg，1994,107(4)：1087 - 1094.

15. Scott WJ，Howington J，Feigenberg S，et al. Treatment of non-small cell lung cancer stage Ⅰ and stage Ⅱ：ACCP evidence-based clinical practice guidelines (2nd edition)[J]. Chest，2007,132(Suppl3)：234 -242.

16. Brunelli A，Charloux A，Bolliger CT，et al. ERS/ESTS clinical guidelines on fitness for radical therapy in lung cancer patients (surgery and chemo-radiotherapy)[J]. Eur Respir J，2009,34(1)：17 - 41.

17. 蒋耀光,周清华. 现代肺癌外科学[M]. 北京：人民军医出版社,2003.

18. Fell SC. Special article：a brief history of pneumonectomy[J]. Chest Surg Clin N Am，2002，12 (3)：541 - 563.

19. Deslauriers J，Mehran RJ，Guimont C，et al. Staging and management of lung cancer：sleeve resection [J]. World J Surg，1993,17(6)：712 - 718.

20. Yildizeli B，Fadel E，Mussot S，et al. Morbidity，mortality，and long-term survival after sleeve lobectomy for non-small cell lung cancer[J]. Eur J Cardiothorac Surg，2007,31(1)：95-102.

21. Ma Z，Dong A，Fan J，et al. Does sleeve lobectomy concomitant with or without pulmonary artery reconstruction（double sleeve）have favorable results for non-small cell lung cancer compared with pneumonectomy? A meta-analysis[J]. Eur J Cardiothorac Surg，2007,32(1)：20-28.

22. 刘伦旭，车国卫，蒲强，等. 单向式全胸腔镜肺叶切除术. 中华胸心血管外科杂志，2008,24（3）：156-158.

23. Nicastri DG，Wisnivesky JP，Litle VR，et al. Thoracoscopic lobectomy：report on safety，discharge independence，pain，and chemotherapy tolerance［J］. J Thorac Cardiovasc Surg，2008，135(3)：642-647.

24. Demmy TL，Nwogu C. Is video-assisted thoracic surgery lobectomy better? Quality of life considerations[J]. Ann Thorac Surg，2008,85(2)：S719-S728.

25. Gopaldas RR，Bakaeen FG，Dao TK，et al. Video-assisted thoracoscopic versus open thoracotomy lobectomy in a cohort of 13,619 patients[J]. Ann Thorac Surg，2010,89(5)：1563-1570.

26. Paul S，Altorki NK，Sheng S，et al. Thoracoscopic lobectomy is associated with lower morbidity than open lobectomy：a propensity-matched analysis from the STS database［J］. J Thorac Cardiovasc Surg，2010,139(2)：366-378.

27. Petersen RP，Pham D，Burfeind WR，et al. Thoracoscopic lobectomy facilitates the delivery of chemotherapy after resection for lung cancer[J]. Ann Thorac Surg，2007,83(4)：1245-1249,1250.

第四章　肺癌淋巴结清扫

一、概述

肺癌是全球发病率和死亡率极高的恶性肿瘤之一,其中 80％的肺癌为非小细胞肺癌(NSCLC)。目前手术切除为主的综合治疗仍是 NSCLC 最有效的治疗手段。

1933 年,Graham 在世界上首次采用全肺切除的方法治疗中央型肺癌获得成功,术后患者长期存活达 29 年之久,这一胸外科发展史上里程碑式的胜利,极大地激发了广大外科医师用外科方法治疗肺癌的热情。在尝试采用外科方法治疗肺癌的初期,外科医师是从解剖学的角度考虑肿瘤的治疗,认为只要最大限度地切除肿瘤就可取得满意的治疗效果,所以当时肺癌外科治疗以全肺切除为主。随着临床实践的积累,外科学家们认识到恶性肿瘤不仅是局部的病变,它本身会出现由内及外的扩散侵袭,而且肿瘤的转移也主要是通过淋巴结由近及远的转移体现出来,因而人们在进行肺叶切除的同时开始注意到了淋巴结的切除问题。1951年 Cahan 在国际上第一次介绍了肺癌外科治疗时纵隔淋巴结清扫的概念。我国的顾恺时、吴善芳在 1965 年也提出在对肺癌进行外科治疗时应最大限度地清除引流区域淋巴组织,并应最大限度地保留健康肺组织,但未对肺癌患者纵隔淋巴结的分布进行具体的描述和分析。

二、肺淋巴引流及肺癌淋巴结转移

肺部的淋巴结很丰富,分为浅、深两组。浅组淋巴管分布于肺脏层胸膜深面,从多个方向集中于肺门,汇集成胸膜下集合管,在肺门处与深组集合管合并或单独注入肺门淋巴结节。深组淋巴管分布于肺组织内,即围绕肺小叶的毛细淋巴管网和围绕终末细支气管及呼吸性细支气管黏膜下层和外层的毛细淋巴管网,分别汇集成小叶间淋巴管和小叶内淋巴管经支气管、肺动脉及肺静脉周围的淋巴管丛,在肺实质内走向肺门。浅、深两组淋巴管在肺胸膜下肺组织内和肺门有较广泛的联结。区域淋巴结解剖学研究发现,肺段与纵隔间存在直接的淋巴通道,右肺的发生率为 22.2％,左肺为 25.0％,上肺较下肺多见,肺下叶有直接的淋巴引流通路到达位于上叶的支气管淋巴结,一些肺段内的淋巴引流可直接注入锁骨下静脉和胸导管。

肺癌的淋巴结转移绝大多数是按照淋巴回流方向而形成的逐级转移过程,即按照肺内淋巴结、肺门淋巴结及纵隔淋巴结的顺序转移。在病理情况下,由于肿瘤压迫,瘤栓阻塞淋巴管,以及肺与纵隔之间直接淋巴回流通道的存在,可能出现跨区域、交叉性及跳跃性纵隔淋巴结转移。一般情况下,右肺上叶肺癌主要是区域性转移至右上纵隔淋巴结,跨区域性下纵隔转移多集中在隆突下淋巴结;右肺中下叶肺癌区域淋巴结 7 组和 9 组转移后多沿同侧上纵隔转移;左肺上叶肺癌多沿左上纵隔转移,向下纵隔转移多出现在第 7 组,部分舌段肺癌可出现跨区域的 8 组、9 组转移;左肺下叶肺癌区域性 7 组、9 组转移后,一部分沿左侧上纵隔上行转移,更易沿右上纵隔交叉转移至颈部。周星明等报道左侧肺癌 N_2 转移发生率较高的依次为 5 组、7 组、6 组淋巴结,右侧肺癌 N_2 转移发生率较高的依次为 4 组、7 组、3 组淋巴结。Okada 和 Nohl 等认为,隆突下淋巴结是胸腔内脏器淋巴回流的交汇点,肺癌发生非区域性纵隔淋巴结转移应先累及隆突下淋巴结,隆突下左、右淋巴结通常融合,纵隔淋巴结之间呈立体网状交通且空间距离十分接近,一侧隆突下淋巴结极易转移至对侧。跳跃式转移即越过 N_1 区淋巴结转移至 N_2 区淋巴结,王思愚等报道其发生率为 30.7%,有日本学者这种跳跃性转移在 16.6%～53.8%。日本学者羽田圆城研究显示,右上肺癌会出现右上纵隔的淋巴结转移,右肺中叶会出现右侧上纵隔及左侧上纵隔的淋巴结转移,右肺下叶肿瘤会出现同侧上纵隔及隆突下淋巴结转移,左肺上叶肿瘤会出现同侧上纵隔淋巴结转移,左肺下叶肿瘤会出现对侧纵隔淋巴结转移。

三、肺癌淋巴结分区图谱

参见前肺癌临床分期,区域淋巴结定义中。

四、肺癌淋巴结处理的方法

经过半个多世纪的发展,纵隔淋巴结清除已成为肺癌外科治疗的重要原则之一。由于目前术前缺乏准确有效的方法确诊淋巴结的转移,因此外科医师很难仅仅精确的切除转移的纵隔淋巴结技术,于是究竟应该切除多少范围的纵隔淋巴结就成为胸外科医师所面临的一个重要问题。淋巴结清除主要有以下方法:① "采样"手段(nodal sampling, NS):仅仅根据视觉和触觉切除可疑淋巴结;② "系统采样"(systemic nodal sampling, SNS):根据淋巴结转移规律,对特定组的淋巴结行常规切除,但不包括该组所有淋巴结及淋巴结周围软组织;③ 系统性淋巴结清扫(systemic nodal dissection, SND):将纵隔淋巴结连同周围脂肪组织连续整块切除;④ "扩大淋巴结切除"(extended node dissection, eND):切除同侧纵隔和对侧纵隔及锁骨上淋巴结及组织;⑤ "前哨淋巴结技术导航切除"(sentinel lymph nodel navigator, SLN):采用色素或放射性同位素术前或术中肿瘤内注入,术中导引切除淋巴结。或术中切除固定组的淋巴结,例如第 10 组、第 4 组、第 7 组,将这些淋巴结视作"前哨淋巴结"送冰冻病理检查,如阴性则不做系统清扫。

目前被广泛接受的是系统性淋巴结取样(systemic nodal sampling, SNS)和系统性淋巴结清扫(systemic nodal dissection, SND)。其目的在于更好的治疗和分期,以提高患者预后。但是究竟是系统清扫是否优于系统取样,学术界始终在争论中。

支持采样的学者认为系统清扫可能增加了不必要的手术风险,包括减少支气管血供增加了支气管胸膜瘘的机会、增加出血、增加胸液引流量、增加喉返神经损伤的机会等,相反很多研究表明系统清扫可能并不改善生存。而支持系统清扫的医生则认为:① 即使临床早期肺癌,仍然有约 20% 患者出现淋巴结转移;② 肺癌存在淋巴结的跳跃转移可能;③ 对于非早期肺癌,目前无证据表明系统采样可以达到相同效果。

系统清扫是否增加肺癌患者的术后并发症?从理论上可以这么认为,但是大多数的随机临床试验结果发现两组间并发症率和死亡率均无统计学差异。只要清扫时注重了相关区域神经的显露和保护,以及手术精细操作和彻底止血,系统淋巴结清扫引起的呼吸循环等功能性并发症以及出血、肺漏气等技术性并发症并不会增加。Izibicki 等报道在 182 例 NSCLC 中行前瞻性随机对照研究,SND 手术时间延长,但术后并发症及死亡率与 SNS 并无差异;目前为止唯一的多中心随机对照试验(ACOSOG Z0030)包括 1 111 例早期 NSCLC,其结果显示系统采样和系统清扫术后并发症率均为 38%,SLD 手术时间延长(15 min),术后引流量增加(121 mL),该研究结果中 SND 与 SNS 对术后恢复的唯一影响在于术后胸管引流量的增多。

ECOG 对 373 例 Ⅱ-ⅢA 期 NSCLC 行前瞻性随机对照研究,发现 SND 术后纵隔多组淋巴结转移(Multi-N_2)检出率由 12% 提升至 30%,因此相对于系统采样而言,系统清扫可能提供了更准确的病理分期,并有可能提高部分病例的生存率。

SLD 术式是否可以提高肺癌患者远期生存率? 有些研究显示 SLD 可以提高非小细胞肺癌患者的远期生存率,而 Misthos 等通过对 151 例 N_2 的非小细胞肺癌进行分析:系统性的淋巴结清扫相对于常规清扫组同样没有增加术后并发症,不能提高患者的长期生存率,但能明显延长肺癌患者的无病存活期。但目前唯一 4 个随机临床试验中有 3 个试验的结果是支持两者在生存上无差异的,尤其是目前唯一一个多中心随机前瞻性试验(ACOSOG Z0030)的初步结果表明对于那些 T_1 或 T_2,N_0 或非肺门 N_1 的非小细胞肺癌患者,系统淋巴结清扫和系统淋巴结采样(右侧 2、4、7、10;左侧 5、6、7、10)在总生存率和无病生存率上均无统计学差异,不过这部分研究大多是针对较早期的患者。但 1999 年日本学者渡边洋宇一项研究提示即使是 Ⅰ 期患者,也存在 27% 纵隔及肺门淋巴结转移的可能。需行纵隔淋巴结清扫,出现转移的患者 5 年生存率为 55.6%,没有转移的 5 年生存率为 77.7%,故应行淋巴结清扫,对患者评估及术后综合治疗提供依据。我国中山医科大学肺癌研究中心于 1989 年至 1995 年,对肺癌系统淋巴结清扫和单纯肺门淋巴结清扫进行了随机分组法前瞻性研究,结果显示系统淋巴结清扫远期生存率高于单纯肺门淋巴结清扫,这在早期患者中更为明显。

目前,国际上比较常用的系统性淋巴结清扫范围是 IASLC 2005 年建议的:至少清扫 6 个淋巴结(3 个肺内或肺门,1 个 7 组,2 个其他部位的纵隔淋巴结)。而 Rami-Port 等建议的肺癌患者淋巴结清扫方式见表 4-1。

表 4-1　淋巴结清扫范围

区域	右侧肺叶	区域	左侧肺叶
上	7 组+2,3,4 组中任选 2 组	上	7 组+8 组+5,6
中	7 组+2,3,4 组中任选 2 组		
下	7 组+4 组+8,9 选 1 组	下	7+8+9 组

目前共识为纵隔淋巴结数不得少于 10 枚,纵隔淋巴结站数 3 站或 3 站以上(包括隆突下淋巴结)。国内很多单位做系统淋巴结清扫较欧美为积极,对于右上叶肺癌,清扫右侧 2、4、7 组淋巴结,选择清扫 3a、3p 组,一般不要求做 8、9 组清扫。对于右中、下肺癌,则除选择清扫 3a、3p 组外行右侧全纵隔淋巴结清扫。对于左上肺癌,建议清扫左侧 4、5、6、7,一般不要求对 8、9 组清扫。对于左下肺癌,则要求左侧全纵隔清扫。

五、清扫纵隔淋巴结的方法

1. **右上纵隔(2R、3R、4R)**

沿迷走神经前缘切开纵隔胸膜,将纵隔胸膜分别向前后牵开,以上腔静脉为前界、气管为后界、锁骨下动脉为上界、奇静脉为下界、主动脉心包为底界,切除该区域淋巴结及周围脂肪结缔组织。注意勿损伤锁骨下动脉及左无名静脉,遇到血管和淋巴结尽可能多结扎。

右侧第4组淋巴结建议从奇静脉下方解剖,以肺动脉尖前支为下界解剖

必要时切开气管后和上腔静脉前方纵隔胸膜,探查是否有3A3P组淋巴结。

2. **右下纵隔(7、8R、9R)**

沿右总支气管下缘－迷走神经前缘－右下肺静脉上缘切开纵隔胸膜,以左总支气管作底界清扫该区域淋巴结。需注意勿损伤左总支气管膜部和食管。尽可能保留支气管动脉和迷走神经肺支。下肺韧带淋巴结切除在此不一一赘述。

3. **左上纵隔(4L、5、6)**

沿膈神经后缘、主动脉弓顶-肺动脉切开纵隔胸膜,向前后牵开胸膜,沿升主动脉旁-主肺动脉窗-动脉韧带清扫该区域淋巴结及周围组织,注意勿损伤膈神经和迷走神经。在胸主动脉和迷走神经前方切开纵隔胸膜,尽可能将肺动脉、左主支气管与主动脉、食管分离,沿左侧喉返神经下后方-主动脉弓峡部-食管-左主支气管-肺动脉区域,切除左侧第4组淋巴结。在此区域尽可能少用电刀以减少热传导对喉返神经的损伤。该区域重要结构较多,部分滋养血管由主动脉弓下发出,一旦出血则止血较困难。此外还须警惕食管、肺动脉和喉返神经的误伤。

4. **左下纵隔(7、8L、9L)**

左侧隆突下淋巴结位置偏右,对于左侧切口而言位置较深。清扫该处淋巴结时务必将食管与主动脉向后方挡开,助手尽可能将肺向前方牵开,以暴露该区域。清扫范围与右侧相似,同样需注意对此支气管和食管损伤。在此处清扫的最深处有奇静脉与胸导管,应注意勿误伤,一旦损伤出血则止血困难。下肺韧带淋巴结切除在此不一一赘述。

5. **小结**

对于 I ～ⅢA 期非小细胞肺癌患者,肺叶或全肺切除术＋肺门纵隔淋巴结清扫是首选的手术方式。越是早期的肺癌病例,越需要进行纵隔淋巴结清扫,N_2 已成为全身疾病状态,纵隔淋巴结的清扫意义相对没有早期局限的意义那么大,远期疗效优于不清扫或采样组。淋巴结清扫可以降低肺癌术后的局部复发率和转移率,提高生存率。

在临床实际操作中,肺癌患者确诊时一般肿瘤已较大,在 CT 上可见纵隔或肺门淋巴结肿大,甚至很多患者已经是多组纵隔淋巴结肿大。在很多基层医疗单位,很难在术前通过PET-CT、纵隔镜或 E-Bus 等无创或有创检查来证实那些肿大淋巴结是否转移,对于这些患者,我们仍然强调或建议需要行规范的系统淋巴结清扫,因为这样可能可以得到更准确的分期、同时也提高了 Ⅱ 期及以上分期的肺癌患者的生存。另一方面,随着高分辨 CT 在体检中广泛使用,因此无症状的早期甚至肺癌的检出率逐年提高。对于这类患者,甚至是原位肺腺癌(肺泡细胞癌)和 AAH(不典型腺瘤样增生)的患者,我们同意国际上的普遍建议——仅仅做淋巴结系统采样就足够了。

在具体操作系统淋巴结清扫时,外科医生应该尽可能的解剖出周围的组织器官,才能尽

可能减少血管误伤导致大出血的机会。只有解剖出喉返神经才能减少其损伤的概率。另外,纵隔淋巴结清扫最常见的并发症还有乳糜胸的发生。术中尽可能在心包面和食管面处多结扎,减少用剪刀锐性分离,用钛夹夹闭较粗的淋巴管是个简单而有效的方法。由于一般清扫纵隔淋巴结很少会损伤胸导管主干,故术后的乳糜胸多可通过保守的方法自愈。如在患者禁食状态下,予以静脉高营养,以减少淋巴液的渗出,在渗出量减少后,胸腔内注射胸膜粘连剂,一般 2～3 天即可起效。怀疑术中有胸导管损伤,或 24 小时引流量＞600 mL、连续 3 天以上的患者应慎用,因为这些患者粘连剂可能无效,而再次手术难以避免,胸腔粘连对再次手术可能造成额外的困难。此外需要注意的是,不能仅仅把目光放在纵隔淋巴结的清扫上,肺内淋巴结的清扫更加重要,如果没有把肺门、汇总区的淋巴结彻底切除,就根本谈不上纵隔的彻底清扫也就不能称之为系统清扫。

总之,针对不同患者采取不同的淋巴结处理方法,在系统清扫时熟悉的解剖是手术的基础。

参 考 文 献

1. Graham EA，Singer JJ. Landmark article Oct 28，1933. Successful removal of an entire lung for carcinoma of the bronchus[J]. JAMA，1984,251(2)：257 - 260.

2. Cahan WG，Watson WL，Pool JL. Radical pneumonectomy ［J］. J Thorac Surg，1951，22(5)：449 - 473.

3. Naruke T，Suemasu K，Ishikawa S. Lymph node mapping and curability at various levels of metastasis in resected lung cancer[J]. J Thorac Cardiovasc Surg，1978,76(6)：832 - 839.

4. Mountain CF，Dresler CM. Regional lymph node classification for lung cancer staging[J]. Chest，1997，111(6)：1718 - 1723.

5. Rusch VW，Asamura H，Watanabe H,et al. The IASLC lung cancer staging project：a proposal for a new international lymph node map in the forthcoming seventh edition of the TNM classification for lung cancer[J]. J Thorac Oncol，2009,4(5)：568 - 577.

6. Rami-Porta R，Wittekind C，Goldstraw P. Complete resection in lung cancer surgery：proposed definition[J]. Lung Cancer，2005,49(1)：25 - 33.

7. Li CY，Shan S，Cao Y，et al. Role of incipient angiogenesis in cancer metastasis[J]. Cancer Metastasis Rev，2000,19(1)：7 - 11.

8. Chandra V，Allen MS，Nichols FC，et al. The role of pulmonary resection in small cell lung cancer[J]. Mayo Clin Proc，2006,81(5)：619 - 624.

9. Allen MS，Darling GE，Pechet TT，et al. Morbidity and mortality of major pulmonary re. sections in patients with early-stage lung cancer：initial results of the randomized，prospective ACOSOG Z0030 trial ［J］. Ann Thorac Surg，2006,81(3)：1013 - 1019；discussion，1019 - 1020.

10. Czerny M，Fleck T，Salat A，et al. Sealing of the mediastinum with a local hemostyptic agent reduces chest tube duration after complete mediastinal lymph node dissection for stage Ⅰ and Ⅱ non-small cell lung carcinoma[J]. Ann Thorac Surg，2004,77(3)：1028 -1032.

11. Su X，Wang X，Long H,et al. Mediastinal lymph node dissection affects survival in patients with stage

Ⅰ non-small cell lung cancer[J]. Thorac Cardiovasc Surg, 2008,56(4): 226 - 230.

12. Keller SM, Adak S, Wagner H, et al. Mediastinal lymph node dissection improves survival in patients with stages Ⅱ and Ⅲa non-small cell lung cancer. Eastern Cooperative Oncology Group[J]. Ann Thorac Surg, 2000,70(2): 358 - 365; discussion 365 - 356.

13. Ma K, Chang D, He B, et al. Radical systematic mediastinal lymphadenectomy versus mediastinal lymph node sampling in patients with clinical stage Ⅰ A and pathological stage T1 non-small cell lung cancer[J]. J Cancer Res Clin Oncol, 2008,134(12): 1289 - 1295.

14. Doddoli C, Aragon A, Barlesi F, et al. Does the extent of lymph node dissection influence outcome in patients with stage Ⅰ non-small-cell lung cancer? [J]. Eur J Cardiothorac Surg, 2005,27(4): 680 - 685.

15. Gajra A, Newman N, Gamble GP, et al. Effect of number of lymph nodes sampled on outcome in patients with stage Ⅰ non-small-cell lung cancer[J]. J Clin Oncol, 2003,21(6): 1029 - 1034.

16. Wu Y, Huang ZF, Wang SY, et al. A randomized trial of systematic nodal dissection in resectable non-small cell lung cancer[J]. Lung Cancer, 2002,36(1): 1 - 6.

17. Funatsu T, Matsubara Y, Ikeda S, et al. Preoperative mediastinoscopic assessment of N factors and the need for mediastinal lymph node dissection in T_1 lung cancer[J]. J Thorac Cardiovasc Surg, 1994,108(2): 321 - 328.

18. Sugi K, Nawata K, Fujita N, et al. Systematic lymph node dissection for clinically diagnosed peripheral non-small-cell lung cancer less than 2 cm in diameter[J]. World J Surg, 1998,22(3): 290 - 295.

19. Izbicki JR, Passlick B, Pantel K, et al. Effectiveness of radical systematic mediastinal lymphadenectomy in patients with resectable non-small cell lung cancer: results of a prospective randomized trial[J]. Ann Surg, 1998, 227(1): 138 - 144.

20. Ishiguro F, Matsuo K, Fukui T, et al. Effect of selective lymph node dissection based on patterns of lobe-specific lymph node metastases on patient outcome in patients with resectable non-small cell lung cancer: a large-scale retrospective cohort study applying a propensity score[J]. J Thorac Cardiovasc Surg, 2010,139(4): 1001 - 1006.

21. Yoshida J, Nagai K, Asamura H, et al. Visceral pleura invasion impact on non-small cell lung cancer patient survival: its implications for the forthcoming TNM staging based on a large-scale nation-wide database[J]. J Thorac Oncol, 2009, 4(8): 959 - 963.

22. Lardinois D, Suter H, Hakki H, et al. Morbidity, survival, and site of recurrence after mediastinal lymph-node dissection versus systematic sampling after complete resection for non-small cell lung cancer [J]. Ann Thorac Surg, 2005, 80(1): 268 - 274.

23. Misthos P, Sepsas E, Kokotsakis J, et al. Prognosis of stage pIIIA non small cell lung cancer after mediastinal lymph node dissection or sampling[J]. J Buon, 2009, 14(1): 45 -49.

24. Kamiyoshihara M, Hirai T, Kawashima O, et al. Low-grade malignant tumors of the lung: is lymph node dissection necessary? [J]. Oncol Rep, 1998,5(4): 841 - 843.

25. Iwasaki A, Hamatake D, Hamanaka W, et al. Is systemic node dissection for accuracy staging in clinical stage Ⅰ non-small cell lung cancer worthwhile in the elderly? [J]. Thorac Cardiovasc Surg, 2008,56(1): 37 - 41.

26. Takizawa H, Kondo K, Matsuoka H, et al. Effect of mediastinal lymph nodes sampling in patients with clinical stage Ⅰ non-small cell lung cancer[J]. J Med Invest, 2008, 55 (1 - 2): 37 - 43.

27. Nakagawa T, Okumura N, Kokado Y, et al. Retrospective study of patients with pathologic N1-stage II non-small cell lung cancer[J]. Interact Cardiovasc Thorac Surg, 2007,6(4): 474 - 478.

第五章　肺癌外科的预后疗效
及影响因素

肺癌是一种严重威胁人类健康的疾病,几十年来,肺的发病率、死亡率大幅度上升,已成为对人类健康和生命威胁最大的恶性肿瘤。

虽然相当一部分早期肺癌患者,手术后可获得长期存活,但是在我国大约70%的患者来医院就诊时就已经是局部晚期肿瘤甚至已扩散无法切除,或者合并有不适合手术的疾病而无法接受手术。在临床收治的患者中,Ⅰ、Ⅱ期的患者仅占20%,Ⅲ、Ⅳ期患者各占40%。肺癌患者行外科手术治疗前,应尽可能确定其病理类型及病变分期,并结合其身心状况、肿瘤部位等,选择最合适的手术方案。最适合手术治疗的肺癌是Ⅰ、Ⅱ期和部分ⅢA期(如$T_3N_1M_0$)NSCLC;ⅢB、Ⅳ期肺癌不宜行手术治疗,但对孤立性转移的Ⅳ期肺癌,可行手术切除肺原发灶和远处转移灶,取得较好疗效。据统计,目前我国的Ⅰ期Ⅱ期Ⅲa期肺癌的手术切除率已达到80.4%~97.8%,手术并发症下降为0.8%~3.1%,5年生存率达31.2%~42%,已接近或达到国际先进水平。

影响肺癌手术治疗远期疗效的主要因素有肿瘤的病理类型、大小和侵犯范围,有无淋巴结转移、支气管切缘癌残留、手术方式以及患者的年龄、全身情况和免疫状态等。其中最重要的是 TNM 分期和细胞类型。

TNM 分期是影响肺癌外科治疗结果的最主要因素,其主要目的是把有相同预后又能施行同一治疗策略的 TNM 组合形成期,是用来判断肺癌患者是否有局部性、区域性还是全身性转移。根据肺癌不同发展阶段进行分期可判断病情轻重、决定治疗原则和方法、判断疗效、推断预后。目前几乎所有的研究均认为 TNM 分期是 NSCLC 强烈的独立预后因素,可直接指导患者的治疗。对于肺癌患者而言,TNM 分期包括临床分期和病理分期,临床分期精确性虽逊于手术后的病理分期,但其可较早确定原发灶大小、病变范围和有无远处器官转移,从而对治疗方式的选择具有决定性作用。综合国内四个大型研究报告,5 年生存率Ⅰ、Ⅱ、Ⅲ期分别为 50.6%~61.7%、21.6%~36.6%和 13.4%~26.4%,除廖美琳等报告Ⅱ与Ⅲ期无统计学差异外,其他各组间均有极显著差异。另外,进一步的研究发现 T 分期、N 分期、M 分期亦作为独立因素影响预后。在 NSCLC Ⅰ期,已证实原发肿瘤的大小能显著影响生存率。对Ⅰ期肿瘤按大小更精确地分为 T_{1a}(≤2 cm)和 T_{1b}(>2 cm,≤ 3 cm),原因在于在没有淋巴结转移的患者中,T_{1a} 和 T_{1b} 的 5 年生存率相差 4%(51%和 47%),Ⅱ期肺癌瘤体大小仍显示能影响生存率,T_{2a}(>3 cm,≤ 5 cm)和 T_{2b}(>5 cm,≤7 cm)的 5 年生存率相差 15%(45%和 31%),鉴于 T_{2a} 有较好的生存率且有统计学意义,修订的国际肺癌分期系统将 $T_{2a}N_1M_0$ ⅡB 降为ⅡA 期,$T_{2b}N_0M_0$ ⅠB 升为ⅡA 期。

对 N 分期因素而言,N 受累的站点、站数及总数目均与预后密切相关,这其中 N_2 的病变尤其受重视,相关研究发现肺叶淋巴结阳性的患者 5 年生存率明显高于肺门淋巴结阳性的患者。转移淋巴结个数对生存有重要影响,Mountain 认为侵犯淋巴结的数目和范围是决定生存的重要因素,转移淋巴结为 1 个、2～4 个、4 个以上其 5 年生存率分别为 37％、27％和 17％($P<0.01$),术中完全切除转移淋巴结比根治性切除原发肿瘤对预后更为重要。窦学军报告纵隔 N_2 转移淋巴结的大小、个数和组数是影响ⅢA 期 N_2 NSCLC 患者术后生存率的主要因素。手术前未发现 N_2 转移(N_2),有 1 组 N_2 转移,N_2 转移数少于 4 个者手术治疗效果好。右肺下叶肿瘤发生单组 N_2 淋巴结转移预后好。肿瘤大小对预后有重要影响,COX 多因素分析显示,它是独立的一项预后因素,表明肿瘤大小并不等同于 T 分级,大的肿瘤可能表明肿瘤的倍增时间短,生长速度快,具有较高的侵袭性和转移潜能。Mountain 的研究显示,肿瘤体积的递增与转移淋巴结个数的增加呈平行关系。李成继等认为在评价预后时应遵循 TNM 分期的整体性,而不应以单一的 T 或 N 来评估预后。T 与 N 间的关系,体现了肿瘤自身生物学特性——侵袭与转移的统一性及复杂性,同时也说明 TNM 分期的合理性及科学性。随着 TNM 分期的不断完善,其对肺癌预后的指导意义已越来越明显。

NSCLC 在组织学上分为鳞状细胞癌、腺癌及大细胞癌。这其中以鳞癌预后最好,腺癌次之、大细胞癌最差。Dresler 等认为大细胞癌即使在早期预后也差,且辅助治疗不能提高生存,5 年生存率为 13％。Ⅰ期肺癌中只有大细胞癌与鳞癌、腺癌、小细胞癌间 5 年生存率有统计学差异,其他各型间无显著差异。说明只要其他治疗条件相同,鳞癌、腺癌、小细胞癌、腺鳞癌间病理类型不影响预后。廖美琳等认为唯一影响Ⅰ期肺癌预后的因素是治疗手段,故主张积极手术治疗。在Ⅱ期肺癌中,鳞癌与其他各型间均有显著差异,其余各型间无统计学意义。故病理类型是影响Ⅱ期肺癌的重要因素。在ⅢA 期中,各病理类型间 5 年生存率无显著差异。Mountain 报告病理类型对ⅢA 期非小细胞肺癌生存无明显影响。

外科手术在非小细胞肺癌治疗中的地位已得到公认,其效果明显好于其他治疗,但现有研究表明,NSCLC 患者确诊时仅有小于 40％ 的患者适合手术治疗。Birim 等总结了 NSCLC 手术治疗的预后因素,发现只要行根治性切除术,扩大切除范围不会给患者增加益处,相反只会带来负面影响,全肺切除术并发症和死亡率明显高于肺叶切除术,肺楔形切除术或肺段切除术会显著增加肿瘤复发的风险。同样,淋巴结清扫方式也会影响患者的生存率。张国庆等研究发现系统性淋巴结清扫较纵隔淋巴结清扫可以提高生存率,改善预后。对手术治疗而言,切缘阳性是 NSCLC 的危险预后因素,根治性切除患者其预后优于不能手术患者和姑息性切除患者。

尽管几十年来肺癌外科技术取得了很大进步,但手术治疗的长期生存率并没有明显改善。其主要原因不是人们不能使肺癌局部得到控制,而是由于不能早期发现,不能有效地预防和治疗肺癌的亚临床转移和全身远处转移。换言之,肺癌是一种全身性疾病,而非局部疾病,许多患者在手术时,甚至诊断为早期肺癌者,实际上都已有亚临床的远处转移,这是造成外科治疗失败和患者死亡的主要原因。因此,近年国内外进行了大量放化疗辅助手术的临床试验,取得了较好的临床效果,强调应根据 TNM 分期、病理类型、组织学分化程度及手术方式采用不同的综合治疗方案,才能最大限度地改善患者的术后生存率和生活质量。术前化疗可使肿瘤缩小,提高切除率,并可消灭远处的亚临床转移灶,预防手术和术后因机体免疫功能受到削弱而导致的病变扩散。手术能切除化疗后可能存在的混合细胞中对化疗不敏感的细胞成分,也能切除化疗后残存的癌组织,术后继续放化疗的目的是预防复发和转移,明显提高肺癌的生存率。

肺癌国际协作研究会(LASLC)已把患者行为状态(KPS)病理分期和体重降低情况作为明确的预后因素。高卫等通过对1 350例非小细胞肺癌患者预后因素的分析发现,KPS评分与NSCLC患者的预后呈显著正相关,对预后有明显影响,提示临床工作中不能忽略对患者一般状态的评估,前瞻性研究应以正确评价患者一般状况及临床分期为前提。已经有越来越多的研究把患者所述作参数,例如生活质量、焦虑和失望程度等作为预后指标。

肺癌的预后因素较复杂,有代表性的如TNM分期、病理类型、手术方式、放化疗方案、KPS评分等,还有一些文献报道性别、年龄、吸烟指数等也是影响因素。在某些研究中,已发现男性为不良预后因素。而对于Ⅱ~ⅢA期的老年肺癌患者,预后要比年轻患者差,这可能与老年患者术后不能接受强放化疗有关。国内有学者报道有吸烟习惯也是影响术后5年生存率的因素,并指出吸烟不但降低免疫功能,而且容易引起老年慢性疾患,后者成为死亡的主要原因,因此加强防治心肺疾病,对肺癌术后的长期生存具有重要意义。

参 考 文 献

1. 臧琦,朱强.非小细胞肺癌的外科手术治疗进展[J].山东医药,2010,50(21):106-107.

2. 李世业,许绍发,陈肖嘉,等.原发性支气管肺癌的外科治疗[J].中华胸心血管外科杂志,1995,11(5):273-274.

3. 廖美琳,徐昌文,曹毓秀,等.2 636例原发支气管肺癌手术后生存率的分析[J].中华肿瘤杂志,1988,(1):34-37.

4. 丁嘉安,周晓明,裘德懋,等.3 048例原发性支气管肺癌的外科疗效分析[J].中华医学杂志,1988,(1):23-27.

5. 裴广廷,郑和清,沈晓东,等.原发性支气管肺癌的外科治疗[J].中华胸心血管外科杂志,1988,(3):148-150.

6. 李成继,张汝刚.影响肺癌外科治疗预后因素的研究[J].中国肺癌杂志,2000,3(6):464-467.

7. 董桂芝,段玉忠.非小细胞肺癌预后相关因素研究进展[J].重庆医学,2006,35(18):1701-1704.

8. 窦学军,刘树库,陈肖嘉,等.外科治疗ⅢA期N₂非小细胞肺癌的预后分析及临床意义[J].中华胸心血管外科杂志,2006,22(2):105-107.

9. Birim O, Kapp etein A P, van Klaveren RJ, et al. Prognostic factors in nonsmall cell lung cancer surgery[J]. Eur J Surg Oncol, 2006,32(1):12-23.

10. 张国庆,王伯庆.非小细胞肺癌纵隔淋巴结转移规律及其廓清范围的探讨[J].新疆医科大学学报,2007,30(6):615-618.

11. 高卫,王宝成,狄剑时,等.非小细胞肺癌预后因素Cox回归分析[J].肿瘤研究与临床,2003,15(2):91-93.

12. Thammakumpee K, Juthong S, Viriyachaiyo V. Clinical manifestation and survival of patients with small-cell lung cancer[J]. J Med Assoc Thai, 2007,90(7):1303-1308.

13. Bonomi P, Gale M, Rowland K. Pre-treatment prognostic factors in stage Ⅲ non-small cell lung cancer patients receiving combined modality treatment[J]. Int J Radiat Oncol Biol Phys, 1991,20(2):247-252.

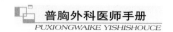
14. Cicenas S, Zaliene A, Atkocius V. Treatment outcome of locally advanced stage ⅢA/B lung cancer[J]. Medicina, 2009,45(6): 452 - 459.

15. Maeda R, Yoshida J, Ishii G, et al. Poor prognostic factors in patients with stage IB non-small cell lung cancer according to the seventh edition TNM classification[J]. Chest, 2011,139(4): 855 - 861.

16. Maeda R, Yoshida J, Ishii G, et al. Prognostic impact of histology on early-stage non-small cell lung cancer[J]. Chest, 2011,140(1): 135 - 145.

17. Brundage MD, Davies D, Mackillop WJ. Prognostic factors in non-small cell lung cancer: a decade of progress[J]. Chest, 2002,122(3): 1037 - 1057.

第六章　早期肺癌外科治疗

一、早期肺癌的概念

目前，Ⅰ期和Ⅱ期非小细胞肺癌的治疗以手术为主，即通常意义上的早期肺癌。

Ⅰ期非小细胞肺癌：ⅠA期包括肿瘤最大直径≤2 cm（T_{1a}）和肿瘤最大直径>2 cm但≤3 cm（T_{1b}）同时无区域淋巴结转移（N_0），ⅠB期指肿瘤肿瘤最大直径>3 cm但≤5 cm（T_{2a}）同时无区域淋巴结转移（N_0）。在 CT 和 PET-CT 评估区域淋巴结阴性的患者是否需要术前行纵隔镜或内镜分期目前仍有争议。其中 CT 评估区域淋巴结阴性指淋巴结短径不超过 1 cm，PET-CT 评估区域淋巴结阴性指淋巴结的 SUVmax 值不超过背景的 1.5 倍。此期患者术中应行系统淋巴结采样或清扫以明确是否有肺门或纵隔淋巴结转移。除常规解剖性肺叶切除术外，此期患者中肺功能较差者还可选择局限性肺切除术。

Ⅱ期非小细胞肺癌：ⅡA期包括肿瘤最大直径≤2 cm（T_{1a}）肿瘤最大直径>2 cm但≤3 cm（T_{1b}）和肿瘤肿瘤最大直径>3 cm但≤5 cm（T_{2a}）同时肿瘤转移至同侧支气管旁淋巴结或同侧肺门淋巴结和肺内淋巴结，包括直接侵犯（N_1）；或肿瘤最大直径>5 cm但≤7 cm（T_{2b}）同时无区域淋巴结转移（N_0）。ⅡB期包括肿瘤最大直径>5 cm但≤7 cm（T_{2b}）同时肿瘤转移至同侧支气管旁淋巴结或同侧肺门淋巴结和肺内淋巴结，包括直接侵犯（N_1）；以及肿瘤>7 cm（亚组：T_3>7）或肿瘤已直接侵犯了下述结构之一者：胸壁（包括肺上沟瘤）膈肌、膈神经、纵隔胸膜、心包壁层（亚组：T_3 Inv）；或肿瘤位于距隆突 2 cm 以内的主支气管，但尚未累及隆突（亚组：T_3 Centr）；或伴有累及全肺的肺不张或阻塞性肺炎（亚组：T_3 Centr）或原发肿瘤同一叶内出现分散的单个或多个瘤结节（亚组：T_3 Satell）同时无区域淋巴结转移（N_0）。

此期肺癌患者为达到完全切除，除常规解剖性肺叶切除外，可能还需包括双肺叶切除、袖状切除甚至全肺切除在内的术式。

二、小的孤立性肺结节（SPN）的诊疗策略

1. 诊断

（1）筛查

CT 已经被应用于评估可疑单发肺结节的患者。随着计算机技术以及快速扫描技术的进步，CT 的敏感性及分辨率都有了显著提升。随着筛查计划的增加以及高分辨 CT 的应用，≤1 cm 的早期非小细胞肺癌更加容易被发现。

Siegelman 等在检查 634 个由 CT 发现的单发肺结节时发现，其中 113 个直径<1 cm，这 113 个中，有 32 个（28.3%）是恶性的。这 32 个恶性肺结节中，18 个是原发性肺恶性肿瘤，14 个是转移性的。在直径 1.1～2.0 cm 的结节中，有 149/318（46.9%）是恶性的。在直径>2 cm 的结节中，有 174/203（85.7%）是恶性的。

Kaneko 等将低剂量螺旋 CT 引入肺癌筛查领域，这提高了早期肺癌筛查的检出率。这一研究显示，引入 CT 前，在接受筛查的 26 338 例中，只发现了 43 例肺癌。而这 43 例肺癌中，只有 18 例(41.9%)是 IA 期。在引入 CT 后，在接受筛查的 9 993 例中，发现了 36 例肺癌。这 36 例肺癌中，有 28 例(77.8%)是 IA 期。仅由 CT 发现的肺癌的平均直径为 11.5 mm。

Henschke 等在针对高危患者的 1 184 例每年一次的 CT 筛查中，共筛查出 7 例恶性肿瘤。肿瘤的中位直径为 8 mm。

Nawa 等发起的包括低剂量螺旋 CT 在内的年度健康检查中，共筛查 7 956 人，发现 2 865 个非钙化单发肺结节。其中 40 人(41 个结节)是肺癌。这 41 例肺癌中有 35 个是 I 期。

Swensen 等报道的一项入组 1 520 例的前瞻性队列研究。在 2 年的筛查中，共发现 1 049 人(69%)的 2 832 个非钙化单发肺结节，其中 40 人被诊断为肺癌，37 例为非小细胞肺癌，肿瘤平均直径为 15.0 mm。

Bastarrika 等采用非增强低剂量螺旋 CT 筛查了 150 例无症状吸烟者，共发现 34 个单发肺结节。其中 24 例(70.6%)结节直径≤5 mm，7 例(20.6%)结节直径为 6～10 mm，3 例(8.8%)结节直径＞10 mm。其中 1 名结节直径≥10 mm 的患者接受 PET 检查且结果阳性，活检证实为肺鳞状细胞癌。

最大密度投影(MIP)降低了肺小结节尤其是中央型结节的遗漏率。即使肺结节已在扫描图像中显示出来，读片者的观察仍有遗漏。Gruden 等回顾性分析了 25 名转移瘤患者，每名患者都有 2～9 枚直径 3～9 mm 的肺结节。最大密度投影明显增强了读片者对中央型结节的检出($P<0.001$)以及资历较浅的读片者对外周型结节的检出($P<0.001$)。

《新英格兰医学杂志》(New England Journal of Medicine)2011 年 8 月发表了由美国国家癌症研究院和美国放射学会影像网络于 2002 年联合发起的历时十年的美国全国性肺癌筛查试验(NLST)，这一研究共招募了 53 454 例年龄介于 55～74 岁的有吸烟史的高危人群，研究显示低剂量螺旋 CT 筛查可以相对降低肺癌死亡率为 20%(95% CI，6.8～26.7；$P=0.004$)。

(2) 鉴别诊断

炎症后的改变是肺结节最常见的原因，钙化是良性炎性结节最有诊断性的表现。Ketai 等的研究显示，胸片检测到的、小于 7 mm 的肺结节是钙化结节的可能性较大且提示可能为假阳性。Yankelevitz 等的研究显示，30 天后重复 CT 检查，大部分的恶性肿瘤都增大至少 5 mm。

(3) 确诊手段

包括经皮肺穿刺活检、经支气管镜肺穿刺活检、VATS 肺肿物切除活检等。穿刺活检的局限性主要包括：① 恶性肿瘤可能导致针道播散；② 良性肿瘤仅依靠穿刺，由于只能取到部分肿物，因此并不能确诊。

外科行肿物切除活检由于可以完整切除肿瘤，因此能够达到确诊的目的。在肺小结节的诊疗中，包括 VATS 肺肿物切除活检、开胸肺肿物切除活检等在内的外科手段是应该考虑的方式。其中，VATS 肺肿物切除活检术由于创伤小、术后恢复快、且能达到与开胸手术相同的效果，因此是肺小结节诊疗的适宜方法，但对于肺实质内的小结节，术中定位的挑战较大。在定位困难的情况下，可考虑行小切口手术，手辅助以协助术中定位。此外，已见诸报道的协助术中定位的新技术还包括：

Strautman 等报道了在术前行 CT 引导下金属丝定位的方法以协助术中定位。

Suzuki 等提出了肺小结节行术前定位的指征：距脏层胸膜表面 > 5 mm 且结节≤10 mm。

Paci 等提出，对于直径≤1 cm 的肺结节，术前 Hookwire 定位是合理的策略。

Lenglinger 和 Vandoni 等推荐术前行经皮注射亚甲蓝定位。在他们报道的 15 例经验中，经 VATS 切除的肺结节平均直径为 16 mm(8～33 mm)，距脏层胸膜表面的平均距离为 10 mm(0～21 mm)。定位过程平均耗时 32 min(18～47 min)。

Kobayashi 等推荐 CT 引导下经气管镜注射钡剂定位。

Nomori 和 Horio 发明了一种新的被称为"endofinger"的仪器以协助较深肺小结节的定位。

Santambrogio 等报道在 VATS 术中使用超声定位直径<20 mm 的肺结节。在单肺通气的条件下，由于患侧肺内气体被排空，因此可应用术中超声进行定位；但超声探头的价格较昂贵，限制了此项技术的普及。

Boni 等开发了一种 γ-探测器进行 VATS 术中定位较深的、<2 cm 的肺结节，他们报道的 39 例患者(结节平均直径为 8.3 mm，4～19 mm)，所有的结节都被手术切除且病理证实切缘阴性。

Stiles 等报道了 CT 引导下经皮注射 99mTc 定位肺小结节，结节中位直径 9 mm，距脏层胸膜中位距离 5 mm。支气管镜引导下注射靛红或 99mTc 也是可选的定位方法，这一操作可由胸外科医生在手术室内完成，可定位并切除的肺小结节可<5 mm。

2. 治疗

(1) 治疗策略

目前应用范围较广的主要为 Fleischner Society 指南(表 6-1)以及中国抗癌协会肺癌专业委员会 2009 年发表的《孤立性肺结节的处理》(如图 6-1 所示)。

(2) 外科治疗

Miller 等回顾性分析了 1980—1999 年接受手术切除的≤1 cm 的单发非小细胞肺癌的资料，这项研究共入组 100 例患者，中位年龄 67 岁，其中腺癌 48 例、鳞癌 26 例、细支气管肺泡癌 19 例、大细胞癌 4 例、腺鳞癌 2 例、未分化癌 1 例。总的 5 年生存率64.1%，肺癌特异性 5 年生存率85.4%。与接受楔形切除或肺段切除相比，接受肺叶切除术的患者的总生存更好、复发率更低($P=0.04$)。研究者认为对于直径≤1 cm 的非小细胞肺癌，肺叶切除加淋巴结切除是更有保证的治疗手段。

Kishi 等评价了 1997—2001 年接受手术切除的 38 名患者的 44 个肺小结节，结节直径均≤1 cm。所有恶性肿瘤均为ⅠA 期，其中有 8 例为非典型腺瘤样增生。在平均 35.5 月的随访后，所有的患者均生存且未见复发。

中国抗癌协会肺癌专业委员会——孤立性肺结节的处理。

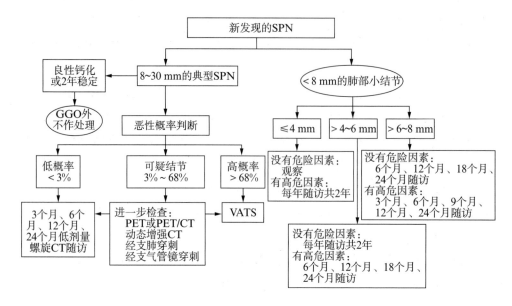

图 6-1 孤立性肺结节的处理流程

表 6-1 Fleischner Society 指南

结节大小 （直径,mm）	低危患者★	高危患者△
≤4	不需随访☆	第 12 个月复查 CT,如结节无变化,不需继续随访◎
4~6	第 12 个月复查 CT,如结节无变化,不需继续随访◎	第 6~12 个月复查 CT,如结节无变化,第 18~24 个月再次复查 CT◎
6~8	第 6~12 个月复查 CT,如结节无变化,第 18~24 个月再次复查 CT	第 3~6 个月后复查 CT,如结节无变化,第 9~12 个月再次复查 CT,如仍无变化,第 24 个月再次复查 CT
>8	第 3、9、24 个月复查 CT,可选做增强 CT、PET 和/或活检。	与低危患者一致

注：本指南适用于新诊断的肺结节,患者年龄≥35 岁。年龄<35 岁的患者,可于 6~12 个月后行低剂量螺旋 CT 复查。

结节长和宽的平均值。

★偶吸烟或不吸烟,没有其他已知的危险因素（如年龄≥40 岁、一级亲属中有肺癌患者等）。

△有吸烟史或其他已知的危险因素（如年龄≥40 岁、一级亲属中有肺癌患者等）。

☆这一类患者的肺结节为恶性的概率远低于无症状吸烟者行 CT 筛查出恶性肺结节的概率。

◎非实性（毛玻璃样）或部分实性结节需要更长时间的随访以排除生物学行为不活跃的腺癌。

参 考 文 献

1. Detterbeck FC, Boffa DJ, Tanoue LT. The new lung cancer staging system[J]. Chest, 2009,136(1):

260 - 271.

2. Bastarrika G，Pueyo JC，Lozano MD，et al. Screening for lung cancer with low-dose spiral CT：results in 150 asymptomatic subjects (in Spanish)[J]. Med Clin (Barc)，2003，121(2)：41 - 47.

3. Boni G，Bellina CR，Grosso M，et al. Gamma probe-guided thoracoscopic surgery of small pulmonary nodules[J]. Tumori，2000，86(4)：364 - 366.

4. Gruden JF，Ouanounou S，Tigges，S，et al. Incremental benefit of maximum-intensity-projection images on observer detection of small pulmonary nodules revealed by multidetector CT[J]. Am J Roentgenol，2002，179(1)：149 - 157.

5. Henschke CI，Naidich DP，Yankelevitz DF，et al. Early lung cancer action project：initial findings on repeat screenings[J]. Cancer，2001，92(1)：153 - 159.

6. Kaneko M，Eguchi K，Ohmatsu H，et al. Peripheral lung cancer：screening and detection with low-dose spiral CT versus radiography[J]. Radiology，1996，201(1)：798 -802.

7. Ketai L，Malby M，Jordan K，et al. Small nodules detected on chest radiography：dose size predict calcification? [J]. Chest，2000，118(3)：610 - 614.

8. Kishi K，Homma S，Atsuko K，et al. Small lung tumors with the size of 1 cm or less in diameter：clinical，radiological，and histopathological characteristics[J]. Lung Cancer，2004，44(1)：43 - 51.

9. Kobayashi T，Kaneko M，Kondo H，et al. CT-guided bronchoscopic barium marking for resection of a fluoroscopically invisible peripheral pulmonary lesion[J]. Jpn J Clin Oncol，1997，27(3)：204 - 205.

10. Lenglinger FX，Schwarz CD，Artmann W. Localization of pulmonary nodules before thoracoscopic surgery：value of percutaneous staining with methylene blue[J]. Am J Roentgenol，1994，163(2)：297 - 300.

11. Miller DL，Rowland CM，Deschamps C，et al. Surgical treatment of non-small cell lung cancer 1 cm or less in diameter[J]. Ann Thorac Surg，2002，73(5)：1545 - 1551.

12. Nawa T，Nakagawa T，Kusano S，et al. Lung cancer screening using low-dose spiral CT：results of baseline and 1-year follow-up studies[J]. Chest，2002，122(1)：15 - 20.

13. Nomori H，Horio H. Endofinger for tactile localization of pulmonary nodules during thoracoscopic resection[J]. J Thorac Cardiovasc Surg，1996，44(1)：50 - 53.

14. Paci M，Annessi V，Giovanardi F，et al. Preoperative localization of indeterminate pulmonary nodules before videothoracoscopic resection[J]. Surg Endosc，2002，16(3)：509 - 511.

15. Santambrogio R，Montorsi M，Bianchi P，et al. Intraoperative ultrasound during thoracoscopic procedures for solitary pulmonary nodules[J]. Ann Thorac Surg，1999，68(1)：218 - 222.

16. Siegelman SS，Khouri NF，Leo FP，et al. Solitary pulmonary nodules：CT assessment[J]. Radiology，1986，160(2)：307 - 312.

17. Stiles BM，Altes TA，Jones DR，et al. Clinical experience with radiotracer-guided thoracoscopic biopsy of small，indeterminate lung nodules[J]. Ann Thorac Surg，2006，82(4)：1191 - 1196；discussion 1196 - 1197.

18. Strautman PR，Dorfman GS，Haas RA. Prebiopsy wire localization of a small peripheral lung nodule [J]. J Vasc Intervent Radiol，1992，3(2)：391 - 393.

19. Suzuki K，Nagai K，Yoshida J，et al. Video-assisted thoracoscopic surgery for small indeterminate pulmonary nodules：indications for preoperative marking[J]. Chest，1999，115(2)：563 - 568.

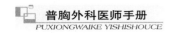

20. Swensen SJ，Morin RL，Aughenbaugh GL，et al. CT reconstruction algorithm selection in the evaluation of solitary pulmonary nodules[J]. J Comput Assist Tomogr，1995,19(6)：932 - 935.

21. Yankelevitz DF，Gupta R，Zhao B，et al. Small pulmonary nodules：evaluation with repeat CT—preliminary experience[J]. Radiology，1999,212(2)：561 - 566.

22. The National Lung Screening Trial Research Team. Reduced Lung-Cancer Mortality with Low-Dose Computed Tomographic Screening[J]. N Engl J Med，2011,365(5)：395 - 409.

23. MacMahon H，Austin JH，Gamsu G，et al. Guidelines for management of small pulmonary nodules detected on CT scans：a statement from the Fleischner Society. Radiology[J]. 2005,237(2)：395 - 400.

24. 中国抗癌协会肺癌专业委员会. 孤立性肺结节的处理[J]. 循证医学,2009,9(4)：243 -246.

第七章 局部晚期肺癌外科治疗

局部晚期肺癌包括 T_3 期肿瘤直接侵入胸壁、膈肌、纵隔胸膜或距离隆突 2 cm 以内；T_4 期肿瘤侵及纵隔、心脏、大血管、气管、食管、椎体或隆突。针对局部晚期肺癌实施扩大切除术对于胸外科医师而言确实为一项技术挑战。随着术前新辅助放化疗不断改进，也为根治性外科治疗局部晚期肺癌创造了条件。与此同时，由于新辅助放化疗导致肿瘤退缩，如何确定切缘即成为一项技术难题。在对局部晚期但淋巴结无转移或仅有肺门淋巴结转移者（N_1），则在强大的外科多学科团队的支撑下只要达到 R_0 切除，即可获得较好的疗效。

一、胸壁侵犯扩大胸壁切除术

1. 术前评估

周围型肺癌出现肿瘤邻近部位严重的胸痛时应首先考虑胸壁受累。临床实践中局部的或逐渐加重的胸壁疼痛是判断需行胸壁部分切除的最可靠指标，胸片上出现明显的骨质破坏也是胸壁受侵的证据。胸部 CT 判断胸壁受侵的精确性可达 90%。阳性表现包括肋骨破坏、肿瘤侵及胸廓局部肌肉以及胸膜外脂肪间隙消失。如同时出现胸壁疼痛及异常骨扫描则高度提示需行胸壁切除。5%～8% 的非小细胞肺癌病例术中探查发现胸壁受侵。患者不适主诉较胸部 CT 或骨扫描检查结果更加可靠；胸部 MRI 检查优势在于明确胸壁肌层是否受累；PET 扫描有助于探测远处转移灶，但是由于分辨率不足以确定胸壁受侵，因此并不适用于检查局部受累。有研究结果表明约 34% 的此类患者血清碱性磷酸酶水平升高，但是此结果并无特异性。少数情况下胸壁受侵袭在开胸探查后才被发现，此时宜先于壁层胸膜和胸廓内筋膜之间行胸膜外切除。然而，一旦出现难以行胸膜外切除或冰冻病理检查提示壁层胸膜受侵，则需行胸壁切除及胸壁成形术。国内部分学者强调，凡是肺癌与壁层胸膜紧密粘连者，均应行肺切除加整块胸壁切除，而不应行胸膜外肺切除。

2. 手术方法及胸壁缺损修补

手术治疗的目的需兼顾切除原发性肿瘤并确保切缘阴性，以及维持胸壁完整性以供正常呼吸生理运动。术前需仔细确认受侵胸壁位置以选择切口，避免术中破坏肿瘤导致播散，常规采用后外侧切口。手术切除范围包括病变上下临近的各一段正常肋骨，并且内外侧切缘距离病灶超过 5 cm，连同肋骨、胸膜、肋间肌和（或）浅层胸壁肌肉一并切除；切除顺序按照首先胸壁切除，其次肺切除通常更加便捷；术中需要送检切缘处软组织以确保根治性切除。切除范围应当超过受轻组织边缘至少 5 cm。通常后外侧切口周围 3 个肋骨部分切除后极少需要人造材料修补，肩胛骨即可在美学与功能上弥补胸壁切除后的缺损。若是选择前外侧切口切除前下胸壁且面积较大，则可能需要人造材料修补，但是需要慎重考虑其可能引发的感染问题。常用人造材料包括 Marlex 网或 Gore-tex 补片。其中 Marlex 网的优势在于随着术后恢复,周围组织可生长并将人造材料包绕其中。若胸壁缺损较小,可通过将 Marlex 网重复对折加以非可吸收线固定;若胸壁缺损较大或缺少支撑结构,则可在两层 Marlex 网之间填充甲基丙烯酸甲酯以加强坚固性。

3. **手术效果及预后分析**

所有的 T_3 期肿瘤理论上均可被根治性切除,但是预后与累及部位有关。通常仅累及胸壁的 T_3 期病灶预后较好,美国纽约 Sloan-Kettering 癌症中心总结 5 例,5 年存活率为 32%,其中 $T_3N_0M_0$ 者为 39%,$T_3N_1M_0$ 者为 27%,$T_3N_2M_0$ 者为 15%,94 例不完全切除者仅 4%,单纯探查未切除者为 0;其结论:侵及胸壁的肺癌存活时间最主要的是取决于淋巴受累程度、切除的范围及是否彻底,其次才是与胸壁受侵的深度有关。Faciolo 报道手术切除 1 855 例非小细胞肺癌中 104 例(5.6%)胸壁受侵,采用肺切除、纵隔淋巴结清扫、受侵胸壁整块切除,术后总的 5 年存活率为 61.4%,T_3N_0 为 67.3%,T_3N_2 则只有 17.9%。只侵犯壁层胸膜者 5 年存活率可达 79.1%,侵及胸壁软组织未侵及骨组织者尚有 54%。基本得到相类似的结论:扩大胸壁整块切除,是取得切除彻底的理想术式,影响存活的主要因素也是切除的彻底性、淋巴结受累程度以及胸壁受侵的深度。

相比于 5 年生存率超过 50% 的 N_0 期此类患者,多项研究报道 N_2 期患者生存期均在 5 年以内。因此,对于胸壁受侵同时伴有纵隔淋巴结肿大的患者,建议术前行全身 PET/CT 扫描,并且必要时行纵隔镜纵隔淋巴结活检术以明确诊断。若术前确定为 N_2 期,则需要行新辅助化疗或放化疗。

关于放疗在此领域中的价值,至今尚无定论。患者可能从中获益包括:肿瘤初期,提高肿瘤可切除性,增加切缘与肿瘤间距离,降低切除过程中肿瘤播散风险。然而,也有研究结果表明术前放疗后患者的生存率显著降低。目前放疗作为一项降低术后复发的疗法,适合切缘与肿瘤距离较近,或者肺门或纵隔淋巴结转移的患者。术后辅助化疗对于预后无明显帮助,患者数量有限有待于进一步探究。

二、肿瘤粘连椎体(T_3 病变)或者侵犯椎体(T_4 病变)

总的来说,与椎旁筋膜关系密切但尚无椎体破坏的肿瘤可被完整切除,然而对肿瘤粘连或侵犯椎体的非小细胞肺癌而言,外科治疗效果并不理想。当患者出现脊柱区域持续疼痛时,应怀疑相应椎体受侵的可能。胸部 MRI 是判断椎体受侵范围的最佳影像诊断方法,可以分辨肿瘤仅与椎前筋膜粘连,抑或侵犯椎体横突、椎体以及椎间孔。

一般而言,即便肿瘤累及椎体横突或椎体侧方仍然可以根治性切除。然而临床实践中,若肿瘤直接侵犯椎体或累及椎管,对于许多胸外科医师而言已属绝对禁忌证。此类肿瘤的外科治疗需要联合神经外科或骨科医生进行多学科合作,拟定并实施治疗方案。姑息性切除并不能改善预后,并且对于是否有助于缓解症状也无定论。除外肺上沟瘤,非小细胞肺癌直接侵犯椎体或肋椎角的病例较罕见。治疗选择包括单纯放疗、椎体病变刮除或半椎体切除术。DeMeester 等联合术前放疗(30 Gy)及术后根治性切除,5 年生存率为 42%;McCormack 等应用全椎体切除并脊柱固定术,5 年生存率为 10%。目前关于非小细胞肺癌累及椎体的外科治疗价值尚存在争议。

三、隆突受侵

1. 隆突受侵术前评估及准备

多数情况下，由于肿瘤累及隆突或气管下段，因而无法行根治性切除，其中隆突下转移淋巴结侵入气管腔内最多见。然而，少数情况下肿瘤起源于上叶支气管或主支气管开口，因较局限可以完整切除并重建。

术前审慎选择患者并制定缜密术前评估是取得良好疗效的关键。所有患者术前均应核实确认患者的手术耐受性以及损失必要的肺组织所导致的后果。术前检查结果包括胸片、胸部 CT、肺功能检查、动脉血气分析、通气血流灌注扫描、心电图及超声心动检查。对于计划手术患者术前戒烟、深呼吸锻炼及胸部物理治疗也是必要的。术前应严密控制呼吸道梗阻、支气管痉挛或肺部暂时性感染。术前需停用激素类药物。

通过术前软式或硬式支气管镜检查，对于确定肿瘤长度、切除范围及无张力吻合可能性均至关重要。针对支气管肺癌术前不仅需要常规分期检查以除外远处转移，而且必要时还应行纵隔镜除外 N_2 期或 N_3 期病变。

由于右肺上叶动脉受侵常意味着上腔静脉后侧面也可能受累，因此对于病灶来源于右肺上叶前段并累及隆突的病例，术前需肺血管造影检查，也可联合上腔静脉造影检查以明确。若怀疑病变侵及食管或左心房，偶尔也需要经食管内镜超声检查以明确。

气管下段及对侧主支气管安全切除距离为 4 cm。尤其是当隆突联合右全肺切除术后，左主支气管与远端气管行端端吻合时，切缘距离更加重要。因为主动脉易造成过大的吻合张力，因此还需要向上部分游离左主支气管主干。若支气管源性肿瘤侵及同侧主支气管起始部 1 cm 距离以内，下段气管侧面，隆突，或对侧主支气管，则需要行隆突切除。上述情况多见于右肺中心型肿瘤，由于左肺中心型肿瘤侵犯隆突的同时已经同时累及主动脉弓下间隙的其他结构，因此涉及隆突切除较罕见。支气管源性肿瘤及 N_2 期或 N_3 期病变隆突切除术后长期生存率较低，所以术前纵隔镜纵隔淋巴结切取活检阳性可视为手术禁忌证。术前诱导放化疗使得部分患者从中获益，但是同时也增加了围术期并发症发生率及死亡率。

气管袖状切除并全肺切除是一项操作技术要求较高的手术，存在较高的并发症风险。因此术前通过纤维支气管镜检查确定手术适应证尤其重要。如认为有袖状全肺切除可能时，应对距肿瘤至少 2 cm 近端气管黏膜及黏膜下组织进行随机活检；如肿瘤侵犯隆突上气管超过 3 cm 或 4 个软骨环或侵犯对侧支气管超过 1.5 cm 则难以完成无张力重建，并且切缘常阳性。此外若拟行袖状全肺切除，术前需行经食管超声检查，以评估后纵隔器官（如食管）及上腔静脉的受累情况。

通常在术中探查后方能决定是否行气管袖状切除并全肺切除术。为了获得无张力的吻合，切除后下段气管远端与对侧主支气管之间的安全距离不应超过 4 cm。术前或术中确定上腔静脉或食管肌层受累会导致袖状全肺切除术风险增加，但并非绝对禁忌证。

2. 具体手术操作

（1）隆突切除不伴肺切除

若肿瘤仅局限于隆突或右侧或左侧主支气管起始部，则仅需行隆突切除重建。先将双侧支气管内侧壁缝合，然后再与气管吻合（图 7-1）。若病变累及更广泛，需要更大范围气管切除时,可选择端端联合端侧吻合方式重建(Barclay法,见图7-2)。此重建方法前提条件为右主支气管长度足够充分,但是同时造成端侧吻合难度增加,并且常需要术中右肺低通气状态。

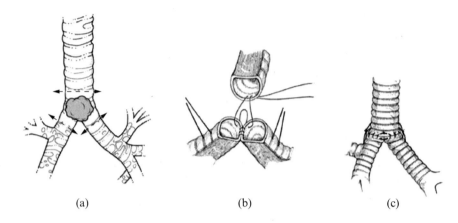

(a)   (b)   (c)

图7-1 隆突切除并"新隆突"成形术

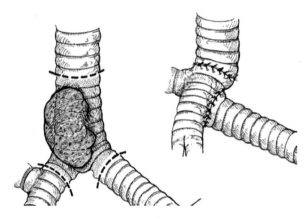

图7-2 Barclay法

注:切除隆突及气管(长度超过4 cm);术中游离右肺门上提右主支气
管与气管行端端吻合;左主支气管与右侧中间干支气管行端侧吻合。

(2) 右全肺并隆突切除

右全肺并隆突切除是最常见的隆突切除术式。切断奇静脉后,仔细游离并切开气管支气管分叉。切开部位选择气管下段前面,同时尽可能保留侧面血供。牵引带将气管远端及对侧主支气管牵开。将肺门与食管分开后,食管向后牵开。若上腔静脉未受累,则可在心包外夹闭并切断肺动、静脉,仅留肺附着于主支气管。随后开始启动"经术野气管插管系统"。气管及对侧主支气管断开后,切缘送检冰冻病理检查。为获得无张力吻合,气管远端及左主支气管切除长度应限制在4 cm以内。若切缘阳性,则需要行扩大切除并同时兼顾无张力吻合的必要性。隆突下肿大淋巴结应予以清扫,但同时也应保留周围软组织以提供尽可能充分的血供及对侧肺淋巴引流。当吻合完成后,退出气管插管并保证距离吻合线足够距离,避免气管插管边缘损伤到吻合口,另外还需要检查吻合口气密性并利用周围组织包绕吻合口。

若计划行上腔静脉部分切除,则应先于隆突切除成形术之前行血管切除成形术。于头臂静脉汇合处近端与上腔静脉-右心房交界远端之间夹闭上腔静脉,切开上腔静脉后有助于显露进而在主动脉-腔静脉间沟内切断右肺动脉。上腔静脉重建需要置入 18 号或 20 号聚四氟乙烯(PTFE)人工血管,操作过程中需要将 PTFE 人工血管浸泡碘伏以避免隆突重建过程中的可能污染。

(3)肺叶并隆突切除

当肺癌侵及气管下段、隆突及右肺上叶时,需要类似右全肺并隆突切除术沿叶间裂分开肺叶,于切开气管下段及左主支气管之前结扎并切断右肺上叶血管。右肺中间干支气管在右肺上叶支气管以下横断。完成气管与左主支气管吻合后,右肺中间干支气管于第一吻合口下方1 cm 与左主支气管行端侧吻合。由于将右肺中间干支气管于第一吻合口水平上方吻合效果不佳,因此不予推荐。为获得无张力吻合需要游离右侧下肺韧带及右肺门结构。少数情况下若吻合张力适度,也可考虑将右肺中间干支气管与气管侧壁行端侧吻合(见图 7-3)。

(4)左全肺并隆突切除

由于主动脉弓遮挡明显影响了左全肺并隆突切除的手术视野,因而也增加了手术技术难度。通常推荐分两期手术,先行近端左全肺伴切缘阳性,2~3 周后行右侧开胸或胸骨正中劈开隆突切除术。

经胸骨正中入路显露隆突及主支气管需要术中打开心包。于前方垂直切开心包并沿周边游离降主动脉及主动脉弓,随后套系牵引带并向左侧牵开。为获得满意术野显露,经胸骨正中入路需要广泛游离降主动脉、主动脉弓及动脉韧带。随后将上腔静脉向右侧牵拉,右肺动脉主干向后牵拉以显露气管及隆突。之后于心包后方垂直切开以增加双侧主支气管的活动度。

沿左侧胸骨旁线打开左侧胸膜并进入左侧胸腔。解剖左肺门以显露左肺动脉及双侧肺静脉。从正面及后面打开心包解剖肺门有助于显露并结扎肺动、静脉。需要注意打开心包位置尽量临近肺门,并且应在手术结束时缝合关闭以防止心脏疝入左侧胸腔。当完成气管远端及右主支气管横断后随即移出左肺标本,然后行气管与右主支气管端端吻合,最后关闭左侧胸膜腔。吻合口周围可以周围组织及前面部分心包包裹。术后左侧胸膜腔及心包腔应分别行闭式引流。

(5)吻合技术

气管-支气管吻合方法首选端端吻合方式。常用方法是采用 4/0 聚对二氧环已酮(PDS)线连续缝合气道深层面。例如,对于右全肺并隆突切除而言,深层面指气管管壁左侧面及左主支气管。从两个方向以两针 PDS 线分别连续缝合并将线结打在管腔外面,然而选用 3/0 PDS 线或 3/0 薇乔(VICRYL)行间断性缝合完成吻合。若选择端侧吻合方式,则需要在气管侧壁首先制作卵圆形孔,并且孔径与支气管相符。开孔位置选择距离第一吻合口至少 1 cm 的气管或支气管软骨部分,这样可有效避免吻合口周围毛细血管坏死所导致的吻合口瘘,并且可使得端侧吻合牢固度更强。同样方法,以 4/0 PDS 线连续缝合后侧面,3/0 PDS 线或 3/0 VICRYL 线间断性缝合前侧面完成吻合。

仔细切开并精确吻合可有效减轻组织损伤并避免吻合口周围毛细血管坏死。另外,隆突水平的气道切除长度应控制在 4 cm 以内,尤其是右全肺并隆突切除,左主支气管再与气管远端行端端吻合时,由于受到主动脉弓限制,因而左主支气管游离度比较有限,容易导致吻合口张力过大。

（6）游离方法

通常为减低吻合口张力需要解剖切开气管前间隙（可在纵隔镜辅助下完成）。于心包前侧行"U"形切口，在上肺静脉水平绕过膈神经，向下至下肺静脉水平以下，并于下肺静脉后侧沿心包后侧向上反折至肺动脉水平。上述方法可增加肺门结构游离度达2 cm，从而降低了吻合口张力。围绕肺门血管完全切开心包可获得更多的游离度。

（7）术后管理

术中完成吻合后推荐纤维支气管镜下检查确认并清除气道内分泌物。所有患者均可在手术室或麻醉恢复室拔管。术后镇痛可选择硬膜外麻醉或可控式镇痛泵。隆突切除术后常出现余肺呼吸道上皮纤毛运动减弱，但是术后早期积极行物理治疗或反复行纤维支气管镜吸痰处理后可逐渐恢复。必要时行气管切开术可有效减少生理性呼吸无效腔，当预期残存通气功能到达警戒值或患者依从性降低时，此法均有助于术后管理，并且适宜于术后早期实施以避免可能的并发症。

3. 手术评价

随着气管成形术及支气管袖式切除术已在技术层面上解决了隆突切除与重建问题。隆突切除治疗支气管源性肿瘤的疗效日益提高。但是由于手术过程复杂因此目前此类患者外科治疗病例很少。近期研究结果表明经验丰富的医疗机构此项手术死亡率低于10%，并且在部分患者已经取得不错的长期生存。隆突切除术是相对安全并且可使部分患者获得较好的长期生存。并且中位术后5年生存率可达43.3%。

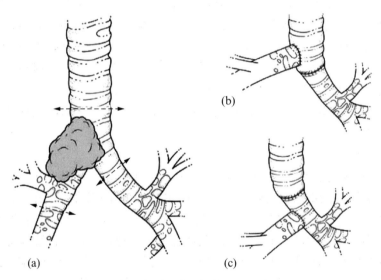

图 7 - 3 肺叶并隆突切除

注：(a) 右肺上叶肿物侵犯隆突及气管下段；(b) 将右肺中间干支气管于气管与左主支气管吻合口水平以上再次吻合的疗效不佳因此不予推荐；(c) 将右肺中间干支气管于气管与左主支气管吻合口水平以下1 cm处再次吻合。

隆突切除手术中需要加长的气管插管在手术初始阶段提供单肺通气，当隆突切除完成后从术野内再次向对侧主支气管插管，并同时退出原气管插管以便于缝合支气管残端。上述过程中需要密切关注避免气道分泌物进入对侧肺，并及时予以吸除。当吻合接近完成时，撤除术野内的气管插管,同时再次插入原气管插管恢复初始通气状态。若需要行二次端侧吻合,则原气管插管需要深入通过第一吻合口并无间断通气直至第二吻合完成。

由于隆突切除成形术方式多种多样,手术切口也有所不同。仅需隆突切除而无须肺切除手术切口选择胸骨正中。从前方打开心包并在上腔静脉与降主动脉之间显露支气管分支,通常完全游离降主动脉及主要肺动脉分支有助于上述显露。此法较后外侧开胸的优势在于联合颈部"衣领"切口可同时松解喉部或舌骨上结构,并且术中可显露双侧肺门结构。若术中需行肺切除,则切口选择取决于患侧肺。右后外侧第 5 肋间开胸可充分气管下段及双侧支气管起始部;左侧开胸受到主动脉弓遮挡术野,因此建议行胸骨正中切口。后者显露气管支气管分叉部更佳,并且术后由于伤口疼痛导致通气受限影响更轻。其主要缺点在于胸膜粘连松解难度较高,并且游离左心房时需要牵拉心脏,因而可能导致血流动力学不稳定。

由于纵隔淋巴结转移是预后不良因素,因此也是隆突切除的潜在禁忌证,同时也提示术前纵隔镜检查的必要性。推荐在隆突切除手术当日行纵隔镜检查,既可以避免术后瘢痕或粘连增加手术难度,又可以兼顾在纵隔镜术中游离气管以降低吻合口张力。

4. 纵隔胸膜、纵隔脂肪、心包受侵(T_3 期)

肿瘤侵犯纵隔胸膜、纵隔脂肪或心包为 T_3 期病变,绝大多数可行根治性切除。术前手术根治性评估比较困难,胸部 CT 对于评估纵隔受侵的价值有限。肿瘤局部侵犯纵隔胸膜时术中游离比较容易,侵犯肺血管附近的心包时需要首先打开心包再处理血管。

5. 左心房受侵

(1)概述

肺癌侵犯心房最早由波兰病理医师 Szostak 通过对一肺癌死亡患者进行尸体解剖时发现的。非小细胞肺癌患者行根治性切除,术中探查发现左心房受累不高于 4%。肿瘤直接侵及左心房较瘤栓由肺静脉突入更常见。其主要临床表现:① 心律失常:肺癌侵犯左心房后,肿瘤组织对心房肌可产生浸润、破坏、心肌组织坏死,在局部形成异常心电流和心电的折返,故易出现心律失常,临床上表现为心房扑动、室上性心动过速、心动过速和心房纤颤。② 心包填塞:肺癌如直接侵犯心包,并穿过心包侵及左心房,肿瘤在侵犯左心房的同时,可沿心包腔内种植。形成弥漫性的种植转移癌灶,形成癌性心包炎,出现心包积液,心包积液不断增多形成心包填塞。③ 急性肺水肿与急性充血性心力衰竭。肺癌侵入肺静脉干的分支,然后沿血流方向,在肺静脉干内向左心房方向生长,形成癌栓。癌栓在心房内生长影响肺静脉回流及血液通过二尖瓣,从而产生急性肺水肿及急性心力衰竭。临床上常被误诊为心房黏液瘤。④ 低钠综合症:心脏能合成一种心房促尿钠排泄因子,参与人体的水、钠平衡。肺癌侵及左心房心房促尿排钠因子分泌过多,产生低钠综合症。肺癌侵及左房可通过胸部 CT、MRI、经食管超声心动图及心血管造影的检查结果综合判断。

(2)手术适应证

肺癌侵及左心房属 T_4 肺癌,该类病变易发生血行转移和癌性心包炎,手术指征的选择应十分慎重。若肿瘤直接侵犯心脏,无论是心房还是心室均无法手术切除。此种情况可由术前胸部 CT、MRI 及经食管超声心动图的检查结果综合判断。少数肿瘤沿肺静脉侵犯部分左心房者,可以切除部分左心房再行成形术。

国内有学者提出以下病例选择原则：① 术前临床检查,胸壁 CT、MRI、全身放射性核素骨扫描等检查,能确定肺癌局限于一侧胸腔,而无对侧胸腔和远处转移者。② 非小细胞肺癌。③ 无癌性心包积液、癌性胸膜腔积液者。④ 内脏功能能耐受肺切除扩大部分左心房切除者。⑤ 估计左心房切除范围小于左心房容积的 1/3 者(如超过此范围,必须用人工材料进行左心房修补成形,以扩大左心房容积)。⑥ 有条件者,应用分子生物学方法,排除外周血和骨髓肺癌微转移。

（3）手术方法和步骤

1) 非体外循环下扩大左心房切除术

① 气管内插双腔管,静脉复合麻醉。

② 常规肺切除后外侧开胸,经第 5 或第 6 肋骨上缘或经肋床入胸径路。

③ 手术探查肿瘤范围。

④ 距肿瘤边缘 2 cm 处环形切开心包,明确肿瘤侵犯左心房的范围。

⑤ 距肿瘤边缘 3 cm 处置心耳钳 1 或 2 把,钳夹左心房。

⑥ 距心耳钳远心侧 1 cm 处离断左心房壁。

⑦ 根据肿瘤全肺或肺叶切除需要处理肺动脉干或肺动脉分支。

⑧ 将肺向上或向外下方翻转,用肝素或普通生理盐水反复冲洗左心房。切缘。

⑨ 用 3 - 0 或 4 - 0 prolene 线连续来回缝合左心房切缘两遍。

⑩ 然后按照全肺或肺叶切除常规手术处理。清扫纵隔淋巴结。

⑪ 温蒸馏水反复冲洗心包腔及胸膜腔。心包缺损不加处理。

2) 体外循环下扩大心房切除术

多数情况下仅需血管钳夹闭左心房,然后沿肺静脉直接切除肿瘤,最后直接缝合缺损处即可。若左心房受累范围较大,则由于显微镜下心肌浸润可能,因此无法行根治性切除。为此必要时也可考虑行 CPB。CPB 需要先应用主动脉阻断钳夹闭、心脏停搏处理或低温室颤诱导以避免空气栓塞,然后再打开左心房;切开心包后,分别于上、下腔静脉或右心房,及升主动脉行穿刺针管;再后于支气管及左心房起始部切断并结扎以完整切除肿瘤,为达到根治性治疗效果,即便左心房壁需要部分切除也在所不惜。

（4）手术方式评价

肺癌侵犯左心房后内科治疗的疗效极差,患者一般仅能生存 3～6 个月,绝大多数因癌性心包积液、心包填塞、心律失常和(或)远处转移死亡。近年来国内外文献报道均显示对这部分患者,施行肺切除扩大部分左心房切除术能明显提高患者生存率,改善患者的预后和生存质量。1997 年,日本学者 Tsuchiya 等报道对侵犯左心房的肺癌施行扩大切除术,术后 5 年生存率为 22%,其中生存时间最长的已达 7 年以上,完全达到临床治愈。国内周清华等的研究资料显示肺切除,扩大部分左心房切除术治疗侵犯左心房的肺癌,术后 5 年生存率达 30% 左右。生存时间最长已超过 10 年。其他国内外个案或小宗病例报道亦显示,施行扩大切除确能改善侵犯左心房肺癌的近期和远期结果,并使一部分患者达到临床完全治愈和长期生存。这类手术在国内外开展的单位不多,对手术指征问题有不同看法。

6. 主动脉受侵

同样,主动脉受侵通常也为手术禁忌证,个别情况下如仅为主动脉外膜受侵可以将肿瘤剥离下来。这些情况在术前较难判断,通常是在术中将肺及受侵心血管结构完全游离后得以明确。如术前怀疑心脏或主动脉受侵,决定手术需十分谨慎。手术方案计划需要心脏外科医生参与;心脏受侵大多数是由局部转移淋巴结引起而非原发肿瘤直接侵犯。一般而言,不建议进行创伤性很大的操作,例如心肺转流。

（1）术前评估

术前胸部 CT 等影像学检查以除外脑部、腹部及骨转移;主动脉弓上分支及主动脉弓造影检查及经食管超声检查有助于了解左侧锁骨下动脉及食管壁是否受累;多普勒扫描双侧颈动脉及椎动脉以确保血管通畅;MRI 检查可帮助了解椎间孔是否受累。

（2）手术方法和步骤

非小细胞肺癌累及主动脉报道较少,通常难以手术切除。仅动脉外膜受累较常见,然而若肿瘤侵及主动脉内侧面,则需要动脉阻断钳于主动脉近端及远端夹闭,切除受累管壁部分。也可考虑应用人工血管在升主动脉与降主动脉之间行搭桥手术。

常见的手术入路包括后外侧开胸或胸骨正中劈开,偶尔需先行颈前切口进入胸廓入口以探查并评估手术可行性。若锁骨下动脉受侵,则需要于肿瘤远端切断血管,并与颈动脉行端侧吻合。术中可在肺动脉主干与降主动脉之间置管行 CPB,则上半身血供由心脏搏动提供,下半身血供由 CPB 提供。随后在无名动脉与左侧颈动脉之间将主动脉夹闭阻断,切除主动脉弓远端部分及锁骨下动脉起始部。左后外侧开胸并在肺动脉主干与降主动脉之间置管,此法当发现降主动脉壁受侵并且股动、静脉术前未予处理时尤为必要。其中旁路导管应置于左肺动脉近端,并且尖端应留置在肺动脉主干或右心室。术中应仔细避免将导管尖端置于右肺动脉内,原因为可能影响到右心室射血量。当肿瘤侵犯主动脉弓近端并累及左侧颈动脉时,可考虑行 CPB 进行选择性脑灌注或低温停循环,随后以涤纶补片对主动脉进行成形重建。若巨大肿瘤压迫导致左肺动脉主干起始部闭塞,阻碍了在不重建肺动脉主干的前提下切除肺动脉,此时仍需要 CPB 协助,并且胸骨正中入路更加适宜。

（3）手术评价

目前已证实 CPB 与术后肺功能损减、肺内动静脉分流、肺水肿、肺顺应性及肺血管阻力的关系密切。而且,术后随着机械通气时间延长,严重并发症发生率也随之升高,例如肺水肿、急性呼吸窘迫综合征、大出血。血管切除及重建主动脉与左心房术后 5 年生存为 20%;主动脉联合肺切除术后 5 年生存率为 31%;胸主动脉联合肺切除围术期死亡率为 12.5%,并且 N_0 期及 N_2 或 N_3 期患者术后 5 年生存率为 70% 及 16.7%。日本学者正津报道 4 例左肺癌侵及主动脉,行全肺或左上肺叶扩大胸主动脉部分切除,术后平均生存 30 个月。Matsumoto 在体外循环下施行肺切除及扩大胸主动脉切除,人造血管置换,3 例获长期生存。周清华对 3 例患者进行了肺切除联合部分胸主动脉切除,认为患者近期、远期生存率和生活质量显著改善。也有许多持相反观点的人认为这种扩大切除并不能提高患者存活率,有得不偿失之虑。

7. 主肺动脉受侵

心包内左右肺动脉主干受累为 T_4 期病变,术前明确此种情况非常困难。胸部 CT 检查可提示上述血管受累,但不应仅根据胸部 CT 检查结果作为手术绝对禁忌证,因为术中打开心包再处理上述血管在技术层面是可行的。如肺癌向近端侵犯,进入心包达到心包内动脉干时,则需切开心包,在心包内解剖并切断左或右肺动脉干(左侧需要同时切断动脉导管韧带),然后将左或右下叶动脉或下叶基底动脉干在心包内与左右肺动脉干行端端吻合。如肺癌向心包内侵犯达左肺动脉干起始部或肺动脉圆锥者,则需在体外循环下施行扩大性肺动脉袖状切除成形。通常如果心包内肺动脉受累范围在1~1.5 cm以内,则切缘阴性并且血管断端稳固均不存在问题。经过多学科讨论严格选择手术患者,除外远处转移或病灶累及胸腔外病例。所有手术均以根治性治疗为基础,对于此类晚期肿瘤并不适宜行姑息性切除。

8. 上腔静脉受侵

由于各种原因引起上腔静脉完全性或部分阻塞,导致上腔静脉系统血液回流受阻,出现上肢、颈和颜面部发绀、水肿,以及上半身浅静脉曲张的一组临床综合症,叫上腔静脉综合症。肺癌合并上腔静脉综合症是肺癌的严重并发症之一,绝大多数患者在3个月内死亡。肺癌侵犯上腔静脉可分为肺癌直接侵犯上腔静脉和肺癌上纵隔转移淋巴结穿透淋巴结包膜,转移淋巴结中的肺癌侵犯上腔静脉两种方式,其中肺癌直接侵犯上腔静脉占95%以上,仅极个别患者中出现后一种方式。

(1)临床表现

其临床表现取决于上腔静脉的阻塞部位、程度、范围、发生速度及侧支循环代偿状况。上腔静脉部分阻塞或侧支循环充分建立时,临床症状和体征均较轻微,甚至缺如。而迅速完全阻塞、侧支循环建立不充分时,临床症状和体征均很明显。除原发肺癌的表现外,上腔静脉综合症的主要表现: ① 进行性呼吸困难、咳嗽、端坐呼吸;② 进行性颜面、颈、胸壁及上肢水肿,皮肤呈紫红色,皮下静脉怒张,咽下苦难、声嘶、上肢疼痛、咳痰、咳血及颈部肿物,亦可出现胸腔积液等;③ 静脉压增高,上半身浅静脉曲张,而下半身仍正常;④ 若静脉压明显升高,则出现头痛、眩晕、昏迷,并可因脑缺氧、脑水肿、呼吸困难和呼吸中枢衰竭而死亡。

(2)分型

1)肺癌侵犯上腔静脉的 William Standford 分型:

Ⅰ型:上腔静脉部分梗阻(<90%),伴奇静脉与右心房通路开放。

Ⅱ型:上腔静脉几乎完全梗阻(>90%),伴奇静脉的顺行方向向右心房流注。

Ⅲ型:上腔静脉几乎完全梗阻(>90%),伴奇静脉血逆流。

Ⅳ型:上腔静脉完全梗阻,伴一支或多支大的腔静脉属支(包括奇静脉系统)阻塞。

2)国内周清华根据肺癌侵及上腔静脉的部分不同将其分为五型:

Ⅰ型:奇静脉弓上型。

Ⅱ型:奇静脉弓型。

Ⅲ型:奇静脉弓下型。

Ⅳ型:混合型分为3个亚型:奇静脉弓上型+奇静脉弓型;奇静脉弓下型+奇静脉弓型;全上腔静脉受累型。

Ⅴ型:上腔静脉癌栓型。

(3)诊断

上腔静脉综合征患者通常症状明显易于鉴别。最常见症状依次为呼吸困难、充血、咳嗽、面部或上肢肿胀。比较常见的症状包括胸痛、吞咽困难、晕厥、反应迟缓、咯血及头痛。最常见体征为面部及上肢水肿、颈部轮廓充盈、胸壁静脉血管迂曲、发绀及多血症。多数患者症状进展缓慢,而少数患者急性起病的原因多与恶性肿瘤或导管所致血栓形成有关。此类患者中恶性肿瘤所致先兆症状直至急性发作的时间范围为 3.2~6.5 周。此类患者的影像学检查胸部 X 线片常发现纵隔肿物或纵隔增宽;胸部 CT 可进一步提供更详细的信息,包括侧支循环及与周围重要脏器的关系;MRI 检查通过多层面成像,可分别从冠状位、矢状位、水平位显示肿物周边情况;上腔静脉造影检查(同时联合上肢静脉造影检查)对于术前设计手术方案至关重要;血管多普勒超声检查有助于探清瘤栓是否侵入右心房或颈内静脉及腋静脉是否通畅;头颅 CT 扫描检查通常可除外颅脑疾病,后者可能在上腔静脉闭塞后导致脑水肿发生;组织病理学检查包括痰涂片找脱落癌细胞、经胸穿刺活检术、纵隔镜活检术、骨髓穿刺活检术及开胸肿物活检术。

(4)治疗

肺癌上腔静脉综合症治疗(见图 7 - 4):肺癌上腔静脉综合症早期治疗方法是脱水、激素、放疗和化疗。脱水、放疗和化疗治疗虽可暂时部分缓解上腔静脉梗阻,但所有患者均在短期内因上腔静脉梗阻加重,颅内压升高,或肺癌转移而死亡。

在 20 世纪 60 年代中后期国内外部分学者曾尝试应用大隐静脉-颈外静脉转流术治疗肺癌上腔静脉综合症。由于大隐静脉口径小,分流血流量有限,加之未能切除肺癌,绝大多数患者在 3~6 个月内死亡。20 世纪 80 年代末国外学者曾应用左无名静脉-右心房人造血管旁路手术治疗肺癌上腔静脉综合症。由于肺癌上腔静脉综合症患者上腔静脉梗阻后左右无名静脉内常有血栓形成,血栓易延伸至人造血管左无名静脉吻合口,故移植血管常常在术后短期内有血栓形成。患者多在半年内死亡。

缺乏理想的人工血管材料,畏惧阻断上腔静脉、人工血管血栓形成及感染,因此被视为外科绝对禁忌证。然而,随着外科技术进步及新型材料问世,20 世纪 90 年代初国外学者相继开展肺切除扩大受侵的上腔静脉切除,人造血管置换治疗肺癌上腔静脉综合症。尽管上腔静脉切除及重建仍是一项技术要求较高的手术,但是对于部分局部晚期肺癌患者而言,已经可在术后获得更好的预后。肺癌局部侵犯上腔静脉,可尝试以侧壁钳切除部分上腔静脉,或者分别夹闭远、近端,切除一段上腔静脉并行重建以达到根治。然而,这些技术只适用于一些特定的患者,即其上腔静脉受侵是根治性切除的唯一限制因素。

(5)两种主要术式

A. 肺切除扩大部分受侵上腔静脉壁切除、上腔静脉重建术

【适应证】

1)肺癌仅侵犯部分上腔静脉壁,未超过上腔静脉周径的 1/3。

2)肺癌侵犯上腔静脉壁,但未穿过上腔静脉壁全层,未进入上腔静脉腔内。

3)受累上腔静脉壁切除后,上腔静脉壁缺损,能用心包片或人造材料修补重建者。

4)上腔静脉和左右无名静脉内无血栓形成者。

5)非小细胞肺癌,右上肺癌可行根治性切除者。

【手术方法】

1)气管内插双腔管,静脉复合麻醉。右侧颈内静脉置管,颈内静脉置管防止过深。下肢外周静脉开通静脉输液通路。

2)常规消毒铺巾,取胸部正中切口,胸骨劈开,止血。

3）打开右侧纵隔胸膜，探查右肺肿瘤情况，肺癌大小，部位，上腔静脉受侵情况，估计手术切除可能性及术式。

4）解剖游离左、右无名静脉，分别绕过阻断带，结扎离断奇静脉。

5）切开心包，解剖、游离心包内上腔静脉，绕过阻断带。

6）阻断左、右无名静脉及上腔静脉，将上腔静脉系统补液及用药转移支下肢外周静脉。右侧颈内静脉监测静脉压。当静脉压高于 50 cmH$_2$O 时，上腔静脉系统采血放入采血袋中，然后从下腔静脉系统的外周静脉通道将血袋中的血回输入体内。

① 切开上腔静脉，切除受累部分上腔静脉壁，如估计直接缝合上腔静脉管腔缩窄 50% 以内，可直接用 4－0 prolene 连续缝合成形。如直接缝合上腔静脉管腔明显缩窄，采用 18 号或 20 号 PTFE 补片按照先近端后远端的顺序，修补成形。并且为了防止术中开放呼吸道导致污染，整个过程中均用聚乙烯吡咯烷酮纱布包裹。如用补片肝素化（剂量 0.5 mg/kg）。

② 连续缝合上腔静脉成形最后几针，注意开放一侧无名静脉排气。

③ 常规型右上肺根治术（右上叶支气管袖状切除或右上叶支气管肺动脉袖状切除）。

④ 留置上、下两根胸管及 1 根纵隔引流管。

B. 肺切除扩大上腔静脉壁切除、人工血管置换重建术（见图 7－5）

【适应证】

1）肺癌侵犯上腔静脉超过上腔静脉 1/3 周以上。

2）肺癌侵犯上腔静脉，穿入上腔静脉腔内或已在上腔静脉腔内形成癌栓者。

3）左、右无名静脉和上腔静脉内无血栓形成者。

4）非小细胞肺癌，右肺癌型扩大上腔静脉切除重建术后，可达到根治性切除者。

【手术方法】

1）气管内插双腔管，静脉复合麻醉。右侧颈内静脉置管，颈内静脉置管防止过深。下肢外周静脉开通静脉输液通路。

2）常规消毒铺巾，取胸部正中切口，胸骨劈开，止血。

3）打开右侧纵隔胸膜，探查右肺肿瘤情况，肺癌大小，部位，上腔静脉受侵情况，估计手术切除可能性及术式。

4）解剖游离左、右无明静脉，分别绕过阻断带，结扎离断奇静脉。切开心包，解剖、游离心包内上腔静脉，绕过阻断带。

5）阻断左、右无名静脉及上腔静脉，将上腔静脉系统补液及用药转移支下肢外周静脉。右侧颈内静脉监测静脉压。当静脉压高于 50 cmH$_2$O 时，上腔静脉系统采血放入采血袋中，然后从下腔静脉系统的外周静脉通道将血袋中的血回输入体内。肝素化（剂量 0.5 mg/kg）。

6）在左、右无名静脉汇合处下约 0.5 cm 或肺癌侵犯上腔静脉处远端 2 cm 处离断上腔静脉远端。下缘在保证切缘阴性情况下，在距上腔静脉汇入右心房处尽量上方离断，4－0 prolene 连续缝合闭合。过于接近上腔静脉汇入右心房处可能损失到窦房结。

7）用 4－0 prolene 线连续外翻缝合，将 PTFE 人工血管（直径 13 mm、带环）与远端左、右无名静脉端端吻合。

8）用心耳钳钳夹右心房壁，切开右心房约 2 cm，切断心房内肌小梁，肝素水冲洗右心房切口。用同样方法将人工血管与右心房切开作吻合。在收紧最后两针时松开无名静脉阻断带,人工血管充血排气,收紧缝线,重建结束。

9) 常规型右上肺根治术(右上叶支气管袖状切除或右上叶支气管肺动脉袖状切除)。

10) 留置上、下两根胸管及 1 根纵隔引流管。

上海胸科医院亦先用人工血管作左无名静脉与右心房旁路,然后在左无名根部及右无名根部离断结扎,下腔静脉近心端离断。这样便于术中管理,防止上腔静脉系统压力过高。但患者术后短期内有右上肢肿胀。

术后抗凝:关于上腔静脉切除,人造血管重建术后的抗凝问题,无统一标准。国内周清华等方法:术后立即开始潘生丁抗凝(抗血小板),拔出胸管后,用华法林抗凝,将凝血酶原时间延长 1.2～1.5 倍,且建议终生抗凝。上海胸科医院施建新对于此类患者如第 2 天胸引管引流液明显变淡,量减少,即予低分子肝素(速碧林)皮下注射抗凝,同时口服华法林监测 INR,如 INR 升至 1.5 左右停低分子肝素。人工血管置入应长期抗凝治疗。

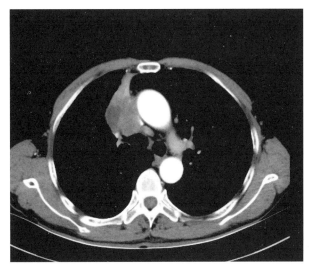

图 7-4 右上肺癌,上腔静脉受累

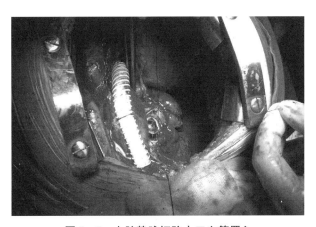

图 7-5 上腔静脉切除人工血管置入

注:右上肺叶支气管袖状切除,行中间段支气管与右主支气管吻合。

【手术评价】

上腔静脉切除与重建涉及根治性与安全性两方面,而其中根治性尤其重要:术前评估肿瘤及血管情况;时刻警惕阻断上腔静脉后血流动力学改变;慎重选择人工血管材料进行重建。人工血管置入术后短期内易形成血栓,因而增加了术后肺栓塞风险。鉴于此头臂静脉侧支循环状态作用明显。由于血管近端吻合或在上腔静脉起始部或头臂静脉分支之一水平,因此头臂静脉床水平是否足够通常是决定上腔静脉重建成败的重要因素。此外,静脉近端还需保证静脉壁完好。

标准第 5 肋间右后外侧开胸是常规手术入路,另外针对恶性肿瘤侵犯上腔静脉可选择胸骨正中入路。若上腔静脉管壁环周受累小于 30%,则可行静脉管壁部分切除成形术。成形方法或直接连续缝合或人工补片修补。上腔静脉管腔缩窄 50% 以内均不会导致血流动力学失稳。

对于肺切除扩大部分上腔静脉壁切除重建术的病例报道不多,美国斯隆凯特林纪念医院报道 18 例行部分上腔静脉壁切除的患者,没有 1 例生存超过 5 年,Dartvell 和同事报道 6 例行扩大部分上腔静脉壁切除重建术的患者 3 例生存时间超过 5 年,其中 2 例行辅助放化疗,1 例行辅助放疗。国内周清华等报道 4 例患者 1 例生存 2 年,1 例生存 3 年,2 例生存 5 年。由于肺癌侵犯上腔静脉为局部晚期病例,且此类患者多数可能存在亚临床微转移。为提高生存率,改善患者预后,在行手术治疗前,最好术前行诱导化疗 2 周期,然后手术,术后再与放化疗。

有关肺癌合并上腔静脉综合症行肺切除扩大上腔静脉切除、人造血管置换术的手术结果,国内外均仅有个别报道。现有结果表明术后上腔静脉梗阻症状可在短期内消失,人造血管通畅,相当部分患者可获长期生存。JeanfaⅣe 等报道对 7 例肺癌伴上腔静脉综合症患者,施行肺切除加上腔静脉切除、人造血管重建术,其中 1 例生存 5 年,5 例存活 2 年,1 例存活半年。Magnan 等报道 10 例肺癌伴上腔静脉综合症施行上腔静脉切除。人造血管重建术,1 年、2 年及 5 年生存率为 70%、25% 及 12.5%。国内周清华等曾报道 61 例肺癌伴上腔静脉综合症患者施行支气管、肺动脉袖状成型肺叶切除、全上腔静脉切除、人造血管置换术。术后 1 年生存率 80.65%,3 年生存率为 59.68%,5 年生存率 29.17%。

9. 食管受侵(T_4 期)

单纯侵犯食管的 T_4 期肿瘤很少见,个别情况下游离食管周围组织时发现肿瘤固定于食管上。如果肿瘤尚未侵袭透入食管黏膜,可行食管肌层切除。食管全层受侵是手术绝对禁忌证。术前食管受侵通常由食管造影或食管镜明确。

10. 喉返神经及膈神经受侵(T_4 期)

术前患者声音嘶哑,很容易判断喉返神经受侵。对此类患者都应直接观察声带情况,因为声音嘶哑可以由其他原因引起,如同时发生的喉癌。喉返神经麻痹通常由 N_2 病变引起,原则上大部分患者不适合手术治疗。

患侧膈肌升高应怀疑膈神经麻痹。透视下发现膈肌无运动或出现反常运动即可作出诊断。应强调进行此项检查以判断膈肌运动情况,因为少数情况下患侧肺容积减少或肺不张也可导致膈肌升高。肺上叶肿瘤出现膈神经受累原则上为手术禁忌证,因为这种情况几乎均由 N_2 病变引起。相反,近下段膈神经(心包上)受累常由下叶或中叶肿瘤的直接侵犯引起,因此有可能完整切除。

11. 横膈受侵(T_3期)

大部分侵犯横膈的肺癌常同时伴有心膈角、胸壁或膈下脏器,如肝脏或腹腔淋巴结受累,导致无法行根治性切除。少数情况下只是侵犯膈肌局部,可通过局部切除膈肌全层获得根治性切除。如果术前怀疑膈肌受累,需行胸部 CT 或腹部 B 超仔细检查。

12. 胸腔积液

细胞学或病理学证实胸腔积液为恶性时,即为绝对手术禁忌证。虽然目前认为出现胸腔积液(即使细胞学阴性)常提示病变无法完整切除,且预后较差。但临床上,少数细胞学阴性的胸腔积液患者,是由肺不张、阻塞性肺炎或其他与原发肿瘤无关的情况引起的,这些患者仍可接受手术治疗。

所有肺癌患者的胸腔积液至少需行胸腔穿刺及细胞学检查以明确积液性质。对于积液量大或肿瘤分期较晚的患者,还需行 VATS 下胸膜活检。原则上,对于出现胸腔积液的肺癌患者,应行各项检查以判断胸腔积液的性质。

参 考 文 献

1. Hillinger S, Weder W. Extended surgical resection in stage Ⅲ non-small cell lung cancer[J]. Front Radiat Ther Oncol, 2010,42: 115-121.

2. Suzuki M, Yoshida S, Moriya Y, et al. Single T factors predict survival of patients with resected stage-ⅡB non-small-cell lung cancers[J]. Eur J Cardiothorac Surg, 2011,39(5): 745-748.

3. Suzuki M, Yoshida S, Moriya Y, et al. Surgical outcomes of newly categorized peripheral T_3 non-small cell lung cancers: comparisons between chest wall invasion and large tumors (>7 cm)[J]. Interact Cardiovasc Thorac Surg, 2010,11(4): 420-444.

4. Mineo TC, Ambrogi V, Pompeo E, et al. Immunohistochemistry-detected microscopic tumor spread affects outcome in en-bloc resection for T_3-chest wall lung cancer[J]. Eur J Cardiothorac Surg, 2007,31(6): 1120-1124.

5. Voltolini L, Rapicetta C, Luzzi L, et al. Lung cancer with chest wall involvement: predictive factors of long-term survival after surgical resection[J]. Lung Cancer, 2006,52(3): 359-364.

6. Vandenbroucke E, De Ryck F, Surmont V, et al. What is the role for surgery in patients with stage Ⅲ non-small cell lung cancer? [J]. Curr Opin Pulm Med, 2009,15(4): 295-302.

7. Roy MS, Donington JS. Management of locally advanced non small cell lung cancer from a surgical perspective[J]. Curr Treat Options Oncol, 2007,8(1): 1-14.

8. Chambers A, Routledge T, Billè A, et al. Does surgery have a role in T4N0 and T4N1 lung cancer? [J]. Interact Cardiovasc Thorac Surg, 2010,11(4): 473-479.

9. Macchiarini P, Altmayer M, Go T, et al. Technical innovations of carinal resection for non small-cell lung cancer[J]. Ann Thorac Surg, 2006,82(6): 1989-1997; discussion 1997.

10. 蒋耀光,周清华. 现代肺癌外科学[M]. 北京:人民军医出版社,2003.

第八章 肺上沟瘤($T_3 \sim T_4$)

一、概述

肺上沟瘤指的是发生在肺上沟区的支气管源性肿瘤,是肺癌中一个独特的临床亚型,约占肺癌的 5%左右。由于肿瘤位于肺尖部,可以侵犯臂丛下部、第一肋、椎体、锁骨下血管和星状神经节。胸顶部脏、壁层胸膜紧贴,呼吸时活动度小,该部位的肿瘤生长蔓延至胸膜后,极易直接浸润邻近的胸膜顶及胸廓上口等结构,可引起一系列的特殊临床表现,即所谓"Pancoast 综合征"。既往认为肺上沟瘤因广泛的局部浸润而不易或不能手术切除,近年来随着手术技术的改进和对肿瘤生物学特性认识的提高,多数病例采用切除病变,辅以放、化疗的综合治疗方法,疗效明显改善。

1932 年 Pancoast 首先描述了肺上沟瘤的临床特征,即"肩部疼痛并沿着臂部放射,Horner 综合征,手部肌肉萎缩,胸部 X 线片见胸顶部小的密度均匀的阴影,不同程度的肋骨破坏,常有椎体侵犯",后来即称之为 Pancoast 综合征,原发肿瘤称为 Pancoast 瘤。1973 年 Paulson 强调 Pancoast 瘤是发生于上肺外周部的原发性支气管肺癌,典型特征是直接侵犯胸廓上口处的重要结构,包括臂丛下干、肋间神经、交感干及星状神经节、锁骨下血管、邻近的肋骨(第 1~3 肋)和椎体等,产生严重、持续的第 8 颈神经(前臂尺侧和小指、环指)第 1 胸神经根(上臂至肘部尺侧)分布区域疼痛,常引起 Horner 综合征。Pancoast 瘤由于其特殊的部位及其生物学行为,在病程的早期就可累及邻近的结构出现 Pancoast 综合征,甚至 X 线胸片尚不能发现肿块或肿块很小时即可出现 Pancoast 综合征,而肺门、纵隔淋巴结及远处转移发生较晚;其他肺上叶肿瘤在自然病程的晚期累及胸廓上口结构时,也可表现为 Pancoast 综合征,为肿瘤的晚期表现,是与 Pancoast 瘤在诊断和治疗上完全不同的病变。

1. 肺上沟的解剖

了解神经和血管的位置以及周围的解剖关系对于手术方案的制定是非常必要的。正常人解剖学无"肺上沟"这一名词,Pancoast 最初认为"肺上沟"是锁骨下动脉在胸膜顶和上肺尖部通过时所形成的沟;后来 Teixeira 和 Kubik 等认为所谓"肺上沟"只是指上界为第一肋、内界为纵隔胸膜的高位脊肋沟。

1931 年 Tobias 给出的,在解剖和临床上进行了定义,并把它定为周围型肺癌。胸廓上口前界为胸骨柄,后界为第一胸椎椎体,两侧为第 1 肋骨。进出胸廓上口的结构有胸膜顶、锁骨下动脉和静脉、胸导管和右淋巴导管、迷走神经、膈神经等。胸膜顶是肺尖部的壁层胸膜,突入颈根部,高出锁骨内侧 1/3 上缘 2~3 cm。第 7~8 颈神经位于胸膜顶后上方,向外侧走行,第 7 颈神经汇入臂丛中干,第 8 颈神经与第 1 胸神经联合形成臂丛下干。颈交感干位于脊柱两侧,颈下神经节与第 1 胸神经节融合形成的星状神经节,位于胸膜顶后方、第 1 肋颈前方。

前、中斜角肌和后斜角肌分别止于第1、第2肋,覆盖胸膜顶的前、外及后方,将胸廓上口分为三部分。前部(前斜角肌之前)包括颈阔肌、胸锁乳突肌、颈外和颈内静脉肩胛舌骨肌下腹、锁骨下静脉和颈内静脉及其主要属支以及斜角肌脂肪垫;中部(前、中斜角肌间)包括前斜角肌及其前方的膈神经、锁骨下动脉及其主要分支(肩胛后动脉除外)臂丛神经干以及中斜角肌;后部指中斜角肌后方的区域,有胸1神经根、交感神经链和星状神经节、椎体和椎间孔及椎前肌(图8-1所示前纵隔解剖)。

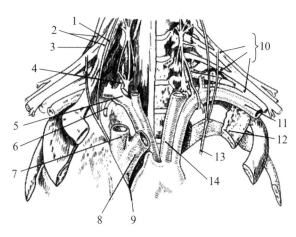

图8-1 前纵隔解剖

注：1. 右膈神经；2. 前、中斜角肌；3. 后斜角肌；4. 椎动脉；5. 右锁骨下动脉；6. 胸廓内动脉；7. 右无名静脉；8. 左无名静脉；9. 上腔静脉；10. 臂丛神经(上、中、下干)；11. 左锁骨下动脉；12. 第1肋骨；13. 左膈神经；14. 左颈总动脉。

根据肿瘤在胸廓上口所处的位置,肺上沟瘤分为前位、中位和后位三类。通常肿瘤首先累及其所在区域的组织和结构而出现相应的临床症状(图8-2所示胸廓上口解剖),例如前位肿瘤容易导致上腔静脉综合征和膈神经麻痹;中位肿瘤易导致臂丛神经干受压或受侵症状;后位肿瘤易累及臂丛下干而出现肩部、上肢的疼痛,或累及星状神经节出现 Horner 综合征。

2. 病因

吸烟是导致肺上沟瘤最强的危险因素,多数肺上沟瘤的患者具有吸烟史或者被动吸烟史。其他的危险因素还包括接触石棉、电离辐射、致癌化学物质及矿物质,饮食及遗传因素的影响正在研究中。

肺上沟瘤的发生涉及影响细胞周期生物学和凋亡的多种分子及基因变化,包括癌基因 ras、c-erbB-2、bcl-2 和 myc 的突发或过度表达,以及抑癌基因 p53、RB 和 p16 的缺失等。在正常细胞向癌细胞转化并进一步增殖过程中,细胞获得端粒酶活性、络氨酸激酶受体如 EGFR、HER2/neu 和 PDGFR 的表达以及前血管源性因子如血管内皮生长因子(VEGF)的表达等的作用也非常重要。

3. 病理

肺上沟瘤是肺癌的一种独特的亚型,其病理类型其中大概有 45%～50% 是腺癌、36%～38% 是鳞癌还有 11%～13% 是未分化大细胞癌。小细胞肺癌少见。

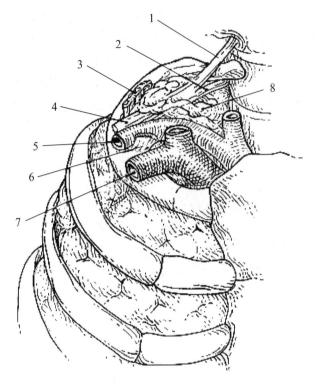

图 8 - 2 胸廓上口的解剖

注：1. 颈 8 神经根；2. 胸 1 神经根；3. 中斜角肌；4. 臂丛神经下干；
5. 右锁骨下动脉；6. 前斜角肌；7. 右锁骨下静脉；8. 肿瘤。

1) 腺癌：占 45％～50％。发病年龄较鳞癌小，女性相对多见。多数起源于较小的支气管上皮，少数起源于大支气管上皮。一般生长较慢，但有时在早期即发生血行转移，淋巴结转移则较晚发生。支气管肺泡癌(Bronchioloaveolar cell carcinoma，BAC)是腺癌中的高分化类型，有较好的生存率。

2) 鳞状细胞癌(鳞癌)：占 36％～38％。患者年龄大多大约 50 岁以上，男性占多数。虽然鳞癌的分化程度不一，但生长速度较缓慢，病程较长，对放射和化疗较敏感。通常先经淋巴结转移，血行转移发生较晚。

3) 大细胞癌：约占 11％～14％。该类肿瘤细胞发达，胞浆丰富，细胞核形态多样，排列不规则。大细胞癌分化程度低，常在发生脑转移后被发现。

4. **临床表现**

发病年龄在 20～80 岁，多为 40～70 岁。男女之比为(6～11)：1。本病在病程的早期就发生肺外侵犯，肺外表现为主而肺部症状出现较晚。由于肿瘤的位置在肺上沟或胸腔入口，邻近颈神经根、胸 1～2 以及交感链和星状神经节，因而易出现一系列神经压迫症状。肿瘤侵犯胸壁、胸壁肌肉、肋骨、胸椎椎体、锁骨下血管、臂丛神经的下端及交感神经链的上干末端，包括星状神经节等，可导致疼痛和/或神经功能紊乱的症状。此外，它还可能侵犯肿瘤侵犯臂丛神经可导致 Pancoast 综合征。肿瘤侵犯星状神经节可导致 Horner 综合征。

(1) Pancoast 综合征

肺上沟瘤最常见的临床症状，主要表现为肩痛，可向上放射至头顶部，向下放射至肩胛骨内侧、腋部、胸前部等；腋部和上臂内侧感觉异常等症状。据统计，约95％的患者首发症状为肩部、肩胛骨和脊椎边缘的局限性疼痛。当胸1神经受累时，疼痛向下沿尺神经分布区由上臂扩展到肘部，最后到达前臂的尺侧的小指和无名指（颈8神经分布区）。这种疼痛顽固且剧烈，一般药物不易缓解，患者用健侧手支撑患侧肘部可以消除部分疼痛。随着肿瘤的进一步进展，可出现手部肌肉（骨间肌、鱼际肌）无力、萎缩，三头肌反射消失。如肿瘤侵蚀第一或第二肋骨及相应的椎体，则疼痛加剧，当椎管或脊髓受累时，可引起肿瘤压迫的相应症状。

（2）Horner 综合征

不是肺上沟瘤特有的症状，肺上沟瘤常压迫颈交感神经引起眼睑下垂、瞳孔缩小、同侧面部和上肢无汗等。上述症状出现之前也可出现同侧面部潮红和多汗等症状。临床50％～60％患者可出现上述征候群。

（3）肺上沟瘤的其他症状

肿瘤侵犯膈神经引起的膈肌矛盾运动；累及喉返神经而引起的声音嘶哑；压迫上腔静脉引起的上腔静脉压迫综合征，表现为头面部、颈部和上肢水肿，胸前部瘀血及静脉曲张等症状。

（4）随着病情的发展，肺上沟瘤的肺部症状也会表现出来

如咳嗽、咯血、呼吸困难等，还可出现锁骨上淋巴结肿大等症状。

有文章报道37例患者中34例在诊断肺上沟瘤前被当作颈骨关节炎和滑囊炎治疗，5～7个月后才予明确诊断，有1例4年后才予诊断。Miller 等报道26例肺上沟瘤，25例有肩部和手臂的疼痛，8例有 Horner 综合征，12例有咳嗽、咯血、气急等呼吸道症状。Attar 报道73例患者中44％有肩痛，14％有呼吸道症状，25％锁骨上可及肿大淋巴结，34％有 Horner 综合征，23％伴有明显的体重下降，5％出现上腔静脉综合征，4％有膈神经麻痹，8％有感觉障碍和肌无力，其中不少症状为晚期转移所致而非肺上沟瘤本身所造成。

二、诊断

肺上沟瘤的诊断除了依据典型的症状体征外，还要靠影像学检查及其他检查。通常应明确组织学诊断，以排除发生于肺尖及邻近结构的其他病变。

1. X 线检查

在普通 X 线胸片上，病变可显示为肺尖部的片状或团块状阴影，部分患者可仅有胸顶部胸膜增厚，显示为胸顶部新月状阴影，常误诊为胸膜增厚、结核病变。有些患者仅表现为肺顶部胸膜增厚，其形如帽状，故称为"肺尖帽"（apical cap）。当肿块逐渐增大则呈向肺内凸出的块状阴影，最后肺尖部实变，使上胸部完全不透光。上胸部肋骨（第1～3肋）和邻近椎体常被侵蚀，但在平片上显示欠情。有时肿瘤小且隐藏于锁骨和第1肋后，容易漏诊。当后前位胸片影像有怀疑时，加摄胸部前弓位片，有助于肺尖肿瘤的显示。

2. 胸部 CT

胸部 CT 诊断肺上沟瘤较 X 线有独特的优越性。它能将肺上沟瘤和邻近的解剖结构如锁骨下动静脉、气管、食道、胸壁、椎体相区别，可显示肿块的轮廓，与肺尖部的胸膜增厚区别，并了解有否骨质破坏。准确估计病变的部位和范围，为估计手术切除的可能性或制定治疗方案提供依据。如果胸部 CT 可见纵隔内有肿大淋巴结，或纵隔直接侵犯，可行纵隔镜检查，明确是否为转移。

3. 核磁共振（MRI）

MRI 在判断肿瘤浸润方面比 CT 更准确。MRI 能够比较准确地显示肿瘤的部位、大小及对叶以上支气管的受累情况；能较容易区分肿瘤和肺不张及阻塞性肺炎；易显示肿瘤对胸膜、胸壁、纵隔、膈肌的侵犯；能清晰显示肿瘤和周围血管的关系及肿瘤内部的血管情况；对表现特殊的肺上沟癌、纵隔型肺癌、肺边缘或膈肌附近的肿瘤显示清晰；易于显示纵隔、肺门淋巴结侵犯和转移等。MRI 能够更好地提供整体影像，MRI 通过提供冠状面和矢状面图像，可以更好地显示病变上下极的浸润范围，鉴别锁骨下血管、臂丛神经和肺尖癌的关系，有无脊髓压迫或侵犯，判断肿瘤侵犯这些结构的程度。另外，MRI 不仅能够更准确的评估肿瘤的范围及其侵犯范围，而且能够预测肿瘤的可切除性和放疗的敏感性。如果 MRI 检查不能明确血管受侵的程度，可行血管造影及 Doppler 超声检查。

4. PET

PET 是一种比 CT 更精确的检查方法，并具有较低的阴性预测值，不仅能够区分良性或恶性病变，还能够进行淋巴结分期，排除其他远处转移。

5. 支气管镜检查和经皮肺穿刺针吸检查

因肺上沟瘤为周围型病变，经支气管镜检查明确诊断的仅有 16%，通过刷检可提高阳性率（30%）。早在 1964 年 McGoon 就采用经锁骨上的胸锁乳突肌处经皮穿刺针吸获得细胞学诊断。也可在 CT 引导下进行穿刺，其诊断阳性率可高达 95%。细胞学诊断中以往一直以鳞癌为主，目前腺癌的发病率上升。在诊断仍有怀疑而不能排除肺上沟瘤的病例，可经锁骨上胸腔径路切开胸顶胸膜直接切取病变标本，以获得病理学诊断。斜角肌淋巴结活检用于可触及的斜角肌肿大淋巴结。如果 CT 显示纵隔淋巴结肿大，可行纵隔镜或小切口前纵隔切开活检。还应通过一些其他辅助检查如头颅 CT、肝脏 B 超等除外胸腔以外的转移。

三、分期

大多数肺上沟瘤诊断明确时因已侵犯壁层胸膜及臂丛神经，分期为 T_3，有手术指征。如侵犯锁骨下动静脉、椎体则为 T_4，手术预后往往较差。1980 年 Stanford 总结了三组患者，一组术前分期未发现有纵隔淋巴结肿大，予术前放疗然后全部切除，5 年生存率 49.7%。另一组有局部淋巴结转移（包括 N_1、N_2），手术后 5 年生存率 13.1%。第三组因无手术指征予放疗，4 年生存率 5.5%。显示了术前分期及淋巴结转移与否对手术治疗的重要性。

四、治疗

目前肺上沟瘤的治疗多采用手术为主的综合方案。多数学者主张术前给予中等剂量（30～45 Gy）放疗，尤其是肿瘤外侵范围较广泛的病例，有可能使病变范围缩小或更为局限，不但可以增加手术根治切除的机会，同时还可能减少术中癌细胞的播散。对未能根治性切除或胸内淋巴结转移而无法彻底清扫切除者可给予术后放疗。术后常规给予辅助化疗。

1. 外科治疗

肺上沟瘤根治手术应包括肺部病灶及肺门纵隔淋巴结、邻近胸壁和胸廓上口受累软组织及血管、神经等结构的整块切除。手术患者选择应严格把握，绝对手术禁忌证包括胸腔外转移,病理确诊 N_2 期病变,广泛侵及颈部气管、食管及臂丛 T_1 神经根。上述情况常提示局部晚期病变范围过大难以根治性切除或者需要截肢。锁骨下血管受累并不应作为手术禁忌证;若术前发现广泛性椎体破坏,则提示无手术指征;若病变仅侵犯至椎间孔而未累及椎管,在理论上是可手术切除的。但同侧 N_3 淋巴结(锁骨上淋巴结)转移通常与 N_1 淋巴结转移的生物学特性相似,建议手术治疗。若患者出现同侧上臂的运动肌力丧失,通常表示向头部方向的臂丛神经受侵,而非胸₁(T_1)神经根受侵。这样的患者通常不具有手术指征。

为精确选择适合手术的肺上沟瘤患者,胸外科医生需要充分熟悉下颈部及胸廓入口处的解剖。胸部 MRI 有助于准确评估血管(锁骨下动、静脉)神经根及椎管受累情况,是影像学检查方法中的首选。必要时可行锁骨下动脉造影以判断其是否受侵,更为重要的是可以判断椎动脉是否受侵。肺上沟瘤可以穿过胸膜转移至同侧颈部淋巴结,因此临床分期时还需行颈部超声检查在现代外科技术及多学科协作的支持下,已经能够实现完整切除肺上沟肿瘤连同受累的部分椎体、锁骨下动脉及 C_8～T_1 神经根。如果锁骨下动脉需要与肿瘤一起完整切除,可行端-端吻合重建,少数情况下需用人工血管进行重建。如果椎动脉同时受累,手术风险较大,术中需警惕大出血。根据肿瘤部位及侵及范围选择不同的手术入路。后入路方式的手术视野不直观、术中操作空间有限、从肿瘤学角度难以达到根治标准,因此若肺上沟瘤侵犯胸廓入口,则需采用 Dartevelle 等提出的经颈前入路方式切除。后者目前也逐渐成为累及胸廓入口的标准术式,包括非支气管源性肿瘤(例如第 1 肋骨骨肉瘤、臂丛肿瘤)以及脊柱外科中上段胸椎前外侧面暴露方式。以下介绍一下两种不同手术入路。

（1）高后外侧胸廓切开术(Paulson-Shaw 式式)

肺上沟瘤的经典术式(图 8-3 所示)。这种术式特点是需要离断肩胛和棘突之间的肌肉以暴露后上肋骨。其优点是能充分暴露后侧胸壁、横突、胸神经根以及肺门,缺点是难以切除锁骨下血管。此外,这种术式对胸顶的暴露很差,通常很难正确估计切除范围。适合肿瘤位于后侧,未侵及锁骨下动脉,未侵及胸廓入口的。其手术要点:

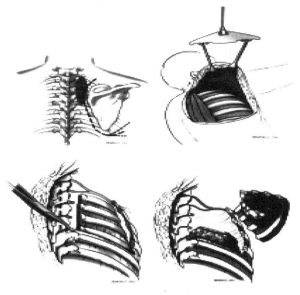

图 8-3　经后入路开胸

1）通常采用标准高位后外侧切口，需切开背阔肌、斜方肌、菱形肌以及部分前锯肌。

2）通常需在病变低1肋部位进入胸腔，通过触摸来估计胸壁切除的范围。

3）肩胛骨需用撑开器牵开。

4）第2肋的后斜角肌附着点常规切开。

5）对肿瘤前方的第1肋行骨膜下切除，肋骨后方的锁骨下血管需仔细从肋骨后分离。

6）去除肿瘤前方的第1肋通常需线锯、开槽锯或第1肋骨切除器。

7）后肋的去关节过程应远离神经孔以免损伤脊髓神经，对从神经孔发出的神经给予结扎。

8）T_1 神经从第1肋下方发出后，以一个角度汇入颈8（C_8）神经根。通常需切除 T_1 神经根，C_8 神经根需通过神经松解术来进行保留，当胸壁被游离并进行胸膜外切除时，星状神经节也应被切除。

9）部分或全部的椎体切除应从侧方进行。有时神经外科手术原则与胸部肿瘤外科原则相悖，但快速的侧方切除与椎体重建并没有增加局部复发率。

10）切除局部胸壁后，应施行标准的肺叶切除＋纵隔淋巴结清扫。

11）若胸壁缺损较大则需采用人工材料进行修补。注意术后胸壁的稳定性，避免肩胛骨尖进入胸腔。

由于高后外侧胸廓切开术很难切除受累的锁骨下血管，有的外科医生对其进行了改进。Tatsumara T 等设计了一种钩形切口。它包绕着上述切缘并向前上方斜行至胸锁关节。与Paulson-Shaw 术式相比，它能够翻起肩胛骨从而更好暴露胸腔及前胸壁顶部结构，如锁骨下血管，缺点是肩胛带肌肉遭到广泛破坏。

（2）跨颈—胸前路切开术

1993年，Dartevelle 等采用了跨颈—胸前路切开术（图8-4所示），先沿胸锁乳突肌前缘切开并分离胸锁乳突肌，跨越胸锁关节外侧后平中间一半锁骨。这种术式的优点是在分离颈内静脉和前斜角肌后，良好暴露臂丛神经和锁骨下血管，同时还可以切除2～3根后上肋骨，缺点是难以实施肺叶切除，通常还需要再行后侧切开术来协助完成。此术式适用于：肿瘤位置偏前，或肿瘤的大体50%位于第一肋圈以内，或肿瘤侵及锁骨下血管需要切除重建的，肿瘤侵及颈部结构。Grunenwald 等采用的颈-胸联合切开术是对跨颈-胸前路切开术的改进。它的优点是充分暴露锁骨下血管，同时保留了锁骨及胸锁乳突肌的功能。其手术要点：

1）初始体位需采用能将颈部转到与肿瘤相反方向的体位。

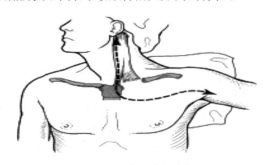

图8-4　经前入路入胸切口

2）若术前没有进行支气管镜细针活检，则纵隔镜检查时的切口应被整合到整个切口的一部分。

3）手术切口应包括锁骨上的横行切口或 L 型切口沿着胸锁乳突肌前缘延伸至锁骨内侧端，劈开部分胸骨并延至前胸切口。

4）锁骨内侧在锁骨中线处可以被切断，这样有更好的暴露，但影响术后功能及外形。

5）格吕嫩瓦尔德（Grunenwald）改良切口保留胸锁关节，目前倾向于采用这种切口。对斜角肌脂肪垫进行标准切除，同时结扎颈内静脉。

6）如果锁骨下静脉受侵，那么需对其整块切除，同时无须重建。

7）当进行左侧手术时，需小心寻找并结扎胸导管。

8）如果斜角肌被肿瘤侵犯，需切除其在第 1 肋结节附着处以上部分。

9）术中尽量保护而不要损伤膈神经及迷走神经。

10）沿锁骨下动脉行外膜切除。

11）认真结扎内乳动脉，特别是在旋转幅度较大的区域。

12）如果一小段锁骨下动脉受侵，以人造血管进行替换（6～8 mm）。左侧肿瘤由于更靠近锁骨下动脉，人造血管可从前方置于主动脉弓上。更广泛的侵犯需替换锁骨下动脉及颈内动脉，同时需在后外侧开胸时从主动脉处近端结扎锁骨下动脉。

13）由于臂丛神经从斜角肌旁发出，直视下从外向内的神经松解术更理想。

14）利用前位手术可切除第 1 肋的颈端及 T_1 神经根。

15）对于整块切除椎体，可通过前侧手术完成颈动脉鞘内侧的椎体切除。

气管和食管向一旁牵开，椎前筋膜通过电刀切开，从肿瘤的前内侧进行截骨手术。肺叶切除、淋巴结清扫都可通过前侧手术切口完成。然后患者重新更换体位为旋前位，从后内侧对对侧脊柱进行固定手术，随后完成不同水平的椎板切除。椎内（硬脊膜外）结扎 T_1、胸$_2$（T_2）以及可能的胸$_3$（T_3）神经根，随后通过截骨完成椎体半切，并连接至先前的椎体切口处。

此外还有一种方法是经胸骨正中切开术，特点是沿胸骨正中切开，并延伸到锁骨以上。这种术式对累及前上胸壁的肿瘤暴露良好，特别是当肿瘤侵犯锁骨下动脉和上腔静脉时。锁骨通常和胸骨一起保留，如果有必要的话，锁骨前段也可以单独切除。由于分离了胸锁乳突肌和颈内静脉，这样对胸顶壁结构包括静脉和臂丛神经展现清楚，同时还能实施肺叶切除术。

许多学者建议在肿瘤有广泛侵犯时采用联合切除的方法。即使用前侧入路切除上、前方受累胸壁，使用后外侧胸廓切开术以行肺叶切除并分离肺门结构，使用后侧入路切除受累椎体结构。近年来越来越多的实践证实，广泛的肿瘤切除只需联合前侧入路和后中线入路就可以完成了，而不必要行后外侧胸廓切开术。

对有椎体侵犯的肺上沟瘤的治疗一直存在争议。原因是外科技术的局限，对有椎体侵犯的肿瘤通常难以根除，而残余的肿瘤往往成为复发的根源。近年来椎体内固定技术的进步使根治性切除受累椎体成为可能。M. D. Anderson 医院的 Gandhi S 等回顾了 17 例椎体侵犯的肺上沟瘤患者，其中 7 例进行了椎体全切加内固定术，7 例实施了部分椎体切除，3 例仅切除横突及神经孔周围的骨性结构。首选术式是后外侧胸廓切开术，部分联合采用了前侧胸廓切开术式。总的 2 年实际生存率为 54%，对完整切除（R_0 切除）的患者高达 80%，

6 例切端阳性的患者均出现局部复发,而切端阴性的患者仅有 1 例复发。此外,他们认为使用高速电钻对受累部分椎体进行磨除比使用常规手术更安全。最多病例数的报道来自纽约纪念医院 Bilsky MH 等回顾了自 1985 至 1999 年间 42 例行椎体切除的患者,手术是神经外科医生与肿瘤外科医生共同完成的。结果完整切除的中位生存期为 2.84 年,不完整切除的患者中位生存期仅为 0.79 年。术后 14 例出现并发症,其中 2 例出现内固定钢板断裂,但没有死亡病例。

这些结果表明,对有椎体侵犯的肺上沟瘤实施完整椎体切除可使患者获得更长的生存时间,但由于这种手术本身难度很大且术后并发症较多,所以要权衡利弊,选择合适的病例并且在有经验的医疗单位进行。

文献报道的外科并发症发生率范围为 7%～38%,死亡率范围为 5%～10%。手术并发症包括脑脊液瘘、Horner 综合征、神经损伤、血胸、乳糜胸以及由于术后胸壁软化或膈神经损伤导致肺不张。

支气管源性肺上沟瘤手术后(包括术后放疗)的总体五年生存率范围为 18%～56%。淋巴结未见转移的患者根治性切除术后预后较好。Fadel 等报道了 17 例非小细胞肺癌侵犯胸廓入口及椎间孔的外科疗效,5 年生存率及中位生存期分别为 20% 及 27 个月。在众多预后因素中,淋巴结受累是唯一的无疾病生存相关预测因素。

2. 综合治疗

肺上沟瘤采用术前放疗加手术切除的方法至今已有 40 年。2001 年,Vallieres E 等回顾了这些研究结果,患者完成病理缓解率为 5%～20%,手术完整切除率为 15%～81%,5 年生存率为 30%～40%。虽然先进影像学设备的应用以及外科技术的发展提高了肿瘤的完整切除率,但患者长期生存率仍没有有效提高。此外,大多数的报道认为术后放疗对提高患者生存率无益,除非术后证实是切缘阳性的患者。

同期放化疗,放化疗同时进行是基于两者在空间上的协同作用,即放疗能够有效地控制局部和区域病变,而化疗能杀灭亚临床转移灶,从而提高生存率。近年以来,人们把这种方法应用于肺上沟瘤的治疗中,并取得了较好的效果。

1994 年,Martinez Monge 等对 18 例可切除的肺上沟瘤患者使用米托蒽醌(MIT)长春地辛(VDS)和顺铂(DDP)化疗并同期放疗 DT50 Gy 后再行手术切除,手术完整切除率达 76%,4 年实际生存率 56%。1998 年 Maryland 大学的 Attar 等采用卡铂(CBP)/泰素帝(PTX)方案行术前诱导性化疗并同期局部放疗 DT60 Gy 再手术切除,5 年生存率高达 72%。迄今关于肺上沟瘤的第一个大规模多中心性的前瞻性临床 II 期试验,来自美国西南肿瘤合作组。该研究选取了自 1995 年到 1999 年期间共 110 例肺上沟瘤患者,男性 77 例,女性 34 例。所有的入选患者都必须行纵隔镜检查以排除有纵隔或锁骨上淋巴结转移(N_2 或 N_3),其中 T_3 期 80 例(72.1%),T_4 期 31 例(27.9%)。化疗使用 DDP50 mg/m² 第 1、8、29 和 36 天;VP16 50 mg/m² 第 1～5 天以及第 29～33 天。同期放疗的总剂量是 45 Gy,1.8 Gy/次,每周 5 次共 5 周时间。放疗的靶区是通过 CT 扫描图像来确定的,包括了原发肿瘤、同侧锁骨上区,但不包括纵隔和隆突。诱导治疗结束后 2～4 周患者将重新接受胸部、上腹部及头颅部 CT 扫描以及肺功能、全身骨扫描等各项检查。3～5 周后对那些经检查证实没有肿瘤进展或远处转移的患者给予胸壁切除术。所有患者,无论手术与否都将再接受 2

周期的巩固性化疗,方案同前。结果在总共 111 例患者中 102 例（92%）完成了诱导阶段治疗,3 例出现了与治疗相关的死亡（2.7%）;83 例（75%）接受了胸壁切除术,术后 76 例（92%）达到了完整切除,2 例死于术后并发症（2.4%）,统计所有入选患者的 2 年生存率达 55%,而对于那些完整切除的患者,其 2 年生存率达 70%。在 39 例治疗失败的患者中,9 例（23%）出现了局部/区域复发,26（66%）发现有远处转移,其中 16 例（41%）经证实仅有脑转移。

但我们也应该注意到同期放化疗与单纯放疗或单纯化疗相比,在提高疗效的同时也增加了治疗的副反应。Mattinez 等报道 3 例（16.6%）在治疗后死亡,其中一例死于大咯血,另 2 例死于术后肺脓肿。SWOG9416 报道有 3 例（2.7%）在诱导治疗期间发生了与治疗相关的死亡,其中 1 例死于脓毒血症,另外 2 例死于心肌梗死。文献报道最常见的急性期毒性包括白细胞、中性粒细胞减少以及贫血,通常为 3 级或更高。其他副作用如全身乏力、恶心、呕吐及放射性食管炎也较常见。

术前同期放化疗与术前放疗的比较,波士顿麻省总院的 Wright 等对肺上沟瘤的单独术前放疗与同期放化疗的结果进行了一项比较。这项研究回顾性分析了该院自 1985 年到 2000 年间治疗的 35 例患者,所有的患者在接受治疗前都经纵隔镜检查证实为 N_0 期,其中有 20 例接受了术前放疗（中位剂量为 39 Gy）。另有 15 例接受了术前同期放化疗（中位照射剂量为 51 Gy）,同期化疗方案是以铂类为基础。中位随访时间单纯放疗放疗组为 167 个月,同期放化疗组为 51 个月。结果单纯放疗组的完整切除率为 80%（16/20）,而同期放化疗组为 93%（14/15）。完全病理缓解率单纯放疗组为 35%（7/20）,同期放化疗组为 87%（13/15）。2 年和 4 年生存率单纯放疗组为 49% 和 49%（95%CI:26%～71%）,放化疗组分别为 93% 和 84%（95%CI:63%～100%）。局部复发率前者为 30%（6/20）,而后者为 0,通过这些比较,发现与传统的术前放疗相比,术前同期放化疗可能的优点在于:① 患者一般能较好地耐受,并发症发生率在可接受的范围内;② 更高的手术完整切除率;③ 更高的病理缓解率;④ 降低了局部复发率;⑤ 提高了患者生存率。

参 考 文 献

1. Narayan S, Thomas CR. Multimodality therapy for Pancoast tumor[J]. Nat Clin Pract Oncol, 2006,3 (9): 484-491.

2. Pitz CC, de la Rivière AB, van Swieten HA, Duurkens VA, et al. Surgical treatment of Pancoast tumours[J]. Eur J Cardiothorac Surg, 2004,26(1): 202-208.

3. Rusch VW. Management of Pancoast tumours[J]. Lancet Oncol,2006,7(12): 997-1005.

4. Heelan RT, Demas BE, Caravelli JF, et al. Superior sulcus tumors: CT and MR imaging[J]. Radiology, 1989,170(3 Pt 1): 637-641.

5. Beale R, Slater R, Hennington M, et al. Pancoast tumor: use of MRI for tumor staging[J]. South Med J, 1992,85(12): 1260-1263.

6. Takasugi JE, Rapoport S, Shaw C. Superior sulcus tumors: the role of imaging[J]. J Thorac Imaging, 1989,4(1): 41-48.

7. van Tinteren H, Hoekstra OS, Smit EF, et al. Effectiveness of positron emission tomography in the preoperative assessment of patients with suspected non-small-cell lung cancer: the PLUS multicentre randomised trial[J]. Lancet, 2002,359(9315): 1388 -1393.

8. Vansteenkiste JF. Imaging in lung cancer: positron emission tomography scan[J]. Eur Respir J, 2002, 35(supple): 49 - 60.

9. Tatsumura T, Sato H, Mori A, et al. A new surgical approach to apical segment lung diseases, including carcinomas and inflammatory diseases[J]. J Thorac Cardiovasc Surg, 1994,107(1): 32 - 36.

10. Dartevelle PG, Chapelier AR, Macchiarini P, et al. Anterior transcervical-thoracic approach for radical resection of lung tumors invading the thoracic inlet[J]. J Thorac Cardiovasc Surg, 1993,105: 1025 - 1034.

11. Grunenwald D, Mazel C, Girard P, et al. Total vertebrectomy for en bloc resection of lung cancer invading the spine[J]. Ann Thorac Surg, 1996,61(2): 723 - 726.

12. Gandhi S, Walsh GL, Komaki R, et al. A multidisciplinary surgical approach to superior sulcus tumors with vertebral invasion[J]. Ann Thorac Surg, 1999,68(5): 1778 - 1784.

13. Bilsky MH, Vitaz TW, Boland PJ, et al. Surgical treatment of superior sulcus tumors with spinal and brachial plexus involvement[J]. J Neurosurg, 2002,97(3): 301 - 309.

14. Vallieres E, Karmy JR, Mu lligan MS, et al. Pancoast tumors[J]. Curr Probl Surg, 2001,38(5): 293 - 376.

15. Martinez R, Herreros J, Aristu JJ, et al. Combined treatment in superior sulcus tumors[J]. Am J Clin Oncol, 1994, 17(4): 317 - 322.

16. Attar S, Krasna MJ, Sonett JR, et al. Superior sulcus(Pancoast) tumor: Experience with 105 patients [J]. Ann Thorac Surg, 1998,66(1): 193 - 198.

17. Rusch VW, Giroux DJ, Kraut MJ, et al. Induction chemoradiation and surgical resection for non-small cell carcinomas of southwest oncology G group Trial 9416(Intergroup 0160)[J]. J Thorac Cardio Vasc Surg, 2001,121(3): 472 - 483.

18. Wright CD, Menard MT, Wain JC, et al. Induction chemoradiation compared with induction radiation for lung cancer involving the superior sulcus[J]. Ann Thorac Surg,2002,73(5): 1541 - 1544.

19. Marra A, Eberhardt W, Pottgen C, et al. Induction chemotherapy, concurrent chemoradiation and surgery for Pancoast tumour[J]. Eur Respir J, 2006,29(1): 117 -127.

20. Bolton WD, Rice DC, Goodyear A, et al. Superior sulcus tumors with vertebral body involvement: a multimodality approach[J]. J Thorac Cardiovasc Surg, 2009,137(6): 1379 - 1387.

第二部分
气管疾病

杨 敏

第九章　气管外科治疗发展史

在气管疾病外科治疗方面,黄偶麟作为我国气管外科的创始人,于1962年进行了第一例气管上段和喉切除造口术,以后他又创造了"双侧主支气管接人造血管胸壁造口术"、"袖式全肺切除"、"气管隆凸切除重建术"等20种高难度气管外科术式,被誉为"中国气管外科之父"。1978年黄偶麟成功完成气管次全长切除,利用右侧支气管倒置缝接填补气管缺损的手术,属于国际首创,至今未见报道,得到了气管外科领域的伟大先驱、美国哈佛医学院气管外科专家 Hermes Grillo 教授的高度评价。1995年"气管外科术式的创新"荣获上海市临床医疗成果二等奖,为我国气管外科事业的发展做出了杰出贡献。

如今气管外科手术已超过650例,1996年我国创新性地开展了国内首例同种异体气管移植术,1998年和1999年又成功施行了2例同种气管移植术,其中一例患者术后存活6年6个月,在中国乃至亚洲尚属首例。"同种异体气管移植材料保存方法的研究"获1997年上海市卫生局科技进步三等奖。同时,胸外科积极开展组织工程人工气管研究,提出了"体内生物反应器"概念,为解决组织工程化气管再血管化与再上皮化难题提供了新的思路。

气管疾病,无论是恶性病变还是良性狭窄,是简单而有效的治疗是环形切除气管病变段,继而行端端吻合。近40年来,气管外科技术获得了重要的进展,相继开展了气管部分切除、环状切除重建、隆突切除重建、气管或支气管袖式切除等手术,使许多气管疾病患者获得了新生。解剖松解术的发展使一半难以忘怀的成人气管切除得以进行并可无张力下行吻合,累及声门下区的狭窄可以作一期喉-气管切除重建;累及气管全长的病损则可用自体、异体气管或人工合成材料气管替代,但仍有很多亟待解决的问题。

目前常有的术式包括:

第一,气管支气管切除对端吻合术

20世纪中叶气管愈合和置换的实验和临床实践标志着气管外科的再度兴起。早期支气管狭窄症采用的扩张术已被支气管切除重建术所替代,包括袖式肺叶切除术、气管或支气管袖式切除术在内的支气管成形术,优点是可以尽可能多的保留有功能的正常组织,同时扩大了手术切除范围和适应证,达到相对彻底切除的目的。气管局部切除术切除一段气管或支气管,切缘可以直接拉拢吻合而不会产生大的吻合中张力,可以较彻底地切除病变。为封闭保护吻合口,并促进其愈合,常在吻合口周围使用带蒂的心包膜、大网膜、肋间肌加胸膜甚至合成材料补片等覆盖。同时,还出现了联合血管袖式切除和不切除肺组织的支气管切除术。1994年,Simeonov首次报道7例非楔切的支气管成形术的特殊方式,适用于肺切除(肺叶或全肺)同时伴行受累的一侧支气管壁切除,用相应或对侧健康的支气管壁加以适当成形后修补或覆盖缺损重建气道。OSada等则尝试支气管旋转倒置替代切除气管的方法。解剖松解术气管切除长度是有限的,一旦超过某一限度,除长度并最终能够安全吻合的解剖松解术应运而生,使阻碍气管外科的发展"2 cm 原则"受到动摇,胸内和隆突部损害的临床实践使气管扩大切除成为可能。气管解剖松解术 Grillo 等(1970 年)阐述了通过解剖气管前外侧壁及心包松解右肺门以提升隆突的技术,同时强调了颈部屈曲对于减少吻合口张力的重要性。Mulliken 等(1968 年)研究经颈和纵隔松解后气管达到吻合的最大可切除长度,采用直达隆突的气管前松解并游离甲状腺峡部,颈屈曲 15～30 的方法总共切除了 5.9 cm 的气管。因此,颈屈曲和气管前松解术已能满足较大的颈或纵隔气管切除吻合的要求,对频繁出现的插管后损伤和不能承受开胸手术的病人更显得重要,基于解剖原则给予合理的气管松解,气管前松解、颈屈曲、肺门切断及包括心包内游离和主支气管分离使系统性进行气管切除重建成为可能。

第二,喉松解术

Dedo 等 1969 年提出甲状软骨上喉松解术可使喉下降,减少吻合口张力,这样可以使气管切除长度增加 2～3 cm。Montgomery 1974 年提出舌骨上松解术,喉下降程度与前法相同,但可减轻术后吞咽功能失调程度。方法是全部分离切断舌骨上的肌群附着点、舌骨尖肌和前缘二腹肌悬带。但 GriⅡo 等发现,临床上对下段气管和隆突手术,喉松解术并不能产生有效松解,而对气管上段的切除,喉松解术也非必需。

第三,隆突切除重建术

气管病变(多为赘生物)多集中在隆突部,或由下段气管、近端主支气管病变直接侵犯隆突。涉及隆突部病变的切除是公认的气管外科最具难度和挑战的手术。外科医生一直致力解决隆突部的气管、支气管吻合的问题。到 1982 年为止,GriⅡo 等累计实施了 36 例隆突切除重建术,其中 23 例为原发性气管肿瘤,5 例支气管源性肿瘤,8 例炎性病变。由此总结了隆突重建术的手术操作步骤:对于病变较小的手术,作支气管间侧面吻合重建隆突后再与气管作端端吻合;对于直径<4 cm 的较长损害,行左主支气管与气管端端吻合,右主支气管与气管端侧吻合;更长的损害,则采用"Barclay"法,即右主支气管与气管端端吻合,左主支气管端侧吻合于右中间段支气管。支气管肺癌行扩大的全肺切除时,应行隆突肺切除术,一并切除受肿瘤侵犯的隆突。早期该术式有近 30%的死亡率(主要是肺切除术后非心源性肺水肿即成人急性呼吸窘迫征),一氧化氮(NO)治疗有效,经呼吸机辅助通气和通气容量及压力的调节,其死亡率下降到 10%以下。关于手术切口的选择,多数外科医生倾向于采用右胸切口,认为较容易到达隆突支气管分叉。双侧开胸切口用于隆突、双侧胸腔复杂性病变尤其是联合左支气管和隆突损伤和低位气管的手术。PorhanoV 等认为,由于实施隆突切除术的病人多是恶性病变,纵隔淋巴结清扫有助于病变的分期和患者的预后,此时行正中胸骨劈开术更有好处。

总之,目前气管外科发展迅速,特别是人工气管的崛起,但是尚未应用于临床,有待于进一步研究。

参 考 文 献

1. 缪素萍,洪凌,钟文珍. 神经外科气管切开患者口咽部细菌定植的临床研究. 中华医院感染学杂志,

2011,21(15)：3175 - 3177.

2. 杜振宗,任华,张超纪,等.原发性气管和主支气管恶性肿瘤的外科治疗.中华肿瘤杂志,2009,31(2)：152 - 155.

3. 刘凡英,刘相燕,王洲,等.气管及其隆突部肿瘤的外科治疗与预后.中华外科杂志,2009,47(14)：1055 - 1057.

4. 杜振宗,任华,李泽坚,等.成人先天性气管、支气管食管瘘的外科治疗.中华胸心血管外科杂志,2008,24(6)：384 - 385.

5. 宋晓明,李玉萍,王连生,等.原发性气管肿瘤与大气道阻塞的外科治疗.中华肿瘤防治杂志,2006,13(3)：225 - 226.

6. 赵波,付向宁,孙威,等.气管隆凸主支气管肿瘤的外科治疗.中华肿瘤杂志,2006,28(6)：464 - 466.

7. 史宏灿,徐志飞.气管重建外科的现状及进展.中华胸心血管外科杂志,2002,18(6)：377 - 379.

8. 谢德耀,孙成超,杨笃聪,等.气管恶性肿瘤的外科治疗.中华肿瘤杂志,2002,24(5)：513 - 514.

第十章 气管肿瘤患者围手术期处理

一、术前评估

1. 病史的采集

胸外科手术涉及诸如循环、呼吸和消化等诸多方面,特别是一些特殊的状况将对术前准备、手术方式和术后处理产生特殊的影响。所以尽量详细的了解患者的现病史和既往史是每位胸外科医生必须重视的环节。

病史的采集包含两个方面:专科病史和既往病史。

2. 全面的体格检查

体格检查要求全面,任何细节都不应该放过。

体格检查首先要从全面大体的角度观察患者的精神状态、营养状况、体力状况,借此初步判定患者对手术的耐受程度。然后按照系统检查逐一进行,不可遗漏。

专科检查主要是触摸患者双侧锁骨上区和颈部淋巴结是否肿大、固定。观察患者气管位置是否居中,双侧胸廓活动度是否对称,肋间隙是否或变窄,触沉语颤是否正常,叩诊情况以及两肺听诊呼吸音是否存在干湿啰音、哮鸣音(吸气相及呼气相)或呼吸音异常减低、杂音等。

3. 物理生化检测

胸外科手术创伤大、风险高,在手术前必须对患者进行全面的理化检查以排除隐匿性疾患。

生化检查应包括血、尿、粪"三大"常规、肝肾功能、血糖、血气分析和电解质、凝血功能,肝炎全套,梅毒和艾滋病血清检测,血清肿瘤标志物等。

物理检查对于气管肿瘤患者应该包括1周内的X线胸片,胸部增强CT,心电图,肺功能检测,腹部B超,心脏彩超(年龄大于60岁者),头颅MRI和全身骨扫描显像等。

4. 系统评估

在所有的询问和检查结束后,应该结合患者的理化检查指标、患者的教育及生活背景和患者的体能状态来判断手术对于患者真正有益之处。系统评估需要回答三个问题:"是否需要手术?","能否承受手术?"和"手术价值何在?"。

"是否需要手术?"这个问题主要指疾病的手术指征是否明确,手术的彻底性和判断手术的时机。

"能否承受手术?"这个问题主要指患者是否有手术禁忌证,患者的生理机能和体能状态是否能耐受手术的打击,患者的教育背景和生存状况是否有足够的心理准备及治疗依从性。

"手术价值何在?"这个问题主要指患者是否能通过手术获得良好的预后或明显改善生存质量。

二、呼吸生理的基本概念

1. 呼吸系统的结构与生理功能

呼吸系统是一个机体与外界进行气体交换的对外开放系统,它由骨性胸廓、胸膜、呼吸动力器官(膈肌、肋间内外肌、腹部肌群及辅助呼吸肌群);呼吸器官(呼吸道及肺);呼吸控制(中枢神经系统、膈神经、自主神经)等部分组成。上述部分中任何一部分的结构与功能的改变都会导致呼吸功能的变化。例如:胸廓畸形或胸腔积液;膈肌麻痹或受损;大气道或小气道的阻塞性病变;肺切除;肺纤维化等,脑干受损或压迫等等都会影响呼吸功能。呼吸系统作为机体的一部分,它的功能与其他系统的功能是相互关联的。尤其是与循环系统的关系极为密切。呼吸系统与循环系统共同完成氧气与机体的交换,因此,二者不但在结构上相连,而且它们的功能状态相互影响。例如,二尖瓣狭窄、各种原因引起的左心衰等心脏疾病都会导致肺水肿而引起呼吸困难;反之,各种原因引起的肺功能损害(肺切除,炎症,肿瘤,肺气肿,肺纤维化,气道阻塞等)均会导致心率增快而进行代偿。慢阻肺导致的肺功能长期受损还会引起肺动脉高压、肺心病甚至右心衰。

吸气时:气体→气管→支气管→细支气管(亚段以下)→终末性支气管→呼吸性细支气管→肺泡。从气管到肺泡,支气管约分为23级,正常成年人约有3亿个肺泡,每个肺泡的直径约为 $0.2\sim0.25$ mm,其总面积为 $70\sim100$ m^2。吸气末未进入肺泡的气体不能参加气体的交换,通常把这部分气量称为死腔量,正常时为1/3潮气量(TV),约 150 mL 左右。只有那些进入到肺泡内的气体才能进行气体交换,这部分气量称为有效通气量。因此深大的呼吸远比浅快的呼吸有效。一般情况下,正常成年人的每分钟通气量约为 4 L 左右,肺灌注血流量为 5 L 左右。因此,通气/血流比大致为0.8。由于肺循环的压力低,肺血管扩张性大,因此,肺内的血液分布受重力的影响较大,会随体位的改变而改变。直立位时肺底区供血多,肺尖少。而通气则肺底相对不足,肺尖则相对过度,侧卧位清醒情况下,下肺供血多,通气由于下位胸腔的膈肌为克服腹腔器官的推挤而运动加强。因此,下肺的通气亦增加。通气/血流比可维持正常。但是,在麻醉情况下,这种代偿消失,下肺因受纵隔和腹腔脏器的挤压,供血和通气均减少,而上肺则通气增加。但是,这种生理的扰乱,可通过机械通气和吸纯氧来矫正。开胸手术麻醉多为双腔管插管,术侧肺萎陷,对侧肺单肺通气。在吸纯氧和机械通气的情况下,虽有生理性分流,但能保证机体供氧。术侧由于胸壁创伤和肺萎陷及疼痛等因素,术后术侧胸廓和肺的顺应性下降,因此,术侧肺通气相对不足,肺的功能残气量减少,加至由于疼痛和通气不足,咳嗽排痰能力下降,呼吸道分泌物滞留于气道内,造成气道阻塞而出现区域性或肺叶甚至全肺的不张。肺不张时会出现生理性血液分流,造成通气/血液比(V/Q)失调,患者出现缺氧和呼吸困难及心跳加快(代偿性),严重时患者有二氧化碳潴留而出现面部潮红等表现。

2. 胸膜腔压力的变化

胸膜腔是位于胸膜脏层和壁层之间的腔隙,胸膜腔内压=胸廓弹性回缩压+肺弹性回缩压。平静呼吸时,胸膜腔内始终为负压。这是因为胸廓向外扩张而形成一种向外使肺扩张的力,而肺随胸廓扩张后而形成一种回缩力,从而在胸膜腔内形成负压。胸膜腔内负压在直立位时由上向下而形成一个梯度,肺尖区负压较大,肺底区负压较小。因此,吸气时肺先入肺尖区,然后入肺底区。呼气时则正好相反。胸腔内负压在平静吸气末:$-8\sim-10$ cmH$_2$O;平静呼气末:$-3\sim-5$ cmH$_2$O。但是在用力吸气末可达 -30 cmH$_2$O。用力呼气末可达$+$

$50 cmH_2O$。肺泡内压＝胸膜腔内压＋肺泡弹性回缩压,平静吸气末：$-2 cmH_2O$;平静呼气末：$+3 cmH_2O$。用力深吸气末可达：$-40 cmH_2O$。用力呼气末可达：$+40 cmH_2O$。

3. 呼吸阻力与呼吸功能的重要性

在一个发育正常的成年人,如果呼吸控制部分功能正常,其呼吸功能的检测主要检测其呼吸器官(呼吸道和肺)及呼吸动力器官的功能。平静呼吸过程中吸气为主动过程,是需要做功的。而呼气则为被动放松过程,不需要做功。但如果为深呼吸,则吸气与呼气均为主动过程,都需要做功和消耗能量。呼吸动力的 75% 来源于膈肌,25% 来源于肋间外肌。根据呼吸阻力公式 $R＝\Delta P/V$ 及 $\Delta P＝8 \mu L * V/\pi r^4$,则呼吸阻力与气道长度成正比,而与气道的半径的 4 次方成反比,即气道半径每缩小 1/2,则气道阻力增长 16 倍。由于气道阻力的 80% 来源于大气道,20% 来源于小气道(直径小于 2 mm 的亚段以下的细支气管)。因此大气道阻塞时所产生的呼吸困难症状远比小气道阻塞时明显。胸部手术后的患者呼吸困难的原因是因为胸廓的完整性受到损伤;膈肌损伤;肺组织切除或受损;术后因疼痛及组织损伤而致咳嗽排痰乏力、呼吸道分泌物阻塞气道等多种原因造成。术后不但因胸廓;膈肌及肺的损伤而使胸廓与肺的顺应性下降导致弹性阻力明显增加,而且呼吸的黏性阻力因痰的阻塞,肥胖等原因也增加很多。对于那些术前呼吸功能已明显受损的患者呼吸困难会更明显。其中部分患者可能会因手术的创伤而发生心肺并发症。因此术前检测肺功能对于了解患者的手术承受能力和预测及预防术后心肺并发症是极端重要的。因手术而致的损伤术后已无法解除,唯一能够缓解呼吸困难的途径则为止痛与咳嗽排痰及充分引流胸膜腔以免限制肺的活动。故术后止痛及鼓励和帮助患者咳嗽排痰对于缓解呼吸困难和促进患者康复是极为重要的。

4. 等压点

在小气道结构与功能正常的情况下,气道阻力不大,等压点位于大气道内,由于有软骨的支持,不会出现气道的关闭。当小气道有阻塞性病变时,呼气时为克服这些小气道的阻塞所带来的阻力,胸膜腔内压力增加,气道内外的压力等压点逐渐下移至无软骨支撑的小气道附近,从而出现小气道受压而变得更加狭窄。如慢性支气管炎患者,由于小气道阻力增加。呼气时就需要增加胸内压力来克服小气道阻力的增加,再加上肺的弹性回缩压下降。因此,等压点向小气道末梢方向逐渐下移。肺内小气道病变愈重,等压点愈移向气道末梢下移。从而造成小气道提前关闭。引起呼气不完全,因此使肺内闭合容量、残气量、功能残气量和肺总量增加而造成肺气肿。(图 10-1)

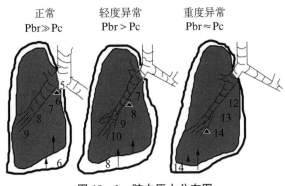

图 10-1 肺内压力分布图

三、气管镜技术在胸部疾病的应用

1. 概述

气管镜技术是介入肺脏病学中最重要的诊疗手段,气管镜诊治范围侧重于胸部(气道、肺、纵隔)病变等的诊断和复杂气道病变的处理,良、恶性病变所致中央气道阻塞的治疗,涉及的技术主要包括硬质支气管镜检术、常规气管内活检术、经支气管针呼吸活检术(transhbronchial needle aspiration, TBNA)自荧光支气管镜检术、支气管内超声、经支气管肺活检术(transhbronchial lung biopsy, TBLB)支气管镜介导下的激光、高频电灼、氩等离子体凝固、冷冻、气道内支架置入、球囊扩张、支气管内近距离后装放疗、光动力治疗、经气管氧气导管置入术。随着这门学科的发展,其诊治范围和相关技术将不仅限于此,比如近年发展起来的支气管腔内肺减容治疗重度肺气肿,支气管热成形治疗支气管哮喘及各种气管镜检查技术(如超声支气管镜、窄带支气管镜、放大支气管镜等)等,都充分显示了该学科的快速发展态势。

气管镜的发展历史可以用 3 个阶段来概括:第一阶段:传统硬质支气管镜阶段:1897年,有"硬质支气管镜之父"之称的德国科学家柯连·古斯塔夫斯(Gustav Killian),首先报道了用长 25 cm,直径为 8 mm 的食管镜为一名青年男性从气道内取出骨性异物,从而开创了硬直窥镜插入气管和对支气管进行内窥镜操作的历史先河。第二阶段:纤维支气管镜阶段:1968 年,有"软质支气管镜之父"之称的日本国立癌中心气管食管镜室主任池田茂人(Shigeto Ikeda),在 Johns Hopkins 医学院向世人介绍了纤维支气管镜,这被誉为支气管镜发展历史上的里程碑。1970 年池田教授来到了著名的 Mayo Clinic,将由 Olympus 公司制造的纤支镜介绍给 Anderson 等人,并由他们在美国首先试用了 3 个月。随后纤支镜技术在世界迅速普及,直到今天仍然是胸外科医生、呼吸内科医生、麻醉医生、急诊医生、耳鼻喉科医生等临床工作中不可缺少的工具。但纤支镜的管腔狭小、操作器械单一受限,吸引管道口径小易堵塞,使其对于很多气道疾病如大咯血及气道异物的治疗又受到了限制;光导纤维等光学器件传导的清晰度欠佳,使其对气管、支气管黏膜的早期细微病变无法识别,这些即是纤支镜的劣势所在。第三阶段:现代电子支气管镜、纤维支气管镜、电视硬支气管镜共用时代:随着电子技术和光学技术的不断发展,1983 年美国 Welch Allyn 公司研制成功了电子摄像式内镜。该镜前端装有高敏感度微型摄像机,将所记录下的图像以电讯号方式传至电视信息处理系统,然后把信号转变成为电视显像机上可看到的图像。不久日本 Asahi Pentax 公司即推出了电子支气管镜。电子支气管镜的清晰度高,影像色彩逼真,能观察到支气管黏膜细微的病变,配合以高清晰度电视监视系统和图像处理系统,极大地方便了诊断、教学和病案管理。但电子支气管镜由于价格高、不便于携带等原因仍无法完全取代纤维支气管镜的部分功能,例如不便于进行床旁操作,对于辅助气管插管、判定导管位置等电子支气管镜也显得"大材小用"。所以目前大多数单位的电子支气管镜仅限于在支气管镜室内进行诊断性操作;而纤支镜在辅助治疗上充分发挥了其便携性好的特点。自 1981 年起,随着全麻技术安全性的提高和气道腔内介入治疗的兴起,硬质镜又重新受到许多医生的重视。硬质支气管镜具有操作孔道大、吸引管径粗、可以辅助机械通气等纤支镜和电镜无法比拟的优势。对于摘取气道异物、治疗气道狭窄、治疗大咯血等仍是硬质支气管镜很好的治疗指征。近年来很多厂家又将硬质支气管镜进行改进,使用 CCD 作为其图像采集元件,辅以电视影像系统,为气道内介入治疗提供了很好的操作平台。

2. 硬质气管镜

硬质气管镜检查是胸外科和肺内科常用的诊疗技术之一,它是将特制管状器械插入气管、支气管内,使医师能在直视下观察病变情况和采取病理标本;还可进行吸痰、止血、取除异物和经气管镜进行的各项诊断及治疗。

(1) 器械

目前应用的硬质气管镜与 80 年前 Jackson 使用的相似,一套完整的硬质气管镜包括不同大小及直径的气管镜,一根吸引管,一系列活检钳以及不同角度的反射镜(包括 30°、60°、90° 3 种)和冷光源。其他辅助装置包括:教学示教镜、照相机、异物钳、用于针吸穿刺的细针和激光等。

硬质气管镜有大小系列,可以根据表 10-1 按人群分类选用。

表 10-1 硬质气管镜型号

人群分类		气管镜号
成人男性		8 mm×40 mm
成人女性		7 mm×40 mm
12 次以下儿童及婴幼儿	6~12 岁	6 mm×35 mm
	2~5 岁	5 mm×30 mm
	12~24 个月	4 mm×30 mm
	6~12 个月	3.5 mm×25 mm
	小于 6 个月	3 mm×25 mm

气管镜末端的角度是为了便于气管镜顺利通过咽喉部,由于气管镜占据大部分气道空间,因此对某些通气功能受损的患者,加用适当的辅助通气装置是必要的。当气管镜位于一侧主支气管时,其末端的侧孔对保持对侧肺的通气具有重要意义。

(2) 麻醉及插入方法

麻醉

1) 局部麻醉患者术前 4 h 禁食,术前 0.5 h 肌内注射阿托品 0.5 mg 以减少气道分泌物和咽喉反射。局部口腔黏膜及咽喉部喷 0.5% 丁卡因或 2% 利多卡因。0.5% 丁卡因总量不宜超过 10 mL。因硬质气管镜质硬,插管过程患者较痛苦,局部麻醉仅适用于有经验的操作者,同时需要患者充分配合,操作前可予以镇静剂(如吗啡 2~5 mg)等。

2) 全身麻醉可采用静脉全身麻醉、吸入全身麻醉,或两者联合使用,同时辅以肌松剂,在全身麻醉下有 4 种通气方式:

① 间隙通气方式:是静脉全麻下最常用的方式,通常是将通气管接在气管镜的操作末端或侧孔上。

② 持续通气方式:优点在于可以通过气道持续吸入麻醉药物,而减少静脉麻醉的需要,但其缺点是易使气管镜镜面因吸入气而模糊,不能高效完成吸引和进行活检。

③ 面罩通气方式：是硬质气管镜检查时最常用的通气方式，麻醉药物通过静脉给药，这种方式操作简便，无须额外辅助通气设备。

④ 自主通气方式：主要适用于无缺氧表现的患者，高浓度的麻醉药物通过气管镜侧孔进入气道，主要缺点是易使操作医师误吸麻醉药物。

不管采取何种通气方式，必须同步监测患者的氧饱和度、脉搏、血压和心电图。

插入方法

1) 全麻下操作：全麻下硬质气管镜的检查在手术台上进行。患者仰卧，在全麻的同时，对咽喉部进行局麻，以减轻反射刺激。用手术巾保护患者眼部，整个操作过程中，医师必须小心保护患者的嘴唇、牙龈和切牙免受损伤。用橡皮牙垫保护牙齿，亦可用浸湿的海绵替代。为了观察清楚，常选择适合患者的最大直径的气管镜，但管径越大，越易造成咽喉部的损伤和通气困难。型号的选择见表 10-1。

当诱导麻醉和肌松剂起效后，下颌能完全移动，提示麻醉适当。操作医师左手拇指保护患者上切牙免受损伤，同时操作气管镜前行；右手持镜，紧握气管镜的头部用于掌握气管镜的方向。在光源指示下缓慢通过咽喉部，应保持气管镜位于舌后中间沟前方，用末端轻压舌根缓慢前行至会厌部，向前轻提气管镜头部可见声门。患者头部轻度前屈有利于操作。到达声门上方时，气管镜顺时针方向转 90° 后通过声门进入气管。由于插入气管镜后，患者颈部被拉长，因此操作时需小心避免损伤颈椎。气管镜应小心、轻柔地前行，依次观察气管、气管隆嵴。将气管镜头部轻度转向左侧，气管镜进入右侧主支气管，可窥及右上叶开口，但不能见上叶各段开口，然后依次观察中间支气管，右中叶，右下叶各段（包括下叶背段）开口；退出气管镜至气管隆嵴，将气管镜头部轻度转向右侧，进入左总支气管，由于左总支气管本身较细长，而气管镜前行时可使气管拉长变细：更易造成损伤，需更小心缓慢。气管镜依次可窥及左上叶及舌段开口，但不能窥及尖后段、前段开口。由于左下叶开口较小，气管镜常不宜插入，但在远处可窥及左下叶背段和各基底段开口。

2) 局麻下操作 局麻下插入硬质气管镜，需要患者很好配合。患者躺在齿科床或仰卧在手术台上，其操作技术与步骤和全麻下相似，氧气从气管镜侧孔进入。

(3) 适应证

尽管软性气管镜已能解决常见呼吸系统疾病的诊断和治疗问题，但在某些情况下，硬质气管镜仍有其独到之处。

1) 大咯血：易造成窒息，硬质气管镜管腔大，有利于吸引且可接辅助通气装置。如果确定出血来源还可进行气囊压迫止血，同时可经气管镜给予肾上腺素等药物止血。

2) 气道异物吸入：误吸异物是儿童窒息死亡的重要原因，对成人亦十分有害。通过纤维支气管镜可以钳取较小的异物。但如分泌物多而黏稠，则不易吸出，硬质气管镜因管腔大，更易吸出分泌物，且活检钳大，钳取异物更为方便。

3) 儿科的应用：尽管有小儿纤维支气管镜，但对婴幼儿而言，硬质气管镜更适合该年龄组的患者。因为儿科应用气管镜的主要目的，是鉴别大气道阻塞的原因是痉挛性支气管炎，还是咽炎或异物吸入。文献已证实硬质气管镜在儿科中应用是安全有效的。

4) 大气道阻塞：尽管肿瘤、术后瘢痕收缩、气道受外压造成的大气道阻塞也可以通过纤维支气管镜诊断。但纤维支气管镜不带有辅助通气装置，易造成通气不足，通过硬质气管镜可以扩张瘢痕所致的狭窄,便于切除管腔内肿瘤,如活检时出血较多,也便于吸引及止血。

5)支气管结石:当支气管结石位于气管壁内较深处,常需较大的异物钳,硬质气管镜钳取较方便。

6)去除黏稠分泌物:当肺脓疡破溃入气管时,脓性分泌物多而稠,硬质气管镜管腔大有利于吸出黏稠分泌物。

7)气道内肿瘤消融治疗和支架的安放及取出:硬质气管镜管腔大,便于气道内治疗定位和支架安放。因其配套的活检设备较软镜配套器械孔径大,有利于腔内治疗时直接切除肿瘤、钳取异物或取出放置支架,吸出消融治疗后留在管腔内残存组织,且硬质镜不易被各种物理消融方法所损坏。

(4)禁忌证

1)严重心、肺功能不全者。

2)主动脉瘤压迫引起呼吸困难者不能做硬质支气管镜检查,否则可引起动脉瘤破裂,而致大出血死亡。

3)昏迷患者不适宜做支气管镜检查。

4)上呼吸道及肺部急性炎症、晚期肺结核或喉结核,凝血机制障碍及麻醉剂过敏者慎用硬质气管镜检查。

5)脊柱损伤或脊柱强直患者不宜行硬质气管镜检查。

3. 软性气管镜检查

软性气管镜主要包括纤维支气管镜和电子支气管镜。通过数据传输可以同步在显示屏上看到图像,特别是电子支气管镜的清晰度高,配合以高清晰度电视监视系统和图像处理系统,极大地方便了临床应用。以下就普通气管镜检查加以介绍。

(1)适应证

诊断方面

1)不明原因的咯血,尤其是40岁以上患者,持续或间断的咯血或痰中带血。纤支镜检查有助于明确出血部位和出血原因。在大咯血时一般不宜进行检查,痰中带血时检查易获阳性结果。

2)不明原因的刺激性咳嗽,纤支镜检查对于诊断支气管结核、气道良性和恶性肿瘤、异物吸入等具有重要价值,对于支气管扩张等慢性炎症疾病也可协助诊断。

3)不明原因的局限性哮喘,纤支镜检查有助于查明气道狭窄的部位及性质。

4)不明原因的声音嘶哑,可能因喉返神经引起的声带麻痹和气道内新生物等所致。

5)痰中发现癌细胞或可疑癌细胞而X线胸片阴性患者。

6)X线胸片和(或)CT检查异常者,提示肺不张、肺部块影、阻塞性肺炎、肺炎不吸收、肺部弥漫性病变、肺门和(或)纵隔淋巴结肿大、气管支气管狭窄以及原因未明的胸腔积液等。

7)临床已诊断肺癌;决定行手术治疗前检查,对手术范围及估计预后有参考价值。

8)胸部外伤、怀疑有气管支气管裂伤或断裂,纤维支气管镜检查常可明确诊断。

9)肺或支气管感染性疾病(包括免疫抑制患者肺部感染)的病因学诊断,如通过气管吸引、保护性标本刷或支气管肺泡灌洗(BAL)获取标本进行培养等。

10）疑有食管-气管瘘的确诊。

11）经纤支镜进行选择性支气管造影。

治疗方面

1）钳取支气管异物。

2）清除气道内异常分泌物，包括痰液、脓性痰栓、血块等。

3）在支气管镜检查中，明确了咯血患者出血部位后可试行局部止血，如灌注冰盐水、注入凝血酶溶液或稀释的肾上腺素溶液等。

4）经纤支镜对肺癌患者作局部放疗或局部注射化疗药物。

5）引导气管插管：对插管困难患者可通过支气管镜引导进行气管插管。

6）经纤支镜对气道良性肿瘤或恶性肿瘤进行激光、微波、冷冻、高频电刀和支架治疗。

（2）禁忌证

纤支镜检查已积累了丰富的经验，其使用禁忌证范围亦日趋缩小，或属相对禁忌。但在下列情况下纤支镜检查发生并发症的风险显著高于一般人群，应慎重权衡利弊，决定是否进行检查。

1）活动性大咯血：纤支镜检查过程中若麻醉不充分，可引起患者咳嗽，有可能加剧活动性大咯血；而且纤支镜的管腔较小，难以有效地将气道内大量的血液及时吸引出来，严重时可窒息死亡；此外在活动性大咯血时，支气管树内大部分区域可见鲜红血液，而难以确定出血部位，因此，目前多不主张在活动性大咯血时行纤支镜检查。

2）严重心、肺功能障碍。

3）严重心律失常。

4）全身情况极度衰竭。

5）不能纠正的出血倾向，如凝血功能等严重障碍。

6）严重的上腔静脉阻塞综合征，因纤支镜检查易导致喉头水肿和严重的出血。

7）新近发生心肌梗死，或有不稳定心绞痛患者。

8）疑有主动脉瘤者。

9）气管部分狭窄，估计纤支镜不易通过，且可导致严重的通气受阻。

10）尿毒症，活检时可能发生严重的出血。

11）严重的肺动脉高压，活检时可发生严重的出血。

（3）插入方法

术前准备

1）术前需检查：心电图、肺功能、肝功能、肝炎全套、HIV 抗体、梅毒血清滴度、梅毒抗体、凝血功能、血常规、痰结核菌。

2）术前 4 h 禁食、禁水。

3）向患者简单介绍检查方法，解除患者对纤支镜检查的恐惧心理，以便更好地配合医师检查。

4）术前纤支镜及其附件需进行消毒、准备好吸引器、氧气、气管插管及各种抢救设备及药品。

5）术前 0.5 h 肌注阿托品 0.5 mg，以减少分泌物，预防阿—斯综合征，如有青光眼及前列腺增生者禁用，对比较紧张的患者，术前肌注地西泮（安定）5 mg 以达到镇静目的。

6）术前用2%或4%利多卡因进行咽喉部喷雾麻醉，在整个检查过程中利多卡因用量在200～400 mg之间。

7）检查前了解患者的临床症状、体征、X线胸片（正、侧位片）及CT片，初步估计病变位置。

8）检查时对肺功能不佳患者行鼻导管供氧，气管肿瘤患者鼻导管及纤支镜活检孔两路供氧，同时观察血氧饱和度（用指式氧饱和度监测仪进行监测），如有心脏疾患则需在心电图监护下进行检查。儿童不能配合者在手术室由麻醉师进行麻醉，二路供氧及各种监测下进行检查。

插镜途径

1）经鼻：较安全，患者不会咬损纤支镜，但鼻甲肥大者、有鼻出血者不宜用此法。

2）经口：口腔中先放置咬口以保护纤支镜，取异物用经口途径为佳。

3）经气管造瘘口：需注意气管切开插管的口径大小，如银质管注意其远端会损伤纤支镜外膜。

4）经气管插管：气管插管直径要适合纤支镜的插入方可。

4. 气管镜检查程序

以经口插镜为例，纤支镜自咬口处插入，让患者下颌上抬，纤支镜经舌后根中线插入。纤支镜顶端的活动部位由操纵部的控制旋钮用拇指进行控制，向下压时纤支镜顶端向上翘起，拇指向上推动旋钮则纤支镜顶端向后移动，纤支镜仅有向上、下方向的移动，与胃镜不同，无左右移动旋钮，如需左右移动时，操纵手柄部分的手则需顺时针或逆时针方向转动，再由拇指控制旋钮运动，即可达到左右移动的目的。当通过舌后根，拇指向下压则可窥见会厌，此时拇指轻轻向上推动，绕过会厌，向前推进1 cm，拇指再向下压，即可窥见声门，纤支镜顶端应保持在两侧声带当中，于其前1/3部位，让患者用力吸气，则可观察声带的活动，让患者叫"一"时，两侧声带向中线运动，靠拢关闭，如肿瘤或淋巴结侵犯喉返神经时，病变一侧的声带则固定，吸气时不活动，健侧声带向患侧靠拢，但不能完全关闭，则可诊断为声带麻痹。检查完声带后，纤支镜向前推进，拇指轻轻略向上推动，纤支镜即可沿气管前壁进入气管管腔，此时应观察气管黏膜、软骨环及膜部情况，然后逐步向前推进至气管隆嵴上2 cm，可注入2%利多卡因2 mL，使麻醉药物流入左右总支气管，黏膜得以浸润可减少咳嗽。同时观察气管隆嵴位置是否居中、是否尖锐、活动情况，如肺癌伴气管隆嵴下淋巴结肿大时，可见到气管隆嵴增宽、活动减少。然后分别观察左右总支气管，原则上先检查健侧，后检查患侧，自上叶→中叶→下叶，自各叶段开口尽量观察到远端支气管。检查患侧时，先检查非病灶部位，最后检查病灶累及的肺叶支气管，发现病变后，先拍照或录像，然后进行各项所需的检查，如针吸细胞学检查、活检、刷检、冲洗等。对周围型病灶及双肺弥漫性病灶，则在电视透视引导下进行活检、刮匙和刷检以及冲洗等项检查。检查完后，应详细填写纤支镜检查记录。同时让患者在休息室内观察1～2 h，如无特殊不适方可离院。

5. 气管镜下解剖

（1）支气管的命名

早在1880年，Aeby的解剖研究中心已记录了支气管的主要分支。此后相继有许多学者报道了他们对支气管解剖的研究结果。1943年Jackson Huber以及1945年Boyden报道了对肺段变异的研究。形成了现在支气管命名的基础。目前世界上对支气管的命名法已趋于统一。

Ⅰ级支气管为叶支气管,Ⅱ级支气管为段支气管,Ⅲ级支气管为亚段支气管,常用亚段支气管的命名,是根据 1970 年日本肺癌协会年会支气管命名委员会上,Hayata 教授提出的命名法(图 10-2、10-3)。亚段支气管远端第Ⅳ级和第Ⅴ级支气管,分别定为 i、ii 支及 a、b 支。其远端、后面及上方的支气管命名为 i 及 a 枝;近端、前面、下方的支气管命名为 ii 及 b 支。以下根据日本于保健吉教授 1984 年出版的《纤维支气管镜实践》一书所叙述的支气管解剖及各种开口类型所占比例进行描述。

(2) 支气管的组织结构

支气管分为两大范畴,即肺外支气管和肺内支气管。肺外支气管包括左、右总支气管及中间支气管;左、右、上、下叶支气管与气管结构相似。在段支气管分叉处即由肺外支气管转变为肺内支气管。右中叶支气管虽位于肺外,但其结构同于肺内支气管。

1) 肺外支气管、左右总支气管、中间支气管皆有马蹄形的软骨环,其数目因人而异,气管 16~20 个;左总支气管 9~12 个;右总支气管 6~8 个;右中间支气管 4~6 个,气管处软骨环占全周 2/3~4/5;总支气管处软骨环占全周 1/2~2/3。支气管后壁为膜部,主要由平滑肌构成。气管与支气管壁中均有弹力纤维,在膜部厚达 8 μm,形成纵形皱襞。

2) 肺内支气管与肺外支气管不同点为软骨环消失,变成间断片状结构。在黏膜上皮和黏膜下层之间的弹力纤维逐步被平滑肌所替代。环绕支气管全周。

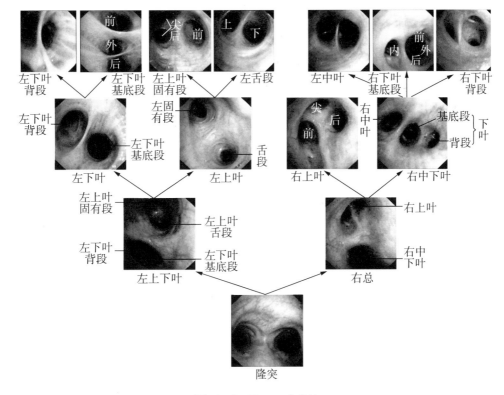

图 10-2　Hayata 命名法

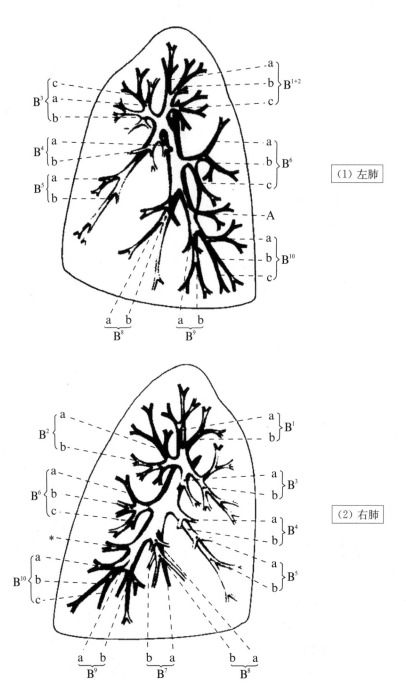

图 10-3　普通气管镜(奥林巴斯 BF-260)下观察到的支气管树

由此可见,左、右总支气管,中间支气管环形皱襞是由软骨环构成;肺内支气管环形皱襞是由薄的平滑肌环构成。

(3) 气管、支气管大体解剖、分支类型及发生比例

按纤支镜插入的顺序,以经口腔法为例,首先窥及咽后壁,向下达会厌,过会厌见两侧杓状软骨,其外侧凹陷处分别为左、右梨状隐窝,两杓状软骨之间可见到声门,通过声带即进入

气管。

1) 气管：起自环状软骨，相当于第 6~7 颈椎，向下后伸入纵隔，止于第 4~5 胸椎水乎，长 10~13 cm，左右径 2.0~2.5 cm，前后径 1.5~2.0 cm。以胸骨柄上缘之颈静脉切迹为界，将气管分为颈段与胸段；气管下界分为左、右总支气管，中间为隆凸。气管壁由内向外分为 4 层：

① 黏膜层（由假复层柱状纤毛上皮及基底膜构成）；

② 黏膜下层（固有层，弹力纤维索、平滑肌）；

③ 平滑肌外层（肌肉外层、支气管腺体、纤维软骨）；

④ 壁外层（结缔组织）。

2) 左侧支气管

① 左总支气管：较细长。与气管成 40°~55°，平均长约 5 cm，直径 1.0~1.5 cm，在主动脉弓下方及食管、胸淋巴管和下行主动脉的前方约第 6 胸椎处进入肺门，分成上、下叶支气管。

② 左上叶上分支：即左上叶尖后前段，尖后段为 $B^{1+2\,a,b,c}$，前段为 B^3。二开口型，即 B^{1+2} 和 B^3 型居多，占 72%，其中 B^{1+2} 分为 $B^{1+2\,a+b}$ 及 B^{1+2c} 型占 94%；B^3 以 B^{3a} 和 B^{3b+c} 型居多，占 95%。上述分支命名皆为逆时针方向排列（图 10-4）。

③ 左上叶舌段支气管：B^4（上舌支）在外上方，B^5（下舌支）在前下方，亚段命名自 B^{4a} 开始按顺时针方向排列；另一种为水平方向排列，自左向右，此类型较少见。仅占 5%（图 10-5）。

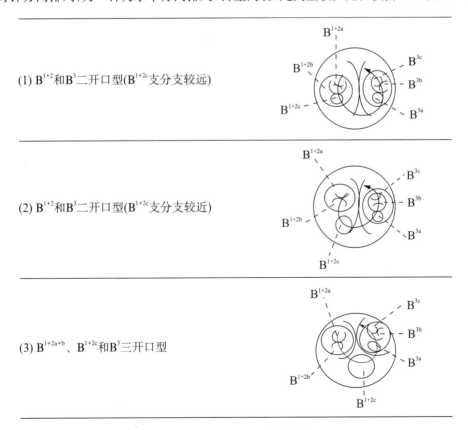

(1) B^{1+2} 和 B^3 二开口型（B^{1+2c} 支分支较远）

(2) B^{1+2} 和 B^3 二开口型（B^{1+2c} 支分支较近）

(3) B^{1+2a+b}、B^{1+2c} 和 B^3 三开口型

图 10-4　左上叶支气管分支

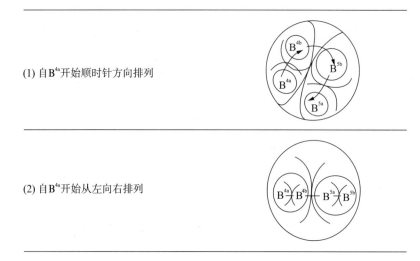

(1) 自 B^{4a} 开始顺时针方向排列

(2) 自 B^{4a} 开始从左向右排列

图 10 - 5　左上叶舌段支气管分支

④ 左下叶支气管：B^6（背段）向背后分支，有 3 个亚段支气管，a 支向上，b 支向外，c 支向下，其开口按顺时针方向排列，三开口型占 17%，二开口型 B^{6a+b} 和 B^{6c} 型占 75%，其次有 B^{6a} 和 B^{6b+c}，以及 B^{6b} 和 B^{6a+c} 型。

基底段与右下叶不同。无 B^7 开口，仅有 $B^{8,9,10}$ 3 个开口（分别为前、外、后基底段），从前向后排列。B^8 和 B^9 各分成 a、b 2 个亚段（外 a、内 b）分别占 87% 和 89%。B^{10} 分为 B^{10a} 和 B^{10b+c} 型占 93%，$B^{10a,b,c}$ 按顺时针方向排列（图 10 - 6）。

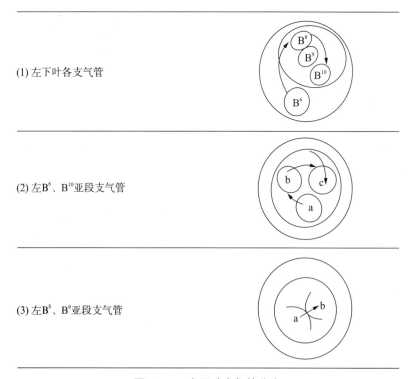

(1) 左下叶各支气管

(2) 左 B^6、B^{10} 亚段支气管

(3) 左 B^8、B^9 亚段支气管

图 10 - 6　左下叶支气管分支

3）右侧支气管

① 右总支气管：长 2.5～3.0 cm，直径 1.4～2.3 cm 与气管成 20°～36°，在第 5 胸椎下端进入肺门，分成上、中、下 3 个叶支气管。

② 右上叶支气管：纵形皱襞一般延续到后段 B^2 支气管开口，B^1 向肺尖部开口，B^3 向前开口。右上叶段支气管开口的 6 个类型及三开口型的 4 个亚型（图 10 - 7、10 - 8）。

③ 右中叶支气管：B^4（中叶外段）向外，B^5（中叶内段）向纵隔面，亚段按照反写 N 依次命名，自 B^{4a} 开始；另外一种为水平方向自外向内（图 10 - 9）。

④ 右下叶支气管：B^6（背段）与左侧相仿，a、b、c 三开口型占 6%，排列是按逆时针走行。右下叶基底段与左侧不同，B^7（内基底段）在纵隔方向，后 a 前 b，B^7 缺如的占 4%。$B^{8,9,10}$（分别为前、外、后基底段）为从前向后排列。B^8 和 B^9＋B^{10} 占 2/3；B^8＋B^9 和 B^{10} 占 21%，三开口型占 6%。$B^{8,9}$ 各有 2 个亚段 a、b 支。自外向内排列，$B^{10a,b,c}$ 为逆时针方向（图 10 - 10）。

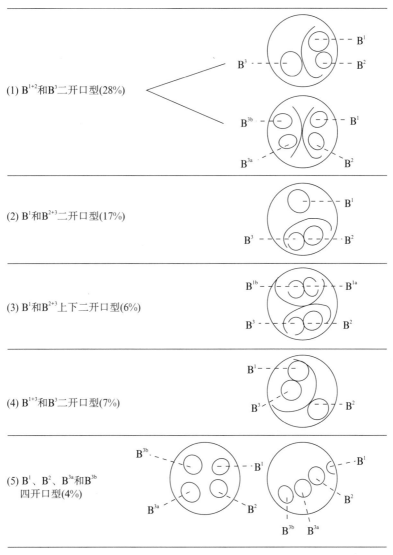

(1) B^{1+2} 和 B^3 二开口型(28%)

(2) B^1 和 B^{2+3} 二开口型(17%)

(3) B^1 和 B^{2+3} 上下二开口型(6%)

(4) B^{1+3} 和 B^3 二开口型(7%)

(5) B^1、B^2、B^{3a} 和 B^{3b} 四开口型(4%)

图 10 - 7　右上叶段支气管开口的类型

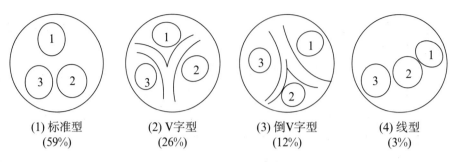

(1) 标准型　　　(2) V字型　　　(3) 倒V字型　　　(4) 线型
(59%)　　　　　(26%)　　　　　(12%)　　　　　(3%)

图 10－8　右上叶支气管三开口型的 4 个亚型

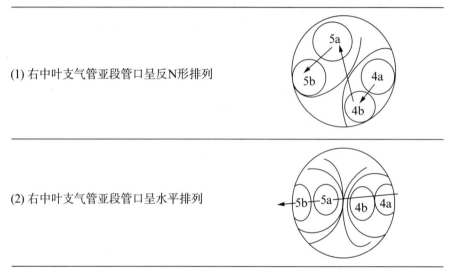

(1) 右中叶支气管亚段管口呈反N形排列

(2) 右中叶支气管亚段管口呈水平排列

图 10－9　右中叶支气管分支

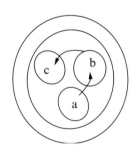

图 10－10　右下叶支气管分支

4）右上叶支气管的异常分支

① 右上叶仅 B^1 和 B^3 两个开口，B^2 开口位于中间支气管上端的外侧壁上。此为罕见（10-11）。另外支气管的异常分支位于气管下方右侧壁分出一个开口为奇叶支气管。

② B^2 从右中间支气管侧壁单独开口（图 10－12）。

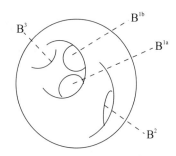

图 10 - 11　右上叶仅 **B¹** 和 **B³** 两个开口，**B²** 开口位于中间
支气管上端的外侧壁上

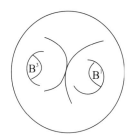

（1）右上叶畸形开口（B² 缺如）

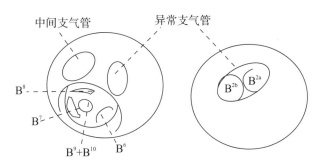

（2）右中间支气管近端异常的 B² 开口　　（3）右中间支气管近端异常的 B² 内亚段支气管开口

图 10 - 12　右上叶 **B²** 从右中间支气管侧壁单独开口

（4）气管镜下所见

支气管镜检查，将肉眼所窥见的各种表现进行分类，世界各国分类不一，最早日本池田茂人教授的纤支镜图谱，将肉眼所见分为直接表现及间接表现等。而日本于保健吉教授的图谱中根据日本肺癌协会意见，结合支气管壁不同层次的不同表现进行分类，根据上海市胸科医院临床经验，认为结合支气管壁的结构来分类比较合理，其分类如下。

气管结构上内镜的分类

1）黏膜上皮：① 正常所见：透明的、黏膜表面有光泽。② 异常所见：黏膜苍白和不透明、黏膜表面缺少光泽、血管减少、非新生物有关的血管扩张、黏膜表面不规则、支气管壁的溃疡、肿瘤（结节、多个结节、表面肉芽肿改变、表面不规则）坏死或黏膜皱襞的异常（增厚、不清楚、消失）。

2）黏膜下固有层：① 正常所见：白色的纵形黏膜皱襞、血管网。② 异常所见：充血水肿、出血、点状出血、非新生物有关的血管扩张、新生物有关的血管扩张、黏膜表面不规则、软骨环和环形皱襞不清、支气管壁的溃疡、黏液腺的扩大、透明的黏膜炭末沉着、黏膜萎缩增厚、肿瘤(结节、多个结节、表面光滑、表面不规则)或黏膜皱襞的异常改变(不规则、增厚、不清、消失)。

3) 平滑肌层：① 正常所见：环形皱襞、支气管软骨环的突起。② 异常所见：黏膜萎缩、增厚,肿瘤(表面光滑)与新生物有关的明显的血管扩张或结节。

4) 平滑肌外层：① 正常所见：新月形软骨环、支气管软骨环的突起。② 异常所见：黏膜萎缩、增厚、特别不规则的皱襞、肿瘤(表面光滑)或与肿瘤有关的血管的明显扩张。

5) 壁外层：① 正常所见：不显著。② 异常所见：外压性狭窄、特别不规则的皱襞、透明的淋巴结。

支气管腔

1) 狭窄：由于病变的暴露、黏膜下的病变、病变超过平滑肌层或外压造成。

2) 阻塞：由于病变的暴露、黏膜下的病变、病变超过平滑肌层或外压造成。

3) 扩张。

4) 压迫。

5) 异常的分支。

6) 嵴的异常所见：嵴增宽、受压或收缩。

病理的物质

1) 异常的分泌物。

2) 出血。

3) 结石。

4) 异物。

运动的紊乱

1) 当呼吸时运动的异常。

2) 当咳嗽时运动的异常。

气管肿瘤：在气管镜检查中,有时会发现生长于声门下与气管隆嵴之间的气管肿瘤,气管肿瘤常易误诊或漏诊。因为 X 线胸片常无异常发现。国内报道,在肺癌中气管肿瘤的发病率仅占 1%～3%,这可能由于条件限制或医师对其认识不足之故。有学者提出 40 岁以上,近期出现咳嗽、痰血、呼吸困难或伴有哮鸣音者除应拍摄 X 线胸片外,应及早进行气管镜检查,以达诊断目的。薄维娜曾总结气管镜诊断原发性气管肿瘤 40 例,其中恶性和低度恶性共 37 例,占 92.5%,良性肿瘤 3 例占 7.5%,并提出气管镜检查后应详细描述以下内容。

1) 气管肿瘤的形态有菜花状、乳头状、息肉状、肉芽状及管壁浸润等表现。

2) 肿瘤位置及范围测量肿瘤上缘距声门的距离,肿瘤下缘距气管隆嵴的距离,并可测量出肿瘤的长度。如肿瘤较大气管镜无法通过肿瘤,则依靠正侧位胸片、气管倾斜断层片及 CT 片估计肿瘤的大小。

3) 肿瘤生长部位将气管圆周按时针方向测量肿瘤生长于几点至几点位置,例如肿瘤长在右侧壁,自 12 点至 6 点钟位置。

4) 肿瘤占管腔面积将气管以十字分 4 等分,每区各占 25%,估计肿瘤占管腔面积为多少,如肿瘤占管腔面积>75%以上者,则不宜进行活检、刷检等,以防检查时出血,造成患者窒息。气管镜医师提供以上资料给胸外科医师,可让其选择手术方式及确定切除范围,也为麻醉科医师提供插管方式及插管深度。术后即刻吸除气道内血液、痰液及清除气道内残留的组织碎片。术后定期复查气管镜,以了解吻合口愈合情况,有无肉芽组织、线头,以及肿瘤复发情况。线头及肉芽组织可进行治疗,钳除线头,肉芽组织可用高频电烧灼或 YAG 激光气化治疗。

四、气管肿瘤患者的术前准备和术后处理

1. 术前准备

（1）术前生理准备

1）循环系统：由于胸外科手术会干扰患者的呼吸和循环,特别是全肺切除手术、巨大纵隔肿瘤手术等对心脏功能有较高的要求,手术以后的低氧、肺间质水分增加、液体负荷加重、疼痛、心律失常等都会影响冠状动脉血供和心排量,所以在手术前必须对循环状态有一个全面的了解,充分的矫治不良的状态。

高血压是最常见的状态,凡静息状态下收缩压超过 160 mmHg,舒张压超过 95 mmHg者手术前都需要口服降压药使血压降至接近正常水平,以减少围术期心脑血管并发症可能。若从未服药者,通常建议服药 1~2 周,使血药浓度达到稳定状态。

非发绀型先天性心脏病（房缺、室缺、动脉导管未闭等不伴有右向左分流）风湿性心脏瓣膜病和高血压性心脏病等,手术前必须通过心脏超声评定心脏功能,LVEF≥50%同时不伴有严重心律失常情况时,手术是较为安全的。轻中度主动脉狭窄患者,术前和术中通过药物使其心率维持在 80 次/分左右对其心室充盈极为有利,由于顺应性降低的左室必须维持较高的容量,所以适当增加前负荷有助于维持心排量,而后负荷应维持轻度增高状态,不要降低,既有助于维持冠脉血供,又有助于维持心输出。重度主动脉狭窄患者,由于存在心搏骤停猝死可能,为手术禁忌。轻中度主动脉关闭不全患者,手术耐受性较主动脉狭窄者为好,术前和术中通过药物使其心率维持在 90 次/分左右,轻度降低后负荷将十分有助于增加心脏射血。二尖瓣狭窄患者,术前和术中通过药物使其心率维持在 80 次/分左右,维持或适当增加心脏前负荷,有助于维持左室充盈,血压维持在正常水平即可,术前适当吸氧有助于降低肺血管阻力。二尖瓣关闭不全患者往往有阵发性房颤,术前和术中通过药物使其心室率维持在 90 次/分左右,降低心脏后负荷对改善心输出量有利。

缺血性心脏病患者手术风险较高,由于缺血时心肌功能即刻丧失,很快会发生休克和心搏骤停,所以手术前对有心绞痛者必须加强检查,运动平板实验、冠脉 CT 和冠脉造影可以依次选择。轻度冠脉供血不足患者,术前应该使用扩张冠状动脉药物,包括硝酸酯类药物和钙通道阻滞剂,适当降低心率,包括 β 受体阻滞剂。同时可以使用抗血小板药物肠溶阿司匹林或氯吡格雷（术前通常需停药一周）。对于中重度冠脉供血不足患者,必要时手术前需要行冠状动脉支架手术,支架手术后通常建议口服氯吡格雷 1 个月后再进行手术。也有胸外科手术同期行冠脉搭桥手术报道,上海市胸科医院曾经施行几例成功报道,但总体来讲风险较高。急性心肌梗死患者手术耐受性较差,6 个月内不宜进行胸外科手术,6 个月后无心绞痛发作,在严密监护和评估下可施行规模可控的手术。

心律失常患者手术风险性依据其是否同时罹患器质性心脏病而不同。例如室性早搏频

发,如果是由于缺血性心脏病引起则手术风险性显著增加。对于恶性室早(频发室早、重复性室早或室性心动过速病史等),在胸外科手术前必须进行药物干预,可以选用普罗帕酮或乙胺碘伏酮治疗,对于心脏电生理检查是单一起源的频发室早也可以采取射频消融治疗。对于房颤患者最主要是寻找是否由于器质性心脏病引起,若是原发性房颤,发病时间较长,心室率不快,没有影响血流动力学改变,通常不需要特殊处理。对于近期新发房颤伴心室速,除了需要寻找原因,例如是否有甲状腺功能亢进外,还需要通过药物降低其心室率或采取射频消融治疗。对于缓慢型心律失常患者,是否需要处理主要是看疾病是否引起症状,比如黑蒙、晕厥等。对于病窦综合征患者、二度 Ⅱ 型和三度房室传导阻滞患者,手术前建议安装心脏起搏器以确保手术和术后安全。

2) 呼吸系统:胸部外科手术后,由于胸腔的打开,胸壁肌肉的切断,膈肌的切开,肺组织的切除以及手术过程中对肺组织的牵拉和挤压,由此造成患者功能残气量下降,肺活量的下降和肺顺应性降低都会使患者在短时间内肺功能处于急剧减退的状态,如果患者在手术前伴有阻塞性或限制性通气功能障碍,则手术后发生呼吸衰竭的概率大大增加。所以在胸外科手术前呼吸系统的准备显得异乎寻常的重要。

戒烟是首当其冲的,通常要求胸外科手术前绝对戒烟 2 周,戒烟将有助于恢复支气管上皮细胞纤毛运输功能,有利于患者术后排痰。同时要求患者养成良好的卫生习惯,特别是口腔卫生,有资料表明口腔内的异常增殖的细菌是胸外科术后患者肺部感染很重要的来源。要求患者术前早晚各一次标准刷牙,并使用医用专业漱口液。

术前培养和训练患者有效的咳嗽咳痰,有效的深呼吸是必需的,同时要求患者进行可能的心肺功能锻炼,最简单有效的方法就是早晚各一次的登楼锻炼(标准楼层 5 楼)。

对于肺功能正常,没有肺部感染的患者,没有资料表明术前使用抗生素会使患者从中获益。但是对于术前胸部 CT 提示肺部感染,阻塞性炎症或是慢性阻塞性肺病、慢性支气管炎的患者,手术前使用敏感的抗生素,对其是极其有利的。通常期望通过微生物培养检测敏感药物,有利于杀灭细菌减少负面影响,但往往由于术前准备时间仓促,细菌培养结果缓慢或是无法得到确切的微生物培养标本,所以广谱抗生素是一种可行的选择。

对于慢性阻塞性肺病、慢性支气管炎的患者手术前进行支气管解痉平喘治疗是必需的,研究表明术前进行此项治疗对改善肺功能是有利的。通常使用 β2 肾上腺能激动剂促使支气管扩张,建议气道给药,可以结合超声喘息雾化吸入,协助排痰。糖皮质激素的应用尚有争议,如有必要建议短期使用。

对于术前血气分析表现为氧分压较低患者,在排除右向左分流的疾患后,单纯因为肺部因素造成低氧的,可以给予低流量吸氧,以增加患者术前的氧储备,并改善全身氧合状态。

3) 消化系统:手术前要详细检查肝脏功能和了解既往病史,因为肝硬化患者不仅因为凝血因子缺乏手术中及手术后容易出血,而且手术的创伤打击还会诱发肝功能衰竭,产生排毒和代谢障碍。术前如果发现肝功能异常,应进行必要的保肝治疗。保肝治疗包括:① 高碳水化合物、高蛋白质饮食,以增加糖原储备和改善全身情况;② 低蛋白血症时,每天给予静脉白蛋白 20 克;③ 小量多次输新鲜全血,以纠正贫血和提供凝血因子;④ 应用大剂量维生素 B、C、K。既往有胃溃疡病史,术前应口服制酸剂,以防术后溃疡出血穿孔。

4) 血液系统:胸外科手术风险很大,手术时间长,对于患者的凝血功能有较高的要求。

术前检验血常规和凝血全套时要特别注意血小板的含量,红细胞和血红蛋白的数量,以及出凝血时间、凝血酶原时间等。还要详细询问患者有无异常出血史,以了解是否存在先天性或是获得性凝血因子缺乏。对于血小板减少或功能障碍的,术前可以皮下注射升血小板的药物,有条件者可以输注浓缩血小板。研究表明有血小板功能减退时,一个标准体重患者只需输注 2 个单位单采血小板,就可使凝血异常获得纠正。每输一个单位浓缩血小板可增高血小板 4×10^9/L。恶性血液病如白血病、淋巴瘤或骨髓瘤患者,其主要危险在于术中出血和渗血不止及血栓形成。如果处于缓解期,手术风险可控。急性白血病时,如果白细胞总数增高不过多,血红蛋白尚在 100 g/L,血小板接近 100×10^9/L,无临床出血征象时,手术危险性也不增高。但当贫血或血小板减少较重时,术前应输全血和浓缩血小板做准备。慢性粒细胞性白血病,如果血小板超过 $1\,000 \times 10^9$/L 或白细胞总数超过 100×10^9/L,术中可能遇到难以控制的出血,危险性很大。慢性淋巴细胞性白血病,如果血小板计数正常,即使白细胞总数超过 100×10^9/L,也非手术禁忌证。对于贫血患者,主要为缺铁性贫血和各种先天性或后天性溶血性贫血。中度贫血者,术前经补充铁剂、叶酸和维生素 B_{12},一般纠正尚无困难,必要时术前给以小量多次输新鲜血,纠正较迅速。巨细胞贫血多见于恶性贫血和叶酸缺乏,手术宜推迟,待叶酸和维生素 B_{12} 得到纠正,一般需 2 周后方能手术。

糖尿病也是胸外科患者常见的合并症。糖尿病主要危害在于它会引起全身微血管病变,糖尿病患者在手术时体内儿茶酚胺、胰高糖素及类固醇激素等分泌增加,血浆胰岛素不足,会加重糖尿病。糖尿病患者易发生动脉粥样硬化,常合并有心、脑、肾等重要脏器的损害,手术时应慎重。糖尿病患者由于体内糖、蛋白质及脂肪代谢紊乱,机体抵抗力减弱、白细胞吞噬能力差,且糖尿病的微血管病变导致血循环障碍,高血糖有利于某些细菌生长,故糖尿病手术时易并发感染,伤口不易愈合。糖尿病患者由于胰岛素绝对或相对不足,不仅引起糖代谢紊乱,而且同时出现脂肪及蛋白质代谢紊乱,这给糖尿病患者输液及补给热量带来一定困难。总之,糖尿病患者手术耐受力差,手术前应有一定的准备时间,术前应适当控制血糖,纠正体液和酸碱平衡失调,改善营养状态。接受口服降糖药物或长效胰岛素治疗患者,要停用或改用普通岛素以便调整胰岛素用量。一般视空腹血糖而异,血糖 $\geqslant 16.7$ mmol/L,术前皮下注射胰岛素 18~24 U/d;血糖 < 16.7 mmol/L 者,用量为 8~16 U/d。对老年患者,术前不应长时间禁食,术日晨测血糖,并用胰岛素全日量的 1/2 皮下注射,上午手术者可静滴葡萄糖代替早餐。经过积极术前准备,应达到以下标准:糖尿病症状得到控制,空腹血糖 10 mmol/L 以下,尿酮体阴性。

5)体能支持:体能就是指一个人的身体素质水平,胸外科手术时间长、创伤大,特别是对于老年患者威胁很大,手术以后胸壁肌肉切断,膈肌的切开造成的呼吸功能下降,缺氧造成的体内酸性物质的堆积,手术导致的负氮平衡等都对患者的体能提出较高的要求。体能本身并不是一蹴而就的,不可能在短时间内获得大幅度的提升,但是在较短时间内改善患者的营养状态和能量储备,在较短时间内通过心肺功能锻炼来提升患者的耐受力还是可行的。

术前心肺功能锻炼被证实对于降低术后心肺并发症是有效的。临床医生应该指导患者术前进行有效的深呼吸,有效的咳嗽并进行适当的运动以提高机体加大耗氧的耐受力,临床标准是患者缓慢登上 5 楼后没有明显的心动过速(HR $\leqslant 130$ 次/分)和明显的呼吸频率加快($R \leqslant 30$ 次/分)。

营养状态的评估对于手术患者相当重要，根据 CSPEN《肠外肠内营养临床指南及操作规范》的定义，所谓营养不良，是指能量、蛋白质及其他营养素缺乏或过度，导致对机体功能乃至临床结局发生不良影响。所谓营养不足通常指蛋白质-能量营养不足(PEM)，即能量或/和蛋白质摄入不足或吸收障碍，造成特异性的营养缺乏症状。所谓营养风险(NR)，是自2002 年以来欧洲提出的关于与营养因素有关的不良转归(包括并发症、死亡率等)增加的风险。许多胸外科患者，特别是老年患者，农村病患，长期慢性感染患者，无法正常进食的食管贲门肿瘤患者，长期进食量不足，营养不全面，消瘦、贫血、低蛋白、电解质紊乱、脱水往往伴随着他们，巨大的手术创伤对于他们来讲无疑是致命的打击。营养状态的评估主要从患者的身高、体重、上臂肌围(AMC)血清蛋白中白蛋白、前白蛋白、运铁蛋白和视黄醇结合蛋白、尿肌酸酐/身高指数(CHI)等指标判断。对于体重≤80%平均值，CHI≤80%，血白蛋白≤3.5 g/L 等营养不良的患者手术以前必须加以重视，给予必要的营养支持。饮食调整是最直接有效安全的模式，但许多营养不良的状况往往是由于患者由于消化道疾病不能正常普食造成的，在这种情况下就需要采取多种营养—能量补充的途径，包括肠内及肠外营养支持。肠内途径可以采用鼻胃管和鼻十二指肠管营养液灌注，极端方法可以采用胃造瘘或空肠造瘘方式，肠外途径可以采用深静脉营养支持 TPN 输注。术前营养支持的目标是患者体重增加，体力改善，人血白蛋白上升到正常值。

(2) 术前心理准备

1) 缓解恐惧情绪：胸外科手术创伤大，对患者的生理功能在短时间内会产生较大影响，加之可以预见的疼痛和呼吸不适会对患者术前产生严重的恐惧情绪。引起患者紧张不安、忧虑和恐惧情绪的因素还包括：对于肿瘤疾病预后的担心、对于手术可能造成生命威胁的担心、对于手术后机体运动障碍的担忧、对于高昂医药费用的担心、对于手术者能力疑虑等。

术前对患者进行必要的心理疏导，缓解焦虑恐惧情绪，使之积极配合术后康复甚关重要。术前应该充分同患者沟通，使了解其所罹患疾病的发生概率、治疗手段、具体流程、大致预后(保护性)，使患者不是被动地接受治疗而是积极地参与到整个治疗过程中。要经常鼓励和安慰患者，使其树立信心，积极配合治疗。必要时可以在术前适当使用镇静剂，例如苯二氮卓类、丁酰苯类药物，以缓解患者紧张情绪，促进睡眠。

2) 改善生活习惯：不仅对于患者围术期机体的恢复，而且对于患者今后的生活状态都有很大的帮助。包括：戒烟、戒酒、每天早晚两次刷牙，饭后漱口以保持口腔卫生、规律饮食、按时睡眠、规律排便、保持身体清洁等。

3) 加强医患沟通：胸外科手术风险高，手术及术后意外较多，为了相互理解以利于更好的治疗，所以医患良好的沟通显得尤为重要。首先要建立医患之间相互信任感，手术前患者往往会出现到处打听手术者的业务能力、道德品质的情况，作为主管医生应该给予患者一种超强的自信感和权威感，同时要有高度的责任心，所谓仁心仁术。使患者对医生采取的所有治疗措施毫不质疑。其次主管医生同患者及其家属要形成良好的互动，使治疗不单纯是自上而下命令型，整个治疗过程主管医生、患者本人、患者家属都应该积极参与，治疗途径如果可能，应该详细阐述利弊并提出参考意见，供患者及家属选择。治疗效果应该实事求是，不应夸大效果，使患者产生过高的期望值，最后产生巨大的落差。最后对待患者态度要和蔼可亲，使患者得到一种尊重感，快速适应病房环境，调整心理状态，为手术做好充分的心理准备。

2. 术后处理

（1）全面的术后评估

胸外科手术风险大，对患者的呼吸循环影响严重，特别是对于全肺切除患者、气管肿瘤患者、巨大胸内肿瘤手术患者、老年患者等手术经过复杂，生理干扰严重的患者，全面的术后评估显得尤为重要。

首先，手术结束后必须由麻醉师、手术组医生和手术室护士亲自护送患者到达监护病房，并同监护室医生和护理人员现场床边交班，内容包括患者基本情况、诊断、术前生理状态及合并症，手术大致状况及特殊情况、术中生命体征变化、引流管的安置位置及作用及术后特别注意点等。

其次，患者进入监护室后，医护人员应该立即给予患者必要的生命监护措施，包括心电监护、有创桡动脉检测、无创袖带血压检测、中心静脉压检测、指末氧饱和度检测、呼吸频率检测等。同时必须将患者身上的各个管道重新检查，包括口插管（记录刻度）深静脉穿刺管、桡动脉穿刺管、Swan-ganz 导管、胸腔引流管、鼻胃管（记录刻度）鼻十二指肠营养管（记录刻度）造瘘管等，整理并安置妥当，检查所有管道接口并牢固固定。

再次，在患者生命体征稳定的情况下，医生必须对患者做必要的物理检查。要判断患者神经和精神状态，判断患者意识是否清醒，麻醉是否完全苏醒，肢体运动是否存在障碍。要听诊双侧呼吸音，了解是否存在气胸、肺不张、肺水肿等状况。要听诊心音，初步了解心脏功能情况。要仔细观察胸腔引流管的连接和胸液引流量及颜色，以防患者在从手术室搬运至监护室路途中出现的意外，诸如胸管脱开或胸内大出血等紧急情况。

最后，在结合患者病史、手术状况、手术效果、术后早期的物理和生化检查结果，来判断患者是属于高危患者（呼吸或循环需较长时间支持），关注患者（呼吸或循环需短时间支持）或普通患者，以此来决定给予患者干预治疗的强度和频率。比如对于肺部巨大肿瘤侵犯胸壁的患者，手术施行肺叶切除并较大范围胸壁切除，此类患者手术后容易出现胸部反常呼吸、出血、痰潴留肺不张等意外情况，此类患者应属于高危患者，术后应特别注意呼吸支持和呼吸道处理以及循环的支持，要经常吸痰，必要时需要呼吸机辅助呼吸，此类患者的治疗强度和频率往往超出一般。而对于一般情况良好的肺叶切除患者，则属于普通患者，其治疗强度和频率则明显降低，只要给予必要的拍背咳痰和适当的补液支持，静待其生理功能自然恢复即可。

（2）生理状态的监测

胸外科手术对患者的呼吸循环功能影响较大，不同于一般手术，特别是术后早期容易出现心律失常、低氧、二氧化碳潴留等危及生命的不良事件，及早发现异常并早期干预对降低术后潜在致死事件是十分重要的。

内环境稳定：内环境是指细胞直接浸浴和生存的环境，是围绕在细胞周围的细胞外液，包括血浆、组织液、淋巴液、脑脊液等。内环境理化性质保持相对恒定。它包含两方面的含义：① 细胞外液的理化性质总是在一定水平上恒定，不随外环境的变动而变化；② 这种状态并不是恒定不变的，它是一个动态平衡、是在微小的波动中保持的相对恒定。其中血浆是最活跃的成分，血浆中主要成分包含：水约 90%，蛋白质 7%～9%，无机盐 1%，以及血液运送的物质（如氧气、二氧化碳、葡萄糖）和非蛋白质类含氮化合物（如尿素、尿酸、肌酸、肌苷、氨基酸、多肽、胆红素和氨等）等。组织液、淋巴的成分和含量与血浆相近，但又不完全相同，最主要的差别在于血浆中含有较多的蛋白质,而组织液和淋巴中蛋白质含量很少。临床能够监测的内环境状态,主要是指血浆酸碱度、渗透压、电解质浓度、血浆蛋白的含量、血氧和二氧化碳的分压、血糖浓度及血肝肾功能指标等。

血气分析是了解胸外科手术后患者内环境状态最直接的手段,通常患者在手术结束,在麻醉苏醒室拔出经口气管插管之前会有一次血气分析检测,以了解患者自主通气是否足够,内环境是否稳定,是否达到拔管指证。在患者进入术后监护室即刻,应该再次进行一次血气分析检测,通过与在麻醉苏醒室拔口插管之前的血气指标进行动态的比较,再次确认患者的通气功能的恢复情况,因为麻醉药的体内蓄积作用,特别是在人体脂肪组织内的堆积缓慢释放效应,有时会出现苏醒回监护室的患者,因为麻醉药对中枢的抑制及肌松未完全消除,患者会逐渐出现缺氧和二氧化碳蓄积,尤其是由于术后患者往往由于面罩供氧,指末氧饱和度往往表现正常,但其血液二氧化碳浓度却已经上升到很高的程度,临床上往往容易忽视,甚至患者出现昏迷才被发现。胸外科患者手术后第二天清晨也必须进行一次血气分析检测,用以了解患者经过一整夜的生理恢复,体内环境稳定状态。对于胸外科患者术后恢复过程中出现的呼吸急促,意识障碍,心律失常等临床表现,在判断其病因时血气分析也是必需的监测指标,通过了解血液的酸碱失衡和电解质紊乱的程度,可以大致判断患者的异常状态是否由于呼吸因素造成,或存在代谢性紊乱因素。

正常人血液的酸碱度即 pH 值始终保持在一定的水平,其变动范围很小,正常人动脉血液的 pH 值为 7.35～7.45,平均值 7.40,婴幼儿和儿童血液的 pH 值低于成人。例如新生儿血浆 pH 值为 7.30～7.35,就处于正常成人 pH 值的下限以下。这是因为年龄越小血浆二氧化碳分压越高,仍属正常生理范围。正常成人动脉血液 pH 值比静脉血液高约 0.02～0.10。体内酸性或碱性物质过多,超出机体的调节能力,或者肺和肾功能障碍使调节酸碱平衡的功能障碍,均可使血浆中 HCO_3^- 与 H_2CO_3 浓度及其比值的变化超出正常范围而导致酸碱平衡紊乱如酸中毒或碱中毒。根据血液 pH 的高低,<7.35 为酸中毒,>7.45 为碱中毒。HCO_3^- 浓度主要受代谢因素影响的,称代谢性酸中毒或碱中毒;H_2CO_3 浓度主要受呼吸性因素的影响而原发性增高或者降低的,称呼吸性酸中毒或者碱中毒。在单纯性酸中毒或者碱中毒时,由于机体的调节,虽然体内的 HCO_3^-/H_2CO_3 值已经发生变化,但 pH 值仍在正常范围之内,成为代偿性酸中毒或碱中毒。如果 pH 值异常,则称为失代偿性酸中毒或碱中毒。

1) 代谢性酸中毒:可分为 AG 增高型(血氯正常)和 AG 正常型(血氯升高)两类。

Ⅰ. AG 增大型代谢性酸中毒:任何固定酸的血浆浓度增加,AG 就增大,此时 HCO_3^- 浓度降低,Cl^- 浓度无明显变化,即发生 AG 增大型正常血氯性酸中毒。

▲ 乳酸酸中毒:多由各种原因所致的缺氧所引起,常见于休克、心力衰竭、心搏骤停、呼吸衰竭、肺水肿、严重贫血等情况下。组织缺氧时,糖酵解增强,故乳酸生成增多。此外,乳酸性酸中毒还可见于严重肝病使乳酸利用障碍的情况下,也可见于糖尿病及白血病时,发生机制尚不清楚。当乳酸酸中毒时,经缓冲作用而使 HCO_3^- 浓度降低,AG 增大,但血氯正常。

▲ 酮症酸中毒:见于糖尿病、饥饿、酒精中毒等。酮体中 β-羟丁酸和乙酰乙酸在血浆中释放出 H^+,血浆 HCO_3^- 与 H^+ 结合进行缓冲,因而使 HCO_3^- 浓度降低。

▲ 严重肾功能衰竭:人体代谢过程中产生的非挥发性酸性代谢产物,正常主要由肾脏排出。严重急性肾功能衰竭和慢性肾功能衰竭晚期患者,肾小球滤过率降低,血内硫酸、磷

酸和有机酸排出障碍,也常发生 AG 增大型代谢性酸中毒。

▲ 水杨酸中毒:由于医疗原因,大量摄入或给予水杨酸制剂。

Ⅱ. AG 正常型代谢性酸中毒:当血浆中 HCO_3^- 浓度原发性减少时,可引起代谢性酸中毒(失碱性代酸),同时血 Cl^- 浓度代偿性增高,AG 无变化,称为 AG 正常型高血氯性酸中毒。

▲ 消化道丢失 HCO_3^-:肠液、胰液和胆汁的 HCO_3^- 浓度都高于血液。因此,严重腹泻、肠引流术等均可引起 HCO_3^- 大量丢失而使血氯代偿性升高,AG 正常。

▲ 尿液排出过多的 HCO_3^-:常见于:① 轻、中度慢性肾功能衰竭:因肾小管上皮细胞功能减退,泌 H^+、泌 $NH4^+$ 减少,$NaHCO_3$ 重吸收减少而排出过多。② 近端肾小管性酸中毒。③ 远端肾小管性酸中毒。④ 碳酸酐酶抑制剂的应用:可因抑制肾小管上皮细胞内碳酸酐酶的活性,而使细胞内的 H_2CO_3 生成减少,结果使 $H+$ 的分泌和 HCO_3^- 重吸收减少。⑤ 含氯的酸性药物摄入过多。

2) 呼吸性酸中毒:以体内 CO_2 潴留、血浆中 H_2CO_3 浓度原发生增高为特征的酸碱平衡紊乱。这也是胸外科术后最常见的一种酸碱平衡紊乱类型。

有许多原因能引起呼吸性酸中毒,但其基本机制都是 CO_2 排出障碍。临床上最常见的情况是慢性呼吸系统疾病引起肺泡通气功能障碍,导致 CO_2 潴留和高碳酸血症。少数病例是由吸入过多 CO_2 所致。原因如下。

呼吸中枢抑制:颅脑损伤、脑血管意外、麻醉药或镇静剂过量等均可因呼吸中枢抑制而导致肺通气功能不足,由此引起 CO_2 在体内潴留,常为急性呼吸性酸中毒。

呼吸肌麻痹:严重的急性脊髓灰质炎、重症肌无力、严重低钾血症等,由于呼吸运动失去动力,可致 CO_2 在体内潴留而发生呼吸性酸中毒。

呼吸道阻塞:严重的喉头水肿、痉挛以及气管异物、大量分泌物、水肿液或呕吐物等堵塞了呼吸道,均可引起肺泡通气功能障碍而致急性呼吸性酸中毒。

胸廓、胸腔疾患:严重气胸、大量胸腔积液、严重胸部创伤和某些胸廓畸形等,均可影响肺的通气功能而使 CO_2 在体内潴留。

肺部疾患:慢性阻塞性肺疾患如肺气肿、慢性支气管炎是临床上呼吸性酸中毒最常见的原因。

呼吸机使用不当:频率过低导致体内二氧化碳积聚。

CO_2 吸入过多。

3) 代谢性碱中毒:特征是血浆 HCO_3 浓度原发性增高。

根据代谢性碱中毒的发病机制和给予生理盐水治疗后代谢性碱中毒能否得到纠正,可将其分为两类:

Ⅰ. 用生理盐水治疗有效的代谢性碱中毒:其发病机理中均有低氯血症,能促进肾小管对 $NaHCO_3$ 的重吸收。

酸性胃液丧失过多:常见于剧烈呕吐及胃液吸引等引起的酸性胃液大量丢失。

低氯性碱中毒:大量胃液的丧失,使用噻嗪类利尿剂和速尿等使氯从尿中丢失,均可引起低氯血症并发碱中毒。

Ⅱ. 用生理盐水治疗无效的代谢性碱中毒:这一类代谢性碱中毒的发病机理中,没有低氯血症参与,用生理盐水治疗无效。

盐皮质激素过多：醛固酮是肾上腺盐皮质激素中作用最强的一种，能促进远端肾小管 Na^+ 和 H_2O 的重吸收，加速 K^+ 和 H^+ 的排泌。这些激素过多能使肾脏丢失 H^+，并增加 $NaHCO_3$ 的重吸收，引起代谢性碱中毒。醛固酮的排 K^+ 作用引起的低钾血症也与碱中毒的形成有关。糖皮质激素也具有盐皮质激素的作用，生成和释放增多也可引起代谢性碱中毒。

缺钾：机体缺钾可引起代谢性碱中毒，其发生机制：① 低钾血症时细胞外液 K^+ 浓度降低，致使细胞内液 K^+ 向细胞外转移，而细胞外液 H^+ 向细胞内转移；② 肾小管上皮细胞 K^+ 浓度降低，促使 H^+ 排泌增加，H^+-Na^+ 交换增加，HCO_3 重吸收加强，患者排出反常性酸性尿。这类患者需用钾盐进行治疗，单独应用 NaCl 不能纠正。

碱性物质摄入过多：可见于溃疡患者服用过量 $NaHCO_3$ 或纠正酸中毒时静脉输入过量 $NaHCO_3$，可导致代谢性碱中毒。纠正酸中毒时输注乳酸钠溶液过量，乳酸钠经肝脏代谢可生成 H_2CO_3；大量输入柠檬酸钠抗凝血液，柠檬酸钠经肝脏代谢可产生 HCO_3，均可发生代谢性碱中毒。

4) 呼吸性碱中毒：特征是血浆 H_2CO_3 浓度原发性降低。

过度通气是发生呼吸性碱中毒的基本机制。凡某种疾病或病理过程，只要能引起呼吸加深加快，发生过度通气，CO_2 过多排出，就易导致呼吸性碱中毒，常见的原因如下：

精神性过度通气：癔病患者哭笑无常及小儿持续哭闹，均可发生深快呼吸，使 CO_2 排出过多，遂使 $PaCO_2$ 下降，血浆 H_2CO_3 浓度降低，是引起急性呼吸性碱中毒比较常见的原因。

缺氧：缺氧时的通气过度是对缺氧的代偿，但同时可以造成 CO_2 排出过多而发生呼吸性碱中毒，常见于胸廓或肺疾患如肺炎早期、肺梗塞、肺淤血等患者的呼吸深快，除与低氧血症有关外，还因肺牵张感受器和肺毛细血管旁感受器受刺激，反射性地使通气增加。这些均可引起血浆 H_2CO_3 浓度下降而出现呼吸性碱中毒。

机体代谢亢进：高热和甲状腺功能亢进患者，代谢水平和耗氧量比正常人高，加之有中枢神经系统兴奋性增高、温热血流刺激等因素，均可使呼吸中枢兴奋，引起深快呼吸和过度通气，发生呼吸性碱中毒。

人工呼吸过度：抢救重危患者过程中，使用人工呼吸器不当致通气量过大，而引起过度通气。

其他某些药物：（如水杨酸）和疾病（如颅脑疾患、严重肝脏病）可能刺激呼吸中枢兴奋，引起过度通气。

血浆电解质的变化：也是反映内环境稳态的一个重要指标，通过电解质的变化，我们可以了解患者的肾脏功能、饮食摄入状况、是否存在脱水、细胞内外电解质的交换等一系列情况。通常对于胸外科术后患者，在体内起关键作用的电解质主要是钾、钠、镁、钙等。

1) 钾是细胞内液的主要阳离子，与钠等维持体内渗透压和酸碱平衡，又是维持神经、肌肉正常活动所必需。肾脏对钾的排泄没有限制，故在禁食 3 日或利尿过多时，均应适当补钾。参考值：血清钾 $3.5 \sim 5.5$ mmol/L。

血清钾降低：肾上腺皮质功能亢进、长期使用肾上腺素皮质激素、醛固酮增多症；严重呕吐、腹泻，不能进食而又未能及时足量补钾，长期使用利尿剂等造成钾丢失过多；静脉输入大量葡萄糖及胰岛素，家族性周期性麻痹发作期，碱中毒时使细胞外液进入细胞内，造成血钾降低。

血清钾增高：慢性肾上腺皮质功能减退症，肾动脉狭窄性高血压、心力衰竭、休克、缺氧、尿毒症所致尿少尿闭等肾功能受损；重度溶血反应、挤压综合征、大面积烧伤、补钾过多

2）钠为细胞外液的主要阳离子，是维持体内渗透压与酸碱平衡的重要物质之一。参考值：血清钠 135～145 mmol/L。

血清钠降低（血清钠低于 135 mmol/L 时为低钠血症）见于：重症急性胃肠炎呕吐腹泻、大量抽放腹水以及胃肠瘘等引起钠丢失；尿毒症、糖尿病酸中毒、大叶性肺炎、不适当的应用利尿剂与低盐饮食、慢性肾上腺功能减退、肾病综合症、尿崩症等。

血清钠增高（血清钠超过 145 mmol/L 时为高钠血症）见于：肾上腺皮质功能亢进、严重脱水、糖尿病高渗性脱水、中枢性尿崩症等。

3）氯是细胞外液的主要阴离子，对调节体内水、渗透压与酸碱平衡等具有重要作用。参考值：血清氯 98～110 mmol/L。

血清氯降低见于：严重呕吐、腹泻，以及大量丢失胰液、胆汁等消化道液体；多尿症、糖尿病以及慢性肾上腺素皮质功能减退等。

血清氯增高见于：尿路梗阻、肾炎少尿、心力衰竭伴水肿等导致氯化物排出减少；摄入氯化物过多特别是肾功能不良时，以及呼吸性碱中毒等。

4）血清钙是人体内含量最多的阳离子。血液中的钙离子参与凝血作用，同时又能降低神经、肌肉的兴奋性，当血钙严重降低时常伴手足抽搐。参考值：成人 2.10～2.75 mmol/L。

血清钙增高：甲状旁腺功能亢进、充血性心力衰竭、大量服用维生素 D、骨肿瘤、乳腺癌、肺癌、肝癌、结节病引起肠道过量吸收钙等。

血清钙降低：甲状旁腺机能减退、大量输入柠檬酸盐抗凝血后，可引起低血钙的手足抽搐、慢性肾炎尿毒症时，导致血清钙下降等。

5）血清镁的参考值：0.8～1.2 mmol/L。

血清镁增高：见于甲状腺机能减退症、甲状旁腺机能减退症、阿狄森病、肾功能衰竭、多发性骨髓瘤、严重脱水症、关节炎、镁制剂治疗过量、糖尿病昏迷等。

血清镁减低：见于呕吐、腹泻、使用利尿剂、慢性肾功能衰竭、甲状腺功能亢进、甲状旁腺机能亢进、长期使用糖皮质激素者、高血钙、糖尿病酮中毒、低白蛋白血症、长期使用氨基糖类抗生素等。

脱水：一种内环境严重紊乱的病理生理现象。它是指细胞外液减少而引起的一组临床症候群，根据其伴有的血钠或渗透压的变化，脱水又分为低渗性脱水即细胞外液减少合并低血钠；高渗性脱水即细胞外液减少合并高血钠；等渗性脱水即细胞外液减少而血钠正常。

1）高渗性脱水以失水多于失钠、血清钠浓度＞150 mmol/L、血浆渗透压＞310 mOsm/L 为主要特征。原因包括：

单纯失水：① 经肺失水。② 经皮肤失。③ 经肾失水：中枢性尿崩症或肾性尿崩症患者可排出 10～15 L 的稀释尿而其中只含几个毫摩尔的钠。

失水大于失钠：即低渗液的丧失：① 胃肠道失液：呕吐和腹泻时。② 大量出汗。③ 经肾丧失低渗尿：如反复静脉内输注甘露醇、糖尿病患者术后血糖控制不佳，高渗葡萄糖利尿时。

饮水不足，特别是胸外科食管重建手术后，患者如果术后出现吻合口瘘，长期十二指肠高要素营养而同时又补水不足时，极易发生。

2) 低渗性脱水以失钠多于失水，血清钠浓度<130 mmol/L，血浆渗透压 280 m Osm/L 为主要特征。原因包括：

丧失大量消化液而只补充水分：这是最常见的原因。

大汗后只补充水分。

大面积烧伤：烧伤面积大，大量体液丢失而只补充水时，可发生低渗性脱水。

肾性失钠：可见于以下情况：① 水肿患者长期连续使用排钠性利尿剂（如氯噻嗪类、速尿及利尿酸等）时如再限制钠盐摄入，则钠的缺乏更为明显。② 急性肾功能衰竭多尿期。③ Addison 病时，主要是因为醛固酮分泌减少，故肾小管对钠重吸收减少。对上述些经肾失钠的患者，如果只补充水分而忽略了补钠盐，就可能引起低渗性脱水。由此可见，低渗性脱水的发生，往往与措施不当（失钠后只补水而不补充钠）有关。这一点应当引起充分的注意。

3) 等渗性脱水是水与钠按其在正常血浆中的浓度成比例丢失时引起的。即使是不按比例丢失，但脱水后经过机体调节。血钠浓度仍维持在 130～145 mmol/L，渗透压仍保持在 280～310 m Osm/L 者，亦属等渗性脱水。原因包括：

小肠液丧失：从十二指肠到回盲部的所有小肠分泌液以及胆汁和胰液的钠浓度都在120～140 mmol/L 之间。因此，小肠炎所致的腹泻、小肠瘘、小肠梗阻等可引起等渗体液的丧失。

大量胸水和腹水形成等。

胸外科术后急性出血等。

体温波动：人体的温度是相对恒定，正常人腋下温度为 36～37℃，口腔温度比腋下高 0.2～0.4℃，直肠温度又比口腔温度高 0.3～0.5℃。胸外科手术后由于手术创伤，体内炎症介质的释放和胸腔液体的吸收均会导致体温的上升。但在一些病理的状态下，体温就会出现异常的波动，有相当的临床价值，比如食管手术后第七天或进食后出现高热，往往意味着可能出现吻合口瘘的情况；又比如胸外科手术五天后出现体温升高达 38～39℃，维持几天而且每天体温都不能回归正常值以下，往往提示有局灶性的感染，最常见的是伤口液化或感染等；胸外科手术 7 天后出现体温升高达 38～39.5℃，伴或不伴寒战，维持几天而且每天体温都能回归正常值以下，往往提示深静脉穿刺污染可能等。所以密切观察术后患者体温的变化趋势，往往能够提示机体异常和判断治疗是否有效。

按体温状况（口腔温度），发热分为：低热：37.3～38℃；中等度热：38.1～39℃；高热：39.1～41℃；超高热：41℃以上。人体最高的耐受温度为 40.6～41.4℃，直肠温度持续升高超过 41℃，可引起永久性的脑损伤；高热持续在 42℃以上 2～4 小时常导致休克等严重并发症。体温高达 43℃则很少存活。临床上往往可以看到外科严重并发症终末期患者出现持续高热或超高热，是预后不佳的标志。

发热的病因复杂，大概有这几个范围：感染、无菌性组织坏死和破坏（如损伤、肿瘤变性、血管阻塞引起组织坏死）产热散热异常（如甲状腺机能亢进等）大量失血失水、生物制剂和药物反应、中枢神经调节异常和其他原因不明发热等。

临床上常见的热型有以下几种：

稽留热：是指体温恒定地维持在 39～40℃以上的高水平，达数天或数周，24 h 内体温波动范围不超过 1℃，见于重症感染或体温调节中枢异常。

弛张热（败血症热型）：体温常在 39℃以上，波动幅度大，24 h 内波动范围超过 2℃，但都在正常水平以上。常见于败血症、重症肺结核及化脓性炎症等。

间歇热：体温骤升达高峰后持续数小时，又迅速降至正常水平，无热期（间歇期）可持续1天至数天，如此高热期与无热期反复交替出现。常见于疟疾、急性肾盂肾炎等。

波状热：体温逐渐上升达 39℃ 或以上，数天后又逐渐下降至正常水平，持续数天后又逐渐升高，如此反复多次。常见于布氏杆菌病。

回归热：体温急剧上升至 39℃ 或以上，持续数天后又骤然下降至正常水平。高热期与无热期各持续若干天后规律性交替一次。可见于回归热、霍奇金病等。

不规则热：发热的体温曲线无一定规律，可见于结核病、风湿热、支气管肺炎、渗出性胸膜炎等。

循环血流动力学：胸外科手术过程中，由于会对心脏产生一定的不良刺激，特别是手术中电凝刀和氩气电刀在心包表面的使用，另外肺切除特别是全肺切除手术会产生暂时性肺高压，从而影响右心功能，还有胸外手术后由于开胸手术创伤、缺氧、补液等因素引起的肺水肿造成左心功能减退，以及术后潜在的出血风险、心律失常风险，所以加强循环血流动力学的监测具有极其重要的临床意义。循环血流动力学检测还可以对于患者基本循环状态、液体复苏和药物治疗有效性进行客观的评价。

血流动力学监测可分为无创伤性和创伤性两大类；无创伤性血流动力学监测是应用对机体组织没有机械损伤的方法，经皮肤或黏膜等途径间接取得有关心血管功能的各项参数，比如心率、心律心电图监测、袖带血压监测等，其特点是安全、无或很少发生并发症。创伤性血流动力学监测是指经体表插入各种导管或监测探头到心腔或血管腔内，利用各种监测仪或监测装置直接测定各项生理学参数并通过对所测得的数据进行分析获得数量的概念，比如桡动脉压、中心静脉压（CVP）右心房压（RAP）右心室压（RVP）肺动脉压（PAP）肺毛细血管嵌顿压（PCWP）心输出量（CO）心脏排血指数（CI）等。

血压正常值：收缩压 12.0～18.7 kPa（90～140 mmHg），舒张压 8.0～12.0 kPa（60～90 mmHg）。血压的监测方法可分为两类：无创伤性测量法和有创伤性测量法。无创伤性测量法（NIBP）通常是指袖套测压法，包括人工听诊和机器自动测压法。有创伤性测量法通常是桡动脉穿刺测压，也有采用足背动脉和肱动脉穿刺测压的。

由于手术当天患者的生理机能受到了前所未有的打击，生命体征尚不稳定，往往存在大出血或心血管意外可能，故通常胸外科手术当天需要保留桡动脉穿刺，以备实时监测血压动态变化，如果手术后第二天患者一般情况稳定可以撤除桡动脉穿刺，以利于患者活动。对于一些危重患者和复杂手术有大出血的、严重低血压休克需要反复测量血压，并需要使用血管活性药物治疗的、反复抽取动脉血气分析的、心搏骤停经过心肺复苏的患者需要保留较长时间桡动脉穿刺测压。对于桡动脉测压和袖带测压往往其数值会存在不同，据对比观察的结果，收缩压在 100～150 mmHg 范围之间，两者结果相仿；超过或低于此范围就有差别。不过一般认为桡动脉测压比袖带测压略高，收缩压常常会高出 5～20 mmHg，在休克、低血压和低体温患者，由于血管收缩，此种差别还会增加。如果由袖带测压测得的压力大于桡动脉测压时，多数系由于压力监测系统发生故障或操作欠妥而引起误差，包括监测仪零点的偏移。此时如果发现动脉压力波幅降低，呈现阻力，提示导管系统有问题，最常见的原因是气泡、血凝块、机械性阻塞或连接部分松动脱开等。假如动脉波形正常，则应检查用作间接测压的臂袖带大小是否适当、放置部位是否有误等。

中心静脉压是指上下腔静脉和右心房交界处的压力,是反映右心前负荷的指标,它受右心泵血功能、循环血容量及体循环静脉系统血管紧张度3个因素影响。测定CVP对了解有效循环血容量和右心功能有重要意义,正常值:5～10 cmH$_2$O。

严重创伤、休克以及急性循环机能衰竭等危重患者,需长期输液或静脉抗生素治疗,全胃肠外营养治疗、需接受大量、快速、输血、补液的患者,利用中心静脉压的测定可随时调节输入量和速度、心血管代偿功能不全的患者,进行危险性较大的手术或手术本身会引起血流动力学显著的变化的患者等都是安置深静脉穿刺管的指证。通常选择的穿刺途径是颈内静脉或锁骨下静脉。中心静脉压的标准零点位置在右心房中部水平线,仰卧位时在第四肋间腋中线水平,侧卧位时在胸骨右缘第四肋间水平。一旦零点确定,就应该固定好,若患者体位发生改变应随即调整零点。一般标准零点的偏差不要超过±1 cm,以免由此变异而影响中心静脉压真实的变化。

五、气管外科患者的麻醉管理

1. 临床麻醉的组织实施

麻醉是患者身、心健康受损、生命危急时刻介入的一种特殊的治疗手段,麻醉药本身对机体的多脏器产生作用,此时与疾病及手术操作、创伤对患者的影响交杂在一起,使得患者自身的自我保护能力降低甚至丧失,故一直以来多认为麻醉是属于高风险的专业,然而麻醉却是外科手术治疗必不可少的基础与保障。"麻醉"的发明是外科学发展史上的里程碑,使得患者从此避免了术中"酷刑",但由于麻醉所潜在的特殊风险,因此,提高麻醉的安全性是麻醉学的永恒主题与追求目标。麻醉发展至今,不但要保证患者术中无痛苦,还要调控手术患者的器官功能,避免其病理性损害的发生,促进术后康复。在全身麻醉中由于患者的无意识状态,麻醉医师必须凭借监测的客观生理指标结合其自身专业理论基础及临床经验来评估、判断患者的状况,采取各种措施维持各器官功能的正常。

2. 气管手术的麻醉管理特点

气管手术手术患者术前存在的呼吸道梗阻、术中特殊的气道管理方法对麻醉医生提出了更高的要求。控制呼吸道、维持良好的气体交换和术野暴露是气管手术麻醉的重点。我国实施的气管切除与重建手术多为气管肿瘤原发性或侵犯性肿瘤,而在国外的文献中,气管狭窄性病变在此类手术中占很大比重。结合本院气管手术麻醉的经验与教训,对气管手术的麻醉管理特点作一介绍。

(1) 手术前的评估和准备

1) 术前评估:患者的全身状况,呼吸困难程度,呼吸困难与体位的关系均需做细致了解,一般来讲,气管腔狭窄至1 cm时,可出现特殊的喘鸣音,<1 cm时则呈明显的呼吸困难,<0.5 cm时活动即受限制,并出现典型的"三凹征"。应询问患者排痰的困难度、运动的耐受性、仰卧位呼吸的能力以及用力吸气和呼气的程度(因为气管塌陷或可活动的肿瘤在用力呼吸时可加重气道梗阻)。确认患者的心肺功能情况,以及是否合并其他系统的疾病。术前的肺功能检查对于术中通气维持和术后恢复有参考价值,但部分患者在术前无法实施,可以通过血气分析检查获得相关的信息。

明确气管狭窄的部位、性质、范围、程度和可能突发的气道梗阻是术前评估的重点。随着医学影像学技术的提高,判断气管狭窄情况不再仅仅依靠 X 线平片、CT 扫描和核磁共振,螺旋 CT 及计算机三维重建技术使我们能够更形象地了解气管的具体状况,甚至是气管镜也达不到的狭窄远端。支气管镜检查通过肉眼直视可明确气管狭窄的长度和直径,以及肿物与气管壁的特点,是诊断气道病变的"金标准",但对于气道严重梗阻,气管镜无法通过狭窄部位的患者,就可能无法了解病变远端的气道情况,而且给这些严重通气阻塞患者行气管镜检查风险很大。所以建议对存在严重气道梗阻的患者,气管镜检查安排在手术前,在手术室内且在麻醉及外科医生就位后进行,因为一旦气道完全丧失时,则外科医师和麻醉医师随时可以紧急手术。

2)术前准备:麻醉医生应当直接参与手术计划的讨论,了解手术径路和过程。高位气管手术多采用颈横切口,主动脉弓上主气管手术以胸骨正中切口,下端气管涉及隆突及支气管多采用右后外侧切口进胸。常见的手术方式有:气管壁的切除与修补、气管环形切除端端吻合、隆突切除和成形等。

根据患者和手术情况制定完善的麻醉方案,重点在于手术各阶段的通气方案和应急准备。完善术前器械的准备,重点是各种型号的气管导管、可供手术台上使用的灭菌导管、通气延长管和接口,此外备有两套通气环路、各型支气管镜和负压吸引装置是必备的。对于急性严重气道梗阻患者,拟在体外循环下实施手术者,还应准备紧急体外循环所需设备。麻醉医生和护士人员齐备,麻醉诱导前手术医生在场,做好紧急建立外科气道的准备。

术前对患者进行心理疏导和安慰,介绍术后体位和咳痰事项,以争取得到患者最大程度的配合。

对严重的气道狭窄不建议术前使用镇静药,以免削弱患者自身维护其自主呼吸的能力;抗胆碱药虽可减少呼吸道分泌物,但可能会使分泌物黏稠,或形成痰栓加重阻塞,还是要根据患者排痰情况酌情给予。

按照全身麻醉常规监测,有创动脉压监测和呼气末二氧化碳监测,术中随时进行血气和电介质检测。

(2)麻醉管理

采取各种手段尽早地控制气道,不同阶段努力维持有效通气是气管手术麻醉的关键。

诱导期麻醉管理 麻醉诱导过程是气管手术麻醉最危险的阶段之一,诱导用药和插管方式必须结合患者具体病情、病变情况和麻醉医生的实际经验,遵循"安全、无痛、舒适"三阶梯麻醉管理规范,依照麻醉计划和准备进行选择。

麻醉诱导方法的选择

1)局部麻醉:在局部麻醉下行气管切开后再从气管造口处插入气管导管。但由于惧怕呼吸道梗阻而过度保守地应用镇静、镇痛药物,可能使患者经历一定程度的痛苦。α_2 受体激动剂——右美托咪定的上市,为保留自主呼吸清醒镇静提供了便利,可用 1 $\mu g/kg$,10 min 静脉微泵注射,可达到镇静而无呼吸抑制之虑,可减轻患者的痛苦。

2)吸入诱导:采用七氟烷吸入诱导,达到足够的麻醉深度后,结合呼吸道表面麻醉再实施支气管镜检查,进行气管插管或置入喉罩。

3)静脉诱导:如果患者在仰卧位可保持呼吸通畅(例如日常睡眠不受限),而且气道病变固定,估计气管插管无困难时,则可采用含肌肉松弛药的静脉诱导。

4）人工心肺支持下麻醉诱导：对于呼吸困难严重，需要上半身抬高及麻醉后气道情况无法判断的患者，可借助体外循环，在局麻下行股动脉插管，经股静脉右房引流体外膜肺氧合的方法来保证患者的正常供氧。

（3）麻醉插管方法的选择

1）根据病变部位及病变特点

① 肿瘤或狭窄位于气管上部靠近声门，气管导管无法通过，在局麻下和静脉镇静下由外科医生行颈部气管切开，在狭窄部位下建立通气；如果瘤体较小，气管最狭窄处直径>1 cm，可以在纤支镜引导下插入小直径气管导管通过肿瘤或者可以直接插入喉罩，进行间隙正压通气或手控正压通气，提供良好的通气。

② 肿瘤或狭窄位于气管中部，对于气管肿瘤蒂细、肿瘤质地脆、易出血等导管插过有顾虑的患者，可放弃导管通过的尝试，将导管留置狭窄部位以上，手法正压通气无阻力的情况下全麻下开始手术。对于蒂粗、不易脱落的肿瘤，在纤维支气管引导下气管导管尝试可以通过的就通过，通不过的将导管留置狭窄部位以上。

③ 肿瘤或狭窄位于气管下部接近隆突，可将单腔气管导管置于肿瘤上方，如果插过无困难，可考虑支气管镜引导将单腔气管导管插入一侧支气管。此类患者有建议用较细导管通过肿瘤部位行高频喷射通气，但狭窄严重、排气不畅仍有可能造成气体滞留和气压伤。

2）根据呼吸困难的程度

① 对于气促明显，伴有紧张焦虑甚至窒息濒死感的患者，给予保持端坐位，轻扣面罩予高浓度氧吸入，而后静脉缓慢给予小剂量阿片类药物，可达到清醒镇静的目的，氟芬合剂 1/3 剂量启用也是较好的选择。目前采用右美托咪定 0.5～1 μg/kg，10 min 静脉微泵注射的方法，镇静效果较为理想。此类患者在使用丙泊酚、咪唑安定时切忌给药剂量过大过快。采用七氟醚吸入也可以使患者保持自主呼吸下入睡，但紧闭面罩可能加重患者的紧张和窒息感，此外由于患者的通气量不足，麻醉入睡时间可能延长。病变部位较高的患者，可以进行气管切开，在狭窄部位下建立通气；不能进行气管切开的患者，为了提高安全性，可在局麻下暴露好股动静脉，然后麻醉用药，一旦呼吸困难加剧，立即股动静脉插管进行体外循环。

② 术前无明显气促，可以平卧的患者，估计稍细气管导管(ID6.5)可通过狭窄部位的患者，可给予丙泊酚和阿片类药物，逐步过渡到面罩正压通气，如无供氧困难，可考虑给予肌松剂后插管。

3）根据肿瘤的生长情况

① 气管内生肿瘤患者的插管，建议均在支气管镜明视引导下进行，可避免无谓的插管通过尝试，或减轻导管通过时对瘤体的冲击，同时随时可交替使用气管内吸引和供氧。切忌盲目插管，特别是蒂细、质地脆、易出血的肿瘤触之易引起脱落和出血，加重气道梗阻。

② 肿瘤侵犯气管所造成的外压性气管狭窄，在确认插管通过狭窄部位前忌用肌肉松弛药。

（4）术中麻醉维持和气道管理

麻醉维持：采用全凭静脉麻醉，其优点是在气道开放时，不会有麻醉气体污染。丙泊酚 TCI 靶控输注复合瑞芬太尼，一旦停止输注，麻醉苏醒迅速而完全。宜采用中效非去极化肌肉松弛药维持肌肉松弛状态，以减少操作中刺激气管造成患者的不随意体动。

手术中气道管理：其重点是在气道开放时确保气道通畅和患者的正常氧合。目前最常用的方法主要还是交替使用经口气管内导管和外科医生行台上插管。成功的术中气道管理是麻醉医师和外科医师默契配合的结果。

1) 台上插管的方法可以根据不同的手术部位而定,颈部和胸部气管手术的重建方法相对较单一,而隆突重建术的方法较多。但是基本原理相仿:气管手术切开前,经口气管插管放置病变上方通气,在下方切开气管,使用台上插管插入远端气道通气,切除病变后先吻合气管后壁,而后放弃台上插管,将口内气管导管送过吻合口在远端,气道气囊充气后施行通气,缝合气管前壁完成吻合。气管手术切开前,经口气管插管放置病变上方通气,在下方切开气管,使用台上插管插入远端气道通气,切除病变后先吻合气管后壁,而后放弃台上插管,将口内气管导管送过吻合口在远端,气道气囊充气后施行通气,缝合气管前壁完成吻合。

2) 台上插管型号的选择:术中麻醉医生应准备各个型号气管导管和连接管供选用。台上插管可用灭菌气管导管或自制导管,在满足通气前提下宜选用气囊稍细的导管,导管过粗气囊过大可能影响气管缝合操作,需要注意的是,由于目前使用的导管的套囊与导管前端位置较远,因此在使用过程中比较容易插深,易阻塞上叶管口。

3) 低氧血症的预防与处理:① 术中可能需要间断的呼吸停止,可采用100%氧吸入,过度通气后,可获得3~5 min的呼吸暂停时间,需要注意的是期间观察血氧饱和度,一旦血氧饱和度下降至90%,应立即重新通气,此时可能需要外科医生用手封堵尚未缝合完毕的吻合口,待血氧饱和度上升后刻再次暂停呼吸继续手术。② 血液和分泌液阻塞远端气道,需术者配合吸引远端气道。③ 插管位置不良,位置太浅漏气或者太深部分肺段通气不足,需术者调整插管位置;麻醉医生提高新鲜气流量,采用间歇叹息样通气等方法可以改善氧合。④ 单肺通气中肺内分流,如不能采用双侧台上插管两肺分别通气,可考虑请术者临时套扎非通气侧肺肺动脉,或能改善血氧浓度。高频喷射通气(HFJV)作为一种在开放条件下的通气手段,在气管手术中应用有其独特的优越性:喷射导管较细,使用灵活,提供充分的氧和避免单肺通气所致低氧,可以通过狭窄部位和气管切端,且对手术缝合干扰小。但需要注意的是,高氧流量导致手术野血液喷溅,血液吸入,导管不稳定,低通气和CO_2重复吸入也有可能发生。尤其要重视的是在气管壁未打开前使用HFJV,有引起严重气道狭窄患者气压伤的风险。

(5) 麻醉恢复期气道管理

麻醉恢复期也潜在风险。由于手术后机械通气可影响吻合口的愈合,因此提倡在手术后尽早拔除气管导管,但重建的气道是脆弱的,随时有可能出现危险,而且重新建立安全的气道也是困难的。应注意以下几点问题:① 尽量保持患者颈部前屈,减少吻合口张力;② 完全逆转肌肉松弛药的作用:即便应用非去极化肌肉松弛药的拮抗药,也必须要有足够的时间使肌肉松弛药的作用完全逆转,保证患者有足够的通气量后,才能拔除气管导管;③ 苏醒应平稳,尽量避免患者因躁动,呛咳而致吻合口裂开。如果采用全静脉麻醉,邻近手术结束时可逐渐减小瑞芬太尼的输注速度,给予芬太尼0.05~1 mg,或者曲马多50~100 mg以减轻麻醉恢复期患者疼痛,同时启用术后PCA镇痛。右美托咪定的应用,也能有效防止躁动、增加麻醉恢复期的舒适感。

六、气管外科术后 ICU 管理

1. 气管外科术后感染

(1) 脓胸

胸膜腔受化脓性病原体感染,产生脓性渗出液积聚,称为脓胸。若脓液积存于肺与胸壁或横隔或纵隔之间,或肺叶与肺叶之间,称包裹性脓胸。病程在 4～6 周以内为急性脓胸,早期以大量渗液为主,若能排除渗液,控制感染,脓胸可获得治愈,肺可获良好复张。若渗出液未能清除,大量纤维蛋白沉积,形成纤维素膜进入到纤维化脓期,继而纤维素膜机化形成纤维板并钙化,则进入脓胸机化期,称为慢性脓胸。目前胸外科术后脓胸的并发症<1%。

① 气管外科术后脓胸原因:脓胸的感染途径主要有胸廓、肺及邻近气管的感染直接向胸膜腔蔓延。而气管外科术后脓胸多与支气管胸膜瘘合并发生,单纯性脓胸较少,发生的原因可能有气管分泌物污染了胸腔;或为术后切口感染穿入胸腔所致。

在波兰一项研究 947 名肺切除术后患者中脓胸的发生率为 7%,分析其原因:胸腔血肿 29.8%,伤口感染 26.8%,支气管胸膜瘘 46.2%,这些并发症单独或合并发生于 73.1% 的患者,4.5% 为术中感染,19.4% 脓胸原因不明。病原学分析只有 26.9% 为单一细菌感染,73.1% 有两种或三种细菌感染。

② 气管外科术后脓胸诊断:术后早期胸管未拔时,出现发热,胸液浑浊,应考虑脓胸可能,若合并有吻合口瘘,可有较多胸水样分泌物咳出,若已无胸管,患者术后发热,胸痛,气急,患侧胸部语颤减弱,叩诊浊音,听诊呼吸音减弱或消失,血常规示白细胞计数增高,中性粒细胞百分比 80% 以上。胸部 X 线检查,少量胸腔积液可见肋膈角消失;积液量多呈外高内低的弧形阴影;大量积液使患侧胸部呈一片均匀模糊阴影,纵隔向健侧移位;积液局限于肺叶间,或位于肺与纵隔、横膈或胸壁之间时,局限性阴影不随体位改变而变动,边缘光滑,有时与肺不张不易鉴别。B 超探测胸腔积液比 X 线更灵敏,尤其是少量胸腔积液或包裹性积液。在 B 超定位下胸穿抽得脓液即可确诊,脓液作细菌培养和药敏试验可以指导临床抗生素应用。

若无法确定是否为脓性胸液可将胸液送检常规生化。胸液比重>1.018,pH<7.1,白细胞数> $500/mm^3$,蛋白定量> 25 g/L,葡萄糖浓度<40 mg/L,乳酸脱氢酶 LDH> 1 000 U/L 可诊为脓胸。有恶臭气味说明含厌氧菌感染,

③ 气管外科术后脓胸治疗:发现脓胸应尽早行胸腔闭式引流术,注意选用质地,口径合适的引流管,保证引流通畅,尽可能排尽脓液,促使肺脏扩张。若为包裹性胸腔积液,应在超声定位下放置胸管。待脓腔缩小至 50 毫升以下时即可剪断引流管改为开放引流,至脓腔缩到 10 毫升左右即可更换细管,逐步剪短直至完全愈合。若脓胸分隔严重,无法充分引流,肺脏扩张不全,可考虑予尿激酶 25 万单位加入 100 mL 生理盐水胸腔冲洗。尿激酶直接作用于内源性纤溶系统,能催化裂解无活性的纤溶酶原成为有活性的纤溶酶,使纤维蛋白水解,使稠厚的脓液变为稀薄的液体,利于引流。或者经胸腔镜手术治疗,相比单纯胸腔引流能减少引流时间,缩短住院天数。

除了胸腔脓液引流之外,尽早恰当的经验性全身抗感染治疗对预后影响重大。国外院内获得性脓胸最常见的致病菌:金葡菌,草绿色链球菌,肠杆菌科细菌,厌氧菌等。国内报道 4 890 例食管贲门癌手术后脓胸发生率 0.86%,发现时间为 4～18 天(平均 8.5 天),致病菌主要有金葡菌,大肠杆菌,铜绿假单胞菌等。胸外科术后脓胸多数合并厌氧菌感染,虽然由于实验条件限制检出率低,初始治疗时无论是否闻及恶臭味仍建议覆盖厌氧菌,之后根据胸水培养的微生物结果和药敏来调整抗生素。

脓胸患者因其高代谢,常常营养不良,应重视全身支持治疗,给予高蛋白、高热量、高维生素饮食,尽可能肠内营养,提供每天 35～45 kcal/kg 热量,必要时可输注血浆和白蛋白补

充胶体丢失。严重感染周围组织可能存在胰岛素抵抗,注意监测和控制血糖。

④ 气管外科术后脓胸预防:在术前改善患者特别是食管癌患者的营养状况,纠正低蛋白,贫血,水电解质紊乱,若有高血压,糖尿病者控制好血压,血糖,以利于增强抵抗力,减少术后并发症发生的几率。

术中重视引流管的放置,选择合适引流管不能太软(以免在胸腔内折叠);不能太细(以免胸腔内凝血块或絮状物阻塞);引流管内口尽量剪 1～2 个侧孔,术毕大量生理盐水冲洗胸腔,在合适位置放置,尽量减少引流盲区。

术后经常挤压管子保持引流管通畅,患者应尽早半卧位及下床活动,避免胸腔渗出液在侧后方集聚,加强咳嗽,深呼吸,肺膨胀充分有利于胸液排出。食管术后患者保持胃肠减压管通畅,不宜过早拔除,胃液潴留致吻合口张力大,容易发生吻合口瘘。

2. **纤维支气管镜在气管外科监护室中的应用及进展**

(1) 气道狭窄

先天性气道狭窄是一种非常少见的难治性疾病,主要发生于气管隆突部。法国专家报道将纤支镜应用于该疾病的治疗,如球囊扩张、电凝或植入支架等,可达到较满意的预后效果。

在胸外科监护室中,较多见的气道良性狭窄的病因有:气管插管后、气管切除或吻合术后、术前放疗以及炎症反应,对于此类气道狭窄也可使用纤支镜介入治疗。韩国专家报道在纤支镜引导下作气管隆突狭窄 Y 型支架植入术,可获得良好效果,该研究入选 11 例气管狭窄患者,均由于缺氧、咳嗽、咳痰等检查发现有气管狭窄,植入单根管状支架不能获得满意效果,在植入 Y 型支架后,上述症状可明显改善。此外第一秒用力呼气容积(Forced expiratory volumn in one second, FEV1)也有显著提高。Y 型支架的植入需要在局麻下用专业的纤支镜引导,操作必须轻柔,不可用暴力扩张狭窄部分。日本专家在纤支镜引导下行 Y 型支架的植入,研究囊括了 3 例老年患者,包括良恶性的支气管狭窄,均可获得良好的临床效果,且其安全性及有效性得到肯定。

此外,肺移植术后出现吻合口狭窄的发生率较高,患者多以气急、低氧不能改善临床表现,纤支镜下可观察到吻合口由于痰液黏稠,黏膜向内生长,导致环形狭窄,造成通气功能明显受阻。目前纤支镜下引导置入支架可起到一定的治疗效果。

(2) 支气管-胸膜瘘

胸外科手术后,特别是肺部手术,支气管-胸膜瘘(Bronchopleural fistula, BPF)的发生率大约在 1.5%～28%,肺叶切除术后 BPF 的发生率为 0.5%,但是病死率可高达 67%。由于其死亡率非常高,且显著延长住院时间,在外科重症监护中一直是个棘手的难题。对于此类并发症,目前外科手术仍是治疗的金标准,虽然再次手术不可避免高风险的感染率。

临床中纤支镜可以帮助 BPF 的诊断及治疗。如 BPF 瘘口较小,常规诊治手段困难或瘘口显示不清,可利用纤维支气管镜向支气管残端注入 3～5 mL 的碘油造影剂,经胸部 X 线检查以明确。

支气管-食管瘘在食道手术后发生率约为 5%,但预后极差,大多数病例在几周或几月内即死亡,在临床工作中一直是个难题。国外有学者报道在纤支镜直视下用封堵器封闭瘘口(类似于心脏外科封闭动脉导管未闭的封堵器),其疗效初步得到肯定。

参 考 文 献

1. 徐彩虹,李慧慧. 13 例原发性气管肿瘤的围手术期护理[J]. 长治医学院学报,2010,24(4)：307-308.

2. 黄秀英,余辉,林少琴. 原发性气管肿瘤患者的围手术期护理[J]. 中国实用护理杂志,2010,26(z1)：52.

3. 彭薇,罗会红,杨雁芬,等. 原发性气管肿瘤围手术期的护理[J]. 当代护士(专科版),2009(8)：46-47.

4. 杨通欢,罗帆,曾小平,等. 气管肿瘤围手术期护理[J]. 现代医药卫生,2009,25(4)：592-593.

5. 田文芳,赵锐瑾. 原发性气管肿瘤患者的围手术期护理[J]. 中国医药导报,2008,5(3)：122-123.

第十一章 气 管 肿 瘤

原发性气管肿瘤与其他肿瘤如肺部肿瘤等相比较,气管的原发性肿瘤发病率要低许多。成人原发性气管肿瘤多为恶性,而儿童则多为良性,最多见于30～50岁,男女发病率约为7：3。成人原发性气管肿瘤约占上呼吸道肿瘤的2%左右。

一、流行病学

对于气管肿瘤的流行病学研究资料不多,没有确切的发病率资料,而且缺乏对于病理类型及放射学表现的综合回顾。在美国,气管肿瘤约占呼吸系统恶性肿瘤的不到0.2%。Ranke分析1 744例因肿瘤而死亡的病例,仅发现2例气管源性肿瘤患者。Culp在89 600例活检病理资料中发现4例原发性气管肿瘤。

成人原发性气管肿瘤多为恶性,美国麻省总医院(MGH)分析过去26年内的198例原发性气管肿瘤病例,鳞状细胞癌(SCC)占36%,腺样囊性癌(ACC)占40%,余下的24%包括9例其他类型恶性病变,17例间质病变如类癌、黏液表皮样肿瘤,21例良性肿瘤。鳞状细胞癌和腺样囊性癌患者,平均年龄相差在10年左右。对270个病例进行分析后发现,鳞状细胞癌患者平均年龄是61岁,而腺样囊性癌患者则为49岁。

儿童原发性气管肿瘤则多为良性,66%为良性,气管原发性恶性肿瘤(尤其是鳞状细胞癌)罕见于儿童,儿童腺样囊性癌和鳞状细胞癌均少见。Desai在30年中仅发现38例儿童原发性气管肿瘤,血管瘤和粒细胞瘤是最常见的良性肿瘤,恶性肿瘤更多见于青少年阶段。

相当部分气管原发性恶性肿瘤患者为男性,Licht发现59%为男性,吸烟者占73%。麻省总医院的数据显示,46%的腺样囊性癌患者和68%的鳞状细胞癌患者为男性。

病理分类及特性(表11-1)。

1. 气管恶性肿瘤

成人原发性气管和隆突的肿瘤90%以上为恶性,最常见为鳞状细胞癌和腺样囊性癌。

(1)原发性气管鳞状细胞癌

患者年龄多为50～70岁,男性为主(男：女约为3：1),几乎所有病例都与吸烟有关。原发性气管鳞状细胞癌可为外生性或溃疡性、局部生长或纵向侵犯,少数情况下还可见气管内多个病灶。浸润性鳞状细胞癌可位于乳头样瘤变区域的深部,活检即可发现这种原位癌。而若肉眼即可见病灶,肿瘤可能侵犯到更广泛的范围。

气管鳞状细胞癌可发生于气管和隆突的任意节段,表现为沿气管壁纵向及环状生长,并能穿过管壁浸润周围组织,邻近的喉返神经、食管可被直接侵犯,最常见的转移方式是侵犯

表 11-1　原发性气管肿瘤

良　性	恶　性
鳞状乳头瘤	腺样囊性癌
多形性腺瘤	鳞状细胞癌
成肌细胞瘤	腺癌
血管球瘤	腺鳞癌
纤维瘤	小细胞癌
皮肤纤维瘤	基底细胞癌
脂肪瘤	非典型腺瘤
平滑肌瘤	恶性纤维组织细胞瘤
错构瘤	黑素瘤
软骨细胞瘤	软骨细胞癌
成纤维细胞瘤	梭形细胞癌
神经鞘瘤	横纹肌肉瘤
神经纤维瘤	纤维肉瘤
副神经节瘤	平滑肌肉瘤
血管瘤	Kaposi 肉瘤
血管内皮细胞瘤	淋巴瘤
血管畸形	淋巴上皮癌
	恶性血管内皮细胞瘤

中　间　类　型	
腺瘤	
假性肉瘤	
丛状神经纤维瘤	
葡萄状腺细胞瘤	
浆细胞瘤	
黏膜上皮化	

临近的气管旁淋巴结。许多肿瘤被发现时局部侵犯严重,已不能切除。血行转移少见,方式与肺癌相似,如肺、骨、肝、肾上腺等,复发常位于舌、扁桃体、喉、咽、气管、肺。

(2) 腺样囊性癌

1859 年 Billroth 首先描述了腺样囊性癌,过去的很长一段时间,人们称其为"圆柱癌",并将其看作一种缓慢生长的良性肿瘤。腺样囊性癌男女发病率几乎一致,发病年龄从十几岁到九十几岁,且与吸烟无明显关联,仅约 37% 患者为吸烟者。腺样囊性癌外观上差异较大。一些大体看来似乎是良性,边缘多清晰,表面气管黏膜常抬起而看似不受侵犯,且进展相对缓慢,即使未经治疗,肿瘤也呈缓慢或侵袭性进展;一些则边界不清晰,浸润周围组织。腺样囊性癌可发生于气管的任何节段,更多见于下段气管和隆突,少见于主支气管及更远端分支,多病灶发病极为罕见。

但组织学检查证实,腺样囊性癌有局部侵犯黏膜下或神经周围的倾向,实际侵犯的范围几乎总要比手术所见或所触及的范围广泛。显微镜下可发现肉眼无法看到的沿气管壁纵向和横向的扩散,尤其是沿着黏膜下层和气管外表面的神经周围淋巴管。因此,若想手术根治,术中冰冻病理检查切除标本的边缘是至关重要的。气管外腺样囊性癌常呈肿块样生长,周围组织多先表现被推移,再被浸润,包括食管、喉返神经、肺动脉等。食管是最容易受到侵犯的器官,尤其是食管肌层。约10%的患者有区域性淋巴结转移,血行转移多发生于肺,有时也发生于脑和骨髓。

原位复发是治疗腺样囊性癌中的一个很大的问题,复发部位多为原发肿块部位,复发时间3～7年左右。曾有根治性手术及放疗后25年局部复发的病例。单独放疗后的复发更常见。胸片首次证实有肺转移时患者通常没有症状。有些病例中,转移灶甚至可以在相当长时间内保持不变。只有少数病例中,腺样囊性癌表现为快速生长、侵犯周围组织并广泛转移。

其他气管原发性恶性肿瘤包括腺癌、腺鳞癌、小细胞癌、类癌、黏膜上皮癌、淋巴上皮样癌、黑素瘤、恶性淋巴瘤、软骨肉瘤、平滑肌肉瘤、癌肉瘤、梭形细胞肉瘤等,由气管及隆突上皮还可发生黏液表皮样癌和混合性腺鳞癌,单核细胞白血病和浆细胞瘤也有过报道。

神经内分泌类癌是一种看似良性的上皮源性肿瘤,虽然列入良性范围内,但确实是一种低度恶性肿瘤,又组织学证据表明它可以直接侵犯周围组织。

2. 良性气管肿瘤

儿童原发性气管肿瘤90%为良性,而成人原发性气管肿瘤只有不到10%为良性。儿童最常见的气管肿瘤为乳头状瘤,通常为多发,可累及喉、气管、隆突、支气管等处。儿童乳头状瘤的发病与人乳头瘤病毒感染有关,并有干扰素治疗可以缓解病情的报告,也有人曾将内分泌失调作为病因考虑过。乳头状瘤在成年后几乎都可自行消退,而原因尚不明。内窥镜下使用电凝、冷冻、激光等方法可切除乳头状瘤,这也是少数几种可以反复使用激光治疗的情况,多发肿瘤不适合手术切除。

软骨性肿瘤包括骨软骨瘤、软骨瘤、软骨肉瘤、成软骨细胞瘤等,可见于喉和气管,而以喉更多见。70%的喉部软骨性肿瘤源自环状软骨,多起自后板。这种肿瘤常生长于黏膜下,而表现以阻塞性症状为主。

血管瘤可见于声门下呼吸道,绝大多数患者为儿童,常伴有其他部位的血管瘤。这是由内皮细胞增生而来,随年龄增长可能消退,但因为阻塞气道、压迫邻近组织、长期出血等原因,仍以手术切除为主。动静脉血管畸形的发病率相当低,常发生于前中纵隔,也可发生于气管腔中,造成气管阻塞性改变。这种畸形常是先天性,是由杂乱的动脉和静脉缠绕成的网状结构。其他少见的良性肿瘤还包括神经纤维瘤、周围神经鞘瘤、神经节细胞瘤、纤维瘤、脂肪瘤、平滑肌瘤、错构瘤和良性的上皮息肉等。

赵珩等回顾了上海胸科医院过去45年间的气管肿瘤病例,统计234例原发性气管肿瘤,其中鳞状细胞癌104例、腺样囊性癌71例、腺癌30例、黏液表皮样癌13例、类癌7例、小细胞癌6例、腺鳞癌3例(表11-2)。

表 11-2　各型原发性气管肿瘤占原发性气管肿瘤的比例

234 例原发性气管肿瘤	鳞状细胞癌	腺样囊性癌	其他肿瘤
病例数及所占比例	104(44.4%)	71(30.3%)	59(25.2%)

二、临床表现及诊断

1. 症状及体征

气管肿瘤起病隐匿,症状没有特异性,在做出正确诊断之前,许多患者被长期当作哮喘或慢性支气管炎进行治疗,另外,许多肿瘤确实生长缓慢,使得阻塞症状可持续数月或数年之久而没有威胁生命的呼吸功能损害。

气管肿瘤可表现有上呼吸道梗阻造成的呼吸困难、喘息、喘鸣;黏膜刺激和溃疡引起的咳嗽、咯血;肿瘤直接侵袭邻近组织造成喉返神经麻痹、吞咽困难;还可有远处转移表现。

最常见的症状是长时间、持续性咳嗽,而且进行性加重,发展为劳力性气促(表 11-3)。当气管 30%～50%的横截面积被占据时,患者即开始表现出呼吸困难,伴有喘鸣。咯血症状也较多见于气管肿瘤,尤其是鳞状细胞癌。诸如咯血、呼吸困难等预警性症状,鳞状细胞癌比腺样囊性癌更多见(表 11-4)。单侧或双侧肺炎可能发生,即使很小的低位气管肿瘤也可能造成肺炎,当出现反复发作的肺炎或持续性肺部浸润性改变时应当及时行气管镜检查。当肿瘤侵犯喉返神经时会造成声音嘶哑,侵犯食管时有吞咽困难症状。和预测的一样,诊断前有较长症状持续时间的患者失去手术指征的机会更大(表 11-5)。

表 11-3　气管肿瘤相关症状(Adapted from Weber AL and Grillo HC,84 例患者)

	呼吸困难	咯血	咳嗽	喘息	吞咽困难	声音嘶哑	哮鸣	肺炎	气肿
所占比例(%)	52.3	33.3	26.1	19.0	15.4	15.4	14.2	11.9	10.7

表 11-4　鳞状细胞癌(SCC)和腺样囊性癌(ACC)的症状比较(Adapted from Gaissert HA)

	呼吸困难	咳嗽	咯血	喘息	哮鸣	声音嘶哑	吞咽困难	发热	其他
ACC (135 例)	65 (48.1%)	55 (40.7%)	29 (21.5%)	44 (32.6%)	21 (15.6%)	10 (7.4%)	7 (5.2%)	7 (5.2%)	12 (8.9%)
SCC (135 例)	50 (37.0%)	52 (38.5%)	60 (44.4%)	27 (20%)	27 (20%)	13 (9.6%)	7 (5.2%)	4 (3.0%)	14 (10.4%)

表 11-5　症状持续时间及手术切除率(Adapted from Gaissert HA)

肿瘤类型	腺样囊性癌(个月)	鳞状细胞癌(个月)
可切除	18.3(14.6～21.9)	4.5(3.6～5.5)
不可切除	23.7(15.1～32.3)	7.6(2.8～12.4)

2. 放射学检查

因咳嗽、喘息或呼吸困难而行胸部 X 线片检查时,纵隔和器官外形可能没有明显异常。即使胸片有异常改变,气管肿物通常也是易被忽略的细微变化。

CT 是最好的检测方法,可清楚的显示肿瘤在腔内和腔外的侵犯范围并准确估计与邻近组织的相对关系。所有病例都应做 CT 检查,便于对疾病进行分期及指导治疗。食管对比造影可明确食管受侵情况,并可作为 CT 扫描的一个组成部分。MRI 检查的主要优点在于可提供矢状面和冠状面影像,对于确定管腔大小和管壁外病变范围更有帮助。但薄层 CT 重建影像也可与 MRI 同样清楚。

气管镜是必不可少的检查,这些情况下需要行气管镜检查:① 有长期咳嗽、呼吸困难、喘鸣等上呼吸道梗阻的患者;② 有咯血症状的患者;③ 有反复发作的肺不张、肺炎,或持续性肺部浸润性改变的患者。

内窥镜检查对诊断所有病例都是基本的检查方法之一,是进行活检及组织学诊断最简单可靠的手段。通过内窥镜可明确腔内病变的范围,精确的判断肿瘤边缘位置及与隆突、环状软骨、声带的关系,这些情况对手术方案的制定是必需的。肿瘤及肿瘤以外部位的活检可明确病变的镜下扩散,有助于决定是否要扩大切除范围。

上呼吸道严重阻塞或大咯血的患者,需要使用硬式支气管镜保持气道通畅。多数患者支气管镜可进至肿瘤远端以保证通气。通过内镜活检钳、电凝、激光去除肿物可扩大气管管腔。应尽量避免作气管切开,因其可使以后的切除手术变得更加复杂。

3. 肺功能检查

肺功能检查可使医生发现气管阻塞的可能,并帮助做出正确诊断。肺功能检查是阻塞性通气障碍、同时对支气管扩张药物无反应,提示有上呼吸道固定性阻塞。呼吸流量图可清楚显示使呼吸道阻塞,并因肿瘤在纵隔里位置的高低而不同,吸气与呼气相曲线平台的高低也不同,多数病例呼吸流量图两条曲线均变平坦。

三、治疗及疗效评估

1. 治疗原则

根据国内外治疗气管肿瘤的经验,我们总结了治疗原则:

(1) 所有气管良性肿瘤和中等程度外侵的肿瘤,最好的治疗方法是手术切除、一期重建。

(2) 原发性鳞状细胞癌和腺样囊性癌仍以手术切除、术后放疗为主。

(3) 其他类型的气管恶性肿瘤,在条件允许的情况下可以手术,且应该使用放疗作为辅助治疗措施。

治疗原发性气管肿瘤,主要包括手术气管切除、内镜下气管肿瘤切除、放疗等。手术气管切除可以明确病理、完整切除肿瘤、提供较长时间的生存期。完整的气管肿瘤切除是最佳治疗方案,这样可以缓解气管阻塞症状,可达到延长恶性气管肿瘤患者术后生存期、治愈良性及某些低度恶性肿瘤的目的。术前必须评估手术切除的可行性,判断肿瘤生长范围,鳞状细胞癌的手术切除率约为 66%,腺样囊性癌的手术切除率约为 74%。

气管镜下治疗可以达到缓解气管阻塞症状的目的,尤其是硬质支气管镜,可以使镜头通过阻塞部位,扩大气管管腔,这种治疗需要细心操作,避免气管损伤。激光和其他局部治疗措施可以使用,但不是必须。除仅为暂时性缓解症状,气管支架及激光治疗作为最初治疗方案一般是不可取的。支架置入需要造瘘、破坏气管黏膜。激光治疗后再手术有很大的风险,吻合口将很难愈合,这种情况下,需要其他特殊措施增加吻合口处的血供。

2. 手术治疗

(1) 气管切除及一期重建

一般认为所有的恶性肿瘤都侵犯并穿透气管全层,包括电凝、激光等在内的内窥镜下切除术大都是不完全的,而且切除范围不足。因此,当存在治愈可能时,尤其是能够完整切除并一期重建气道的患者,气管切除和重建是最好的选择。一般认为,成人气管通常可以切除近一半长度并安全的一期吻合,但手术可以切除的范围和患者年龄、颈部活动度及体重等因素有关。对于颈部较短或脊柱后凸的患者,可能 4 cm 即为切除上限,而身高较高、体型较瘦的患者可能可以耐受 6 cm 的气管切除范围。手术治疗的禁忌证是:① 过长的病变范围,以至于吻合口不能克服过大的张力(术前需行气管镜检查,累及声门的肿瘤将不作为手术指征);② 侵犯纵隔内不能切除的组织;③ 存在远处转移(因腺样囊性癌通常生长缓慢,即使存在肺转移,仍不作为手术禁忌)。

肿瘤病灶位置决定手术方式。位于声门下部和上中段气管的肿瘤,颈部领状切口可达到满意的显露,正中胸骨切开可以很好地暴露下段气管及隆突,后外侧开胸可为累及远端气管需要同时进行隆突切除者提供更开阔的视野。较高位的肿瘤侵犯一侧喉返神经时可以切除这一侧喉返神经,保留对侧神经,前壁的肿瘤可以切除环状软骨、切断后板、分离两侧弓状侧壁。侧壁肿瘤累及单侧喉返神经的需切除部分后板、环状软骨及甲状腺筋膜。后壁肿瘤手术通过斜面切除黏膜、正切后部环状软骨完成。累及隆突的肿瘤对手术的要求很高,隆突肿瘤的围手术期死亡率远高于单纯气管或喉部手术,这主要隆突重建吻合口张力较大、围手术期已发生肺炎或 ARDS 等并发症有关。随着手术技术的进步,气管肿瘤切除范围逐渐扩大,相关并发症的发病率逐渐降低。麻省总医院在过去 40 年中,气管肿瘤切除手术的死亡率已由 21% 降至 3.9%,隆突切除术后死亡率为 16%,这主要与规范的术前评估、更先进的隆突及气管重建技术等有关。

许多气管肿瘤需扩大切除范围,一些原发性气管肿瘤,尤其是恶性肿瘤常需较大的切除范围,扩大性切除的困难在于如何确定切除范围,只有在气道已被切断,并对切除边缘进行冰冻病理检查后,才能判断是否以完整切除肿瘤。有时为了不使切除长度超过安全范围,不得不接受残端阳性的结果,尤其是肉眼观察切断正常的情况下,麻省总医院的原发性气管腺样囊性癌切除术中 58% 为切端阳性。但是,只能在切断气道、切除肿瘤后,除了重建气道外没有其他选择的情况下才能做出这样的决定。除少数浅表的肿瘤外,切端阳性的手术后需予以放疗。残端阳性似乎并不影响愈合,并仍然可能有长期存活,特别是腺样囊性癌患者。切除气管的上端或下端在技术上有一定难度,对某些选择性病例,累及声门下气道的肿瘤可切除远端环状软骨并保留喉和声带功能。这种较大的气管切除后呼吸道重建可能需要将整个气管上下端附加特殊的松解手段。Valesky 证实,喉部松解可帮助上端气管游离。肺门松解,特别是在下肺静脉水平的游离,利于隆突及中下端气管切除重建。其他的松解范围可以有甲状腺的一叶、食管壁的一部分、喉返神经等。若手术前后需要放疗,手术重建时需使用带蒂网膜瓣等包裹吻合口,防止吻合口不愈合或裂开。

Gaissert 回顾了麻省总医院 2002 年之前的气管肿瘤病例,分析了 40 年中的 135 例腺样囊性癌和 135 例鳞状细胞癌患者。总体上看,腺样囊性癌的手术率为 78%,鳞状细胞癌为 68%。鳞状细胞癌患者大多数为吸烟者,其中 15% 曾有肺部肿瘤史、7% 有喉部肿瘤史、4% 有头颈部肿瘤史。不能手术的主要原因是过长的气道受累(腺样囊性癌为 68%,鳞状细胞癌为 67%)及局部广泛侵犯(腺样囊性癌为 23%,鳞状细胞癌为 24%),其他原因还包括远处转移、(腺样囊性癌为 6%,鳞状细胞癌为 7%)其他医学禁忌证、(腺样囊性癌为 0,鳞状细胞癌为 2%)患者意愿、(腺样囊性癌为 3%,鳞状细胞癌为 0)等。

手术后的并发症主要包括吻合口狭窄、吻合口漏气、缝线处的新生肉芽、食管瘘、声带麻痹、呼吸困难等。吻合口狭窄与吻合口过大的张力及术前使用糖皮质激素有很大关系,所有的吻合口狭窄可通过术后择期再切除手术得以治愈。在使用可吸收缝线后,缝线处的新生肉芽已经较少见。Grillo 和 Mathison 回顾了过去 40 年麻省总医院的气管肿瘤患者,4 例腺样囊性癌(共 101 例)及 7 例鳞状细胞癌(共 90 例)患者需要术后较长时间的呼吸机支持。吻合口裂的发生率在腺样囊性癌及鳞状细胞癌分别为 5% 和 8%。术后死亡率约为 5%,主要与吻合口裂开、肺水肿、肺炎、大出血等有关。

回顾过去 45 年间的上海胸科医院 234 例原发性气管肿瘤病例,手术方式包括气管环形切除对端吻合术 168 例、隆凸切除重建术 74 例、开窗取瘤术 47 例、袖式全肺切除 45 例、喉及上段气管切除造口术 25 例、隆凸成形 23 例、人工血管代气管术 6 例、人工隆凸置换术 4 例、人工血管两侧支气管吻合造口术 2 例、同种异体气管移植术 2 例、支气管倒置缝接代气管术 1 例。体外循环辅助下气管环切吻合术 5 例。术后气管再狭窄气管再成形 10 例,同种异体气管移植后软化再切除 1 例。

(2)气管切除及一期重建的效果

原发性气管肿瘤一期切除吻合的手术死亡率为 5%~17%(表 11-6),气管切除及重建术后的并发症包括吻合口狭窄、吻合口裂开、局部肉芽组织增生、肺炎、喉返神经麻痹、上部呼吸道松解后造成的吞咽时误吸、呼吸衰竭、肺栓塞、气管-无名动脉瘘,而吻合口裂开、肺炎、呼吸衰竭、肺栓塞、气管-无名动脉瘘通常是致命的。吻合口狭窄可能是吻合口裂开或缺血的结果,处理方法包括扩张和再次手术。

对于良性及低度恶性的肿瘤来说,手术切除通常可以提供较长时间的无瘤生存期。麻省总医院报告在这些肿瘤手术切除后未见复发。而恶性肿瘤的无瘤生存期较短,这主要与远处转移有关,但原位复发较少见。Perelman 观察 66 例气管腺样囊性癌的 5 年生存率为 35.9%,21 例鳞状细胞癌的 10 年生存率为 27.1%。Maziak 对 32 例腺样囊性癌患者进行一期手术切除及术后辅助放疗,5 年生存率为 79%,10 年生存率为 51%。

比较完整切除和不完整切除,Perelman 和 Maziak 的研究认为对于生存期无明显影响。但麻省总医院的数据表明,相对于切端阳性的不完整切除及未切除肿瘤病例,切端阴性的完整切除术后有更高的生存率,这一点在腺样囊性癌中表现尤为明显,而鳞状细胞癌患者手术切端少有阴性,因此没有明显区别。曲线图上可以看出,未完整切除的腺样囊性癌患者生存率曲线在 10 年之后与完整切除组显著分离,且在 13 年后无存活,而完整切除组 13 年后的生存率为 14.5%。多因素分析表明,长期生存与完整切除肿瘤、切端阴性、病理为腺样囊性癌有统计学意义,与肿瘤长度、淋巴结受累状况、手术切除方式无相关性。

表 11-6　手术切除原发性气管肿瘤(Adapted from Grillo HC and Mathisen DJ)

病理类型	鳞状细胞癌	腺样囊性癌	其他	总计
切除数量	44	60	43	147
手术后死亡	3	8	1	12
气管切除及重建	1	0	0	1
隆突切除及重建	1	4	1	6
所占比例(%)	5	8	2	5
喉气管	0	0	0	0
分期手术	1/2	4/6	0	5
仅探查	2/6	1/3	0	3
切除术后生存情况				
因肿瘤死亡	13	7	3	23
其他原因死亡	6	5	1	12
带瘤存活	0	1	0	1
无瘤存活	20	39	35	94
失访	2	0	3	5

总体来说,腺样囊性癌患者的长期生存率令人满意。Grillo 和 Mathisen 报告了 41 例腺样囊性癌,5 年生存率达 75%。Pearson 报告 21 例腺样囊性癌手术,12 例完整切除者中,9 例存活 1~20 年。而且这些患者均接受了辅助治疗。Echapasse 报告 19 例腺样囊性癌,其中 5 例(26%)3~9 年后仍无瘤生存。

而鳞状细胞癌术后生存率则不那么乐观。Pearson 报告 9 例患者中,4 例术后第 6、16、21、56 个月仍无瘤生存,有 2 例分别于第 6、46 个月死于肿瘤复发。而 Grillo 和 Mathisen 报告的 41 例患者中,14 例术后 3~15 年仍无瘤生存。

Heitmiller 等报告了数例气管支气管黏液表皮样癌的切除经验,麻省总医院曾报道 3 例这样的原发性气管肿瘤,作者们都认为,黏液表皮样癌表现为不同程度的恶性,有的高分化低度恶性肿瘤完整切除后都获得了长期生存,而恶性度最高者均死于术后 2 年内。

Daniel 等曾报道 1 例气管粒性成肌细胞瘤的手术切除病例,同时回顾总结了过去 44 例这种病例的治疗和疗效。手术切除的患者没有复发,而支气管镜切除者复发率达 54%,说明手术是最好的选择。

Maeda 等报道过 1 例气管原发性恶性淋巴瘤,行气管节段性切除一期吻合后,患者未做其他任何治疗,手术后 5 年仍无瘤存活。

Terz 等报告了 21 例气管切除并以纵隔气管造口术重建气道的经验。气管造口插管以带蒂皮瓣包裹,所有患者均行纵隔淋巴结清扫,其中 9 例同时行颈部淋巴结清扫。8 例在住院期间死于大血管破裂、纵隔炎或肺功能衰竭,3 例长期生存,施行这种手术仍需谨慎。

(3) 气管切除与人工气管

气管肿瘤、气管狭窄等疾病可以通过气管切除达到改善症状或治疗目的,但切除长度却受到限制,Grillo 认为成人能安全切除气管的最大长度是其气管长度的一半,对于儿童来说最大长度大约是其气管长度的三分之一,而具体范围还与年龄、生理状态、原发疾病及之前的处理方法有关。对于外科长段气管切除,需要应用气管替代物。气管替代物的研究已经有半个多世纪的历史,早先的研究主要在人工材料等方面。Beasly 于 1950 年首次报告了 1 例用假体替代环形气管缺损,将自体阔筋膜包在不锈钢弹簧上制成管状假体。此后使用的材料包括玻璃、不锈钢、钽及许多无孔硬质材料,Bucher 首次报告了使用无孔不锈钢丝网假体的经验,他认为使用这种无孔材料可以让宿主肉芽组织长进去、穿入人工假体的内表面作为上皮化的基础。1960 年 Usher 报道使用 Marlex 网多孔假体的实验研究。Pearson 于 1962 年也开始使用这种 Marlex 网假体进行研究,并有 2 例假体置换的临床经验,于 1984 年还报告了 7 例用圆柱形 Marlex 网代替较长的气管环形缺损,3 例术后气道功能良好,生存 2、5、7.5 年,有 4 例死亡,均与假体置换有关:3 例于术后 3 周内死于气管-无名动脉瘘大出血、1 例死于远端吻合口裂开。

Neiville 最早报告临床利用硬质硅胶管代替气管的病例,于 1972 年报告了 51 例这样的病例,37 例使用直管假体置换气管(29 例插管后狭窄、8 例肿瘤)14 例使用分叉形假体置换隆突(均为肿瘤患者),假体两端都有环状加固缝合。实验和临床发现,硅胶假体不会与宿主组织紧密结合,只是被纤维结缔组织包裹。残余气管和支气管与假体之间形成不同程度的肉芽组织,假体的内表面从来没有上皮生长。术后并发症包括肉芽组织引起的狭窄、吻合口裂开、无名动脉瘘、气道分泌物潴留等。

1979 年 Lancet 报道了临床第一例气管同种异体移植,但自体组织皮瓣、气管同种异体移植、人工材料支架和无活力组织移植等都被证明因为相关严重并发症、获取困难等因素而在临床实践中遇到很大困难,失败的原因多是移植物断离、局部感染、移植组织坏死、漏气、缝合处或腔内狭窄、排异反应等。Besley 认为理想的替代材料应具有相当的强度和可弯曲性以及内面覆盖的呼吸性纤毛上皮是气管移植物必须具有的属性。其他的必要的条件还包括气密性、生物相容性、非免疫原性、抗菌性、稳定性、充分血供等。

组织工程材料具有生物相容性佳、获取便捷等许多优势,已被研究应用于心脏瓣膜替代、新生胆管及小肠、关节及耳软骨重建、乳腺替代等多个领域,而组织工程化气管形态、结构更加接近气管组织,是有活力的组织,具有更好的生物相容性、免疫原性小,可以诱生更多的血供,并且减少感染、坏死,取材来源广泛,具有更大的研究空间。而合适的种子细胞、性质优良的载体、良好的生长媒介是组织工程化气管中最重要的组成部分。在临床第一例气管同种异体移植的 30 年后,Paolo Macchiarini 等再次给组织工程化气管的研究和应用提供了一个新的方向,他们反复使用去垢剂去除供体气管的上皮细胞和腺细胞,消除主要组织相容性复合物抗原(MHC),再种植受体上皮细胞和间充质干细胞分化的软骨细胞,于体外生物反应器培养 96 小时后,没有使用网膜等皮瓣,为一终末期支气管软化的 30 岁女性患者进行了左主支气管替代,立即改善了通气功能、提高患者生活质量,在术后 4 月仍有良好的形态和功能、上皮细胞及软骨细胞生长良好,且没有发生排异反应也没有服用免疫抑制剂,说明自体细胞联合适当的生物材料可以为严重的气管疾病提供能令人满意的治疗效果。气管替代不同于其他的组织替代,其对于时效性、抗菌性、生物相容性、血供等有更大的要求,组织工程具有很大的优势,其生物相容性佳、不需免疫抑制、也不会对其他器官造成损伤。但其成型原理、内外环境条件、长期效果及并发症等多因素还不完全了解,组织工程化气管进入气管替代的临床应用还有很长的路要走。

3. 辅助治疗

当手术切除及重建难以实施或某些气管恶性肿瘤切除后,应使用放疗。所有鳞状细胞癌、腺样囊性癌及肉瘤患者都应在术后接受放疗。因可切除的气管长度有限,手术往往不能保证足够的切除距离,尤其在腺样囊性癌切除术中常需接受切段肿瘤阳性的结果;而有时临近淋巴结有肿瘤浸润,此时放疗是最佳选择,推荐放疗剂量是 5 500 cGy。

鳞状细胞癌和腺样囊性癌均对放疗敏感,Makarewicz 对比两组原发性气管肿瘤患者,一组气管切除并重建,一组因病变长度等原因而行放疗,发现单独放疗的生存率尚令人满意,此外也说明了手术后放疗的优势。Grillo 发现,鳞状细胞癌患者单独放疗后的中位生存期是 10 个月,而手术后的中位生存期是 34 个月,对于腺样囊性癌这两个数据分别为 28 个月和 118 个月。

单独放疗而能长期存活的病例不多,单纯放疗总剂量在 4 000~6 000 cGy 的原发性气管肿瘤患者,中位生存期约为 5 个月。在麻省总医院,姑息治疗的腺样囊性癌患者中位生存期为 8.8 个月,鳞状细胞癌患者为 41 个月。1967~1985 年芬兰统计 44 例仅放疗的气管鳞状细胞癌患者,中位生存期为 8 个月。Chao 分析了 1962~1995 年间的 42 例原发性气管肿瘤患者,11 例接受至少 5 000 cGy 的放疗,其他患者剂量低于 5 000 cGy。这些患者的中位生存期为 5.7 个月,2 年生存率为 13%。6 例仅接受放疗的腺样囊性癌患者中位生存期为 6.2 年。

内窥镜技术只能用来缓解病情,各种形式的上呼吸道阻塞都可用硬质支气管镜来改善气道通气,并用活检钳、吸引器或电凝切除腔内肿物。对于其他方法无法治疗的肿瘤,可用各种类型的内置支架维持气道通畅,显然,这只能起到缓解作用,可选用 T 形、Y 形、T-Y 形硅胶管,内置金属网,Wall 支架等。硅胶管因组织反应轻、易于取出而较多使用。金属网支架置入后可能难以取出,且肿瘤可能长入网眼,因此禁忌用于肿瘤患者。

参 考 文 献

1. Baraka ME. Malignant tumours of the trachea[J]. Ann R Coll Surg Engl, 1984,66(1): 27 - 29.

2. Ranke EJ, Presley SS, Holinger PH. Tracheogenic carcinoma[J]. JAMA, 1962,182(11): 519 - 522.

3. Culp OS. Primary carcinoma of the trachea[J]. J Thorac Surg, 1938,7(1): 471 - 487.

4. Grillo HC, Mathisen DJ. Primary tracheal tumors: treatment and results[J]. Ann Thorac Surg, 1990, 49(1): 69 - 77.

5. Desai DP, Holinger LD, Gonzalez-Crussi F. Tracheal neoplasms in children[J]. Ann Otol Rhinol Laryngol, 1998,107(9): 790 - 796.

6. Prommegger R, Salzer GM. Long-term results of surgery for adenoid cystic carcinoma of the trachea and bronchi[J]. Eur J Surg Oncol, 1998, 24(5): 440 - 444.

7. Neis PR, McMahon MF, Norris CW. Cartilaginous tumors of the trachea and larynx[J]. Ann Otol Rhinol Laryngol, 1989,98(1): 31 - 36.

8. Briselli M, Mark GJ, Grillo HC. Tracheal carcinoids[J]. Cancer, 1978,42(6): 2870-2879.

9. Perelman MI, Koroleva N, Birjukov J, et al. Primary tracheal tumors[J]. Semin Thorac Cardiovasc Surg, 1996, 8(4): 400-402.

10. 赵珩,澹台冀澂,范利民. 气管疾病外科手术治疗 413 例. Chin J Thorac Cardiovasc Surg, 2008,24(4): 231-232.

11. Pearson FG, Brito-Filomeno L, Cooper JD. Experience with partial cricoid resection and thyrotracheal anastomosis[J]. Ann Otol Rhinol Laryngol, 1986, 95(6): 582-585.

12. Valesky A, Hohlbach G, Schildberg FW. Validity of different methods for reducing tension of anastomoses following circular resection of the trachea[J]. Langenbecks Arch Chir, 1983, 360(1): 59-69.

13. Gaissert HA, Grillo HC, Shadmehr BM, et al. Laryngotracheoplastic resection for primary tumors of the proximal airway[J]. J Thorac Cardiovasc Surg, 2005,129(5): 1006-1009.

14. Pearson FG, Todd TR, Cooper JD. Experience with primary neoplasms of the trachea and carina[J]. J Thorac Cardiovasc Surg, 1984,88(4): 511-518.

15. Eschapasse H, Gaillard J, Bollinelli R, et al. Apparent primary progress Ⅳ e dystrophic pulmonary emphysema. Results of surgical treatment apropos of 30 cases[J]. Ann Chir Thorac Cardiovasc, 1974, 13(2): 155-159.

16. Heitmiller RF, Mathisen DJ, Ferry JA, et al. Mucoepidermoid lung tumors[J]. Ann Thorac Surg, 1989,47(3): 394-399.

17. Daniel TM, Smith RH, Faunce HF, et al. Transbronchoscopic versus surgical resection of tracheobronchial granular cell myoblastomas. Suggested approach based on follow-up of all treated cases [J]. J Thorac Cardiovasc Surg, 1980,80(6): 898-903.

18. Maeda M, Kotake Y, Monden Y, et al. Primary malignant lymphoma of the trachea. Report of a case successfully treated by primary end-to-end anastomosis after circumferential resection of the trachea[J]. J Thorac Cardiovasc Surg, 1981,81(6): 835-839.

19. Terz JJ, Wagman LD, King RE, et al. Results of extended resection of tumors involving the cervical part of the trachea[J]. Surg Gynecol Obstet, 1980,151(4): 491-496.

20. Grillo HC. Tracheal replacement: a critical review[J]. Ann Thorac Surg, 2002,73(6): 1995-2004.

21. Pearson FG, Henderson RD, Gross AE, et al. The reconstruction of circumferential tracheal defects with a porous prosthesis. An experimental and clinical study using heavy Marlex mesh[J]. J Thorac Cardiovasc Surg, 1968,55(5): 605-616.

22. Neville WE, Hamouda F, Andersen J, et al. Replacement of the intrathoracic trachea and both stem bronchi with a molded Silastic prosthesis[J]. J Thorac Cardiovasc Surg, 1972, 63(4): 569-576.

23. Rose KG, Sesterhenn K, Wustrow F. Tracheal allotransplantation in man[J]. Lancet, 1979, 24(1): 433.

24. Doss AE, Dunn SS, Kucera KA, et al. Tracheal replacements: Part 2[J]. ASAIO J, 2007, 53(5): 631-639.

25. Neville WE, Bolanowski JP, Kotia GG. Clinical experience with the silicone tracheal prosthesis[J]. J Thorac Cardiovasc Surg, 1990,99(4): 604-612.

26. Belsey R. Resection and reconstruction of the intrathoracic trachea[J]. Br J Surg, 1950,38(150): 200-205.

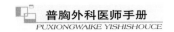

27. Nomoto Y, Suzuki T, Tada Y, et al. Tissue engineering for regeneration of the tracheal epithelium[J]. Ann Otol Rhinol Laryngol, 2006,115(7): 501 - 506.

28. Macchiarini P, Jungebluth P, Go T, et al. Clinical transplantation of a tissue-engineered airway[J]. Lancet, 2008, 13(12): 2023 - 2030. Epub 2008 Nov 18. Erratum in: Lancet. 2009 Feb 7,373(9662): 462.

29. Makarewicz R, Mross M. Radiation therapy alone in the treatment of tumours of the trachea[J]. Lung Cancer, 1998,20(3): 169 - 174.

第十二章 气管肿瘤的手术治疗

一、手术要点和并发症

1. 麻醉

气管外科手术的麻醉要求保证正常的通气,随时清除气道内的分泌物,确保不发生 CO_2 潴留或缺氧。术前用药应避免用肌肉松弛剂,维持自主呼吸,颈段气管手术从前用颈丛阻滞或局部浸润麻醉,插管均在清醒下进行,插管需通过病变部位,解除气道梗阻,确保通气充分,近来有学者使用全麻下经喉罩通气。胸段气管手术必需行气管插管,可用大口径插管置于病变之上,气管切开后用小口径插管套入气管远端。

2. 手术进路

(1) 颈部横切口

颈段气管切除均采用颈部甲状腺手术之横切口,允许切除气管 5 cm 长。

(2) 纵隔切口

主动脉弓上的气管切除可用纵隔切口,或家用颈部横切口有利于上段气管手术谓之颈纵隔切口。正中切开胸骨,不进胸膜腔,胸骨要完全切开,使暴露更加充分。使用颈纵隔切口最好不要作气管造口,否则易并发纵隔感染而影响愈合,纵隔切口可根据手术暴露需要仅劈开胸骨上半,如需游离肺门,则将上述切口向右第四肋间延长,谓之颈、纵隔、胸切口,同时无名动脉和左无名静脉需加以保护,文献有术后并发血管破裂造成致命大出血者。

(3) 胸后外侧切口

主动脉弓上缘以下的气管病变之手术均采用后外侧切口,经第五肋床或第四肋间而进行切除和吻合,左胸有主动脉弓阻挡,暴露下段气管和隆突部有困难,除非结扎切断三对肋间动脉。一般经右胸,其显露较好、操作方便。

3. 手术操作

(1) 气管环形切除对端吻合术

1) 气管解剖和切断:气管充分暴露后,查清腔内肿瘤的范围和外观,病变部气管相对较厚,有组织外侵者病变部分易于明确,也可从气管外扪及病变,必要时在其附近做纵行切开,直视窥探。此时可根据 X 片和 CT 片所示病变的范围和长度,参考支气管镜测量的数据,加上 1 cm,作为切除长度的估计。切开后自切口向左主支气管插入小口径插管,维持呼吸,然后在病变上方 0.5 cm 处切断气管。先切断气管前壁,后紧靠气管壁做环形切除,切除组织立即作冰冻切片检查排除残留。

2) 气管对端吻合:在切缘上下 1 cm 处,分别在左右各缝吊粗线作牵引,两切缘用无损伤可吸收线间断全层缝合,亦可用 3-0 尼龙线连续缝合膜部,再用无损伤可吸收线间断缝合余下全层,笔者比较推崇后者。在颈部吻合应先缝合后壁,在缝合前壁,在胸部吻合则先缝合前壁,后缝合后壁,一般先缝合显露较难的一侧,始于软骨环和膜部连接处,然后依次缝合软骨部,若用无损伤可吸收线间断全层缝合,则最后缝合膜部。缝针由外进入,由内穿出,再由内向外外翻缝合,切缘要整齐清洁,做到黏膜对合紧密,无软组织嵌入腔内,针距0.3 cm,进针距切缘0.2～0.3 cm,如果口径不一,则适当调整针距,使之均匀缝合,对合良好。

3) 吻合口的覆盖:吻合口缝合后,倒水测试有无漏气,漏气处应予缝补,应尽可能一次完成吻合,加缝往往影响愈合,吻合口要用带蒂心包瓣或附近的胸膜覆盖,另外可用带蒂大网膜覆盖,其侧支循环建立快,有利于吻合口的愈合,并可保护纵隔内大血管,其缺点是需要打开腹腔。

为了减少张力,手术完毕后用粗线把下颌与前胸皮肤缝吊,使颈部固定于前屈位15°～30°,10～14 天后拆除,方法简便有效。

(2) 气管隆突切除重建术

一般用于气管隆突部受侵的病例,隆突切除重建的方法视病变部位和切除范围的不同而有所不同,可行部分和全隆突切除重建术,是气管外科中较复杂的术式。如肺癌接近主支气管根部,可行袖式全肺切除,气管和对侧主支气管对端吻合术,如病肺可部分保留,则切除气管下端可隆突部,气管和对侧主支气管对端吻合后,患侧支气管再与对侧主支气管作端侧吻合,一般经右胸进行,以免主动脉弓阻碍暴露,左右支气管都能和对侧作端侧吻合,但气管切除不宜超过4 cm,否则吻合口张力太大,拉合较为困难。两个吻合口相距不能少于1 cm,先完成气管主支气管对端吻合,再作端侧吻合,对吻合口大小和方向要注意避免成角现象。端侧吻合宜大不宜小,过小易造成肺气肿。吻合口均用附近胸膜或其他软组织加以覆盖以促进其愈合,防止其漏气。麻醉方法要求较高,随时调整插管位置以保证其正常通气。(本章第二节将详细讲述)

(3) 气管开窗肿瘤摘除术

此法使用于肿瘤有蒂,基底窄,未侵及气管全层者。在肿瘤部位切开气管软骨部,从腔内摘除肿瘤,基底部行电灼止血和清除残余,然后将气管切口全层间断缝合。有时肿瘤范围广,超过安全切除长度,也可采用此方法作姑息性切除肿瘤,使梗阻因素解除,术后辅以放射治疗也可收一定效果。

(4) 气管局部切除缝合术

肿瘤局限,管壁受累范围小的气管肿瘤,可以行气管楔形切除,管壁缺损直接缝合,切除宽度不宜超过2 cm,否则缝合后管腔有侧弯,宁可环形切除对端吻合,亦可用带蒂心包或胸膜修补,但术后气管壁可有部分软化而影响管腔通畅。

(5) 特殊部位的气管手术

肿瘤切除环状软骨,切除段距其不足0.5 cm 时,可将甲状软骨前部作部分切除,气管切断也应相应前长后短,便于对端吻合,而环状软骨只能切除前半,后半应予保留,否则将损伤喉返神经,Pearson 曾介绍有关经验,强调保留环状软骨和甲状软骨在后侧的连接处,以防止喉返神经被切断。如该处也发生病变,则应行后切除和气管上段切除,气管作永久性造口,如喉部被肿瘤所侵及,喉切除即为首先手术。气管永久性造口术宜将皮肤相应作圆形切除,皮肤缘缝在气管外缘,离切端0.5～1 cm,如此可减少倒灌机会,且不致发生瘢痕挛缩而致造口缩小。气管上段切除超过 5 cm 时,气管切断易于下陷,造口时将其适当进行游离和松解,以减少下陷。气管下陷者应插入气管套管,以利于术后管理。

肿瘤在隆突部以上 2 cm 者,环形切除对端吻合时常因下切端不宜上提,吻合时张力大,而行隆突切除和重建。两侧主支气管必须充分游离和松解,方能将其上提。

2. 术后并发症

气管手术有关的并发症有感染、出血、吻合口崩裂、狭窄和肉芽肿形成等,特别要指出无名动脉破裂引起之大出血是致命之并发症。吻合口在主动脉弓上方,如不予保护,缝线磨破动脉情况时有发生,为避免发生此种并发症,在吻合口外包于带蒂心包、胸膜、胸腺组织或大网膜,此应列为常规。

激光治疗肉芽肿效果较好,对消除气道梗阻较为理想,但原处易于复发。

严格掌握手术指针和技术操作,以及妥善的手术前后处理是减少并发症和提高疗效的关键。

二、隆突重建术及其相关手术

隆突区域是气体分开进入和汇合出来的地方,若以军事战役比喻普胸外科,它宛如一个隘口,克服了它意味着胸外科医生占领了手术的制高点。隆突的切除不是个问题,隆突的重建才是个问题! 还没有一种用于隆突重建的单一理想技术,隆突重建术的类型随病变位置及范围的不同而有所不同。

20 世纪 40 年代起,胸外科先驱们开始了对隆突区域重建手术的临床实践,取得了零星的成功。显然,吻合张力是个需要克服的难题,是 Michelson 用实验拓展了人们的想像空间,稍后几年 Grillo 对人尸体的解剖研究,为全面开展气管临床工作奠定了基础,同时 Grillo 在隆突外科临床实践中的全面成功标志着气管外科这一亚学科框架的建立。国内黄偶麟在 70 年代末开始了系统的气管外科工作。

1. 局部解剖

隆突是气管的终点、也是左、右主支气管的起点,因此需要理解气管胸段及主支气管的毗邻解剖关系。气管胸段前有胸腺、左无名静脉、主动脉弓及其分支,主动脉弓从上拐过左气管支气管角(图 12-1)。无名动脉、右无名静脉自前向右跨越气管胸段,左颈总动脉自前向左越过。气管后方有食管,其膜部与食管之间有一层疏松结缔组织,该层面一般容易分离,这两个管状器官分享共同的血液供应。左喉返神经起源于主动脉弓下的迷走神经,全程靠近气管食管沟。气管胸段左侧还有左锁骨下动脉。主动脉弓、左锁骨下动脉与脊柱围成食管上三角,也称为 Toilet 三角,是左侧开胸实施隆突部位缝合的途径之一。在隆突水平,左主支气管从主动脉弓下经过,奇静脉弓向上拐过右气管支气管角注入上腔静脉。右无名静脉、上腔静脉恰好位于气管胸段的右前方,右肺动脉心包段位于隆突的前下方(图 12-2、图 12-3)。所以,对隆突采取的前入路手术,是经心包于隆突前形成一个四边形深部空间,其右边界为上腔静脉、左边界为主动脉弓、下边界为肺动脉、上边界为无名动脉,切断动脉韧带,可以进一步牵拉主动脉弓(见图 12-4)。主动脉弓和奇静脉弓是固定隆突的结构之一。

气管胸段及隆突的血循环由上面从起源于无名动脉-锁骨下动脉系统的外侧组织节链

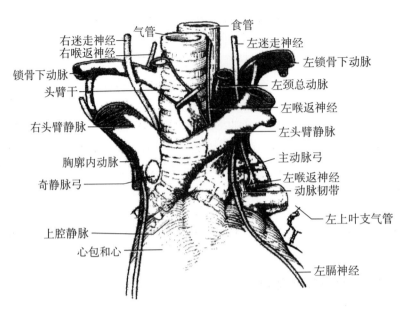

图 12‑1 气管胸段及主支气管的毗邻解剖关系

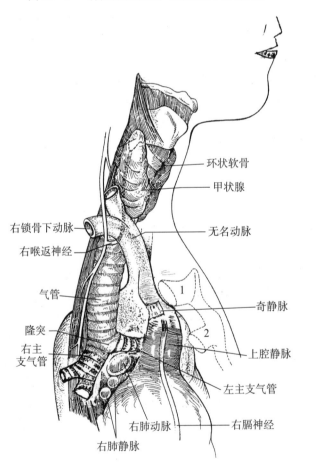

图 12‑2 气管胸段与主支气管的行程

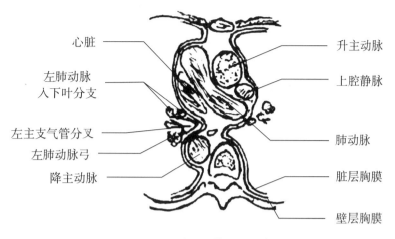

心脏

左肺动脉
入下叶分支

左主支气管分叉

左肺动脉弓

降主动脉

升主动脉

上腔静脉

肺动脉

脏层胸膜

壁层胸膜

图 12‐3　隆凸下横断面图像

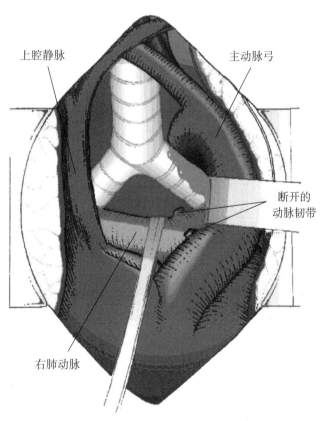

上腔静脉

主动脉弓

断开的
动脉韧带

右肺动脉

图 12‐4　隆突手术的经心包入路

注：将升主动脉向上朝主动脉弓方向大范围牵拉并切断动脉韧带，可以很好
地显露气管分叉。

以及与此相吻合的支气管动脉所提供，左、右主支气管由支气管动脉所提供。肺动脉在肺内
通过直接吻合血管与支气管动脉相通，切断支气管后，肺循环的血流通过支气管静脉网倒流
入支气管循环，因此，在隆突重建时，不必顾忌支气管动脉的切断。

隆突全肺切除术可作为隆突重建术的补救措施,当它毫无悬念地实施时,常常是肿瘤外侵也很严重。此时隆突全肺切除的困难更表现在于肺的切除,而这种肺的切除一般需要在心包内处理血管,故隆突全肺切除(含隆突余肺切除)需要全面了解肺动脉的起始解剖。

肺动脉由右心室发出,先向上、向后行走于升主动脉的前面,然后转向升主动脉的左侧,在主动脉弓下水平分为左、右肺动脉。左肺动脉起始部的上方借动脉韧带连于主动脉弓的下方;左肺动脉的主干在左上叶支气管上面勾绕之,然后与左侧支气管树结伴而行,左肺动脉的平均长度为3.3 cm,其心包外长度为2.1 cm,心包内长度为1.2 cm(图12-5)。右肺动脉横行向右,居奇静脉(上方)与升主动脉、上腔静脉(前面)之间的角内;右肺动脉的平均长度为5.1 cm,其心包外长度为0.9 cm,心包内长度为4.2 cm。右肺动脉比左肺动脉的解剖长度长,但由于受到解剖限制,从后外侧进胸切口处理主肺动脉,右肺动脉比左肺动脉的有效长度要短,因此常常需要断开奇静脉,扩大手术入路,使右肺动脉根部变"浅",于是肺动脉的剥离及切断结扎变得容易起来。

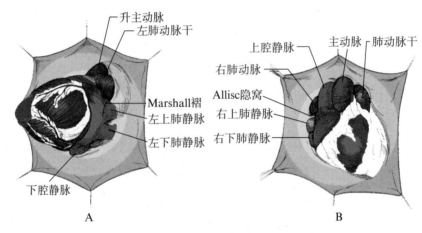

图12-5 肺血管的心包内解剖

注:A:左侧;B:右侧。

2. 适应证与禁忌证

隆突重建术的适应证有一定的主观性,一般说来有一个"切除范围4 cm原则",即① 侵犯隆突部位的气管肿瘤、预计单纯气管下段的切除范围距隆突最远不超过4 cm的病变,② 预计气管下段+相对于病变的对侧主支气管(如隆突部位病变靠左,则对侧主支气管为右)的切除长度不超过4 cm的病变。当然,如果伴随切除的是右主支气管,由于可以切断奇静脉弓,总的切除长度可以再扩大些。

如果是支气管癌,侵犯到了同侧主支气管近端1 cm、下端气管侧壁、隆突或对侧主支气管,也考虑隆突切除重建,这在右侧较为多见。右上肺癌累及的范围也如此的话,也能考虑隆突切除,但是要排除纵隔淋巴结的转移。

隆突区域的足量放疗是隆突重建术的绝对禁忌证。

3. 决策

由于隆突位置重要,此区域内的气道断不能永久中断,因此,术中给术者的挽救措施有限,"谋定而后动",在隆突重建术中尤其如此。

（1）术前评估

了解涉及气管的前期治疗史如甲状腺手术史和放疗,前者影响气管的松解,后者影响吻合口的愈合。对患者进行影像学检查,包括胸部正侧位片、胸部 CT。行纤维支气管镜检查,取活组织做病理检查,以明确手术是否为最佳治疗方式,最好在术前即刻进行;纤维支气管镜检查时,还要吸取病变远侧的痰液,送培养及药敏试验,以备术后选用抗生素。根据上述结果,研究重建是否可行以及采用何种术式并以此选择手术入路,外科医生必须对此心中有数。其他检查还可包括动脉血气分析,通气灌注扫描,以及有关的心脏检查。

如果是支气管癌或右上肺癌,另行 PET/CT 检查以排除远处转移,且对可疑的纵隔淋巴结行纵隔镜检查,使手术治疗符合肺癌治疗原则。

如果附加的肺叶切除显得困难,可以针对性地进行上腔静脉造影和肺动脉造影。食管超声检查时可能使患者的气急加剧,因而不采用。

除非是右上肺癌,肺功能检查对患者的耐受性评价没太大帮助。分侧肺功能作为选择哪侧进胸入路的参考,可视胸部 CT 检查而定,一般而言这是个弱指标。

（2）术中评估

术中显露隆突后,可以经气管导管插入纤维支气管镜进行检查,结合直视探查结果如肿瘤外侵情况和气管支气管树的质地情况,按隆突重建→隆突全肺切除→开窗肿瘤切除→直接关胸的优先顺序进行评估,如果预计吻合口张力可能过大,再次可以先暂时关胸,不可先打开气道。如是经胸入路,则调整体位,行对侧肺门心包内松解,关闭对侧胸腔之后再次进入同侧胸腔,完成隆突的切除与重建。

4. 麻醉

隆突重建是麻醉医生所面临的最大挑战之一。由于此手术的操作空间已然局促,且气道的连续性术中被中断,因此麻醉医生如何与外科医生如何协同确保患者气道通畅、供氧充分就显得非常重要。鉴于双腔气管导管坚韧笨重,经含肿块的隆突进入远侧的主支气管不易,也妨碍手术时气管-隆突-主支气管的牵拉和翻动,我们偏好单腔气管导管。当隆凸肿瘤严重阻塞气道时,可以先在支气管镜下对肿瘤进行削切,气道比较通畅后即刻行气管内插管或健侧的主支气管内插管。如果患者呼吸困难,插管前禁忌使用肌松药,可局麻配合插管。

对侧主支气管切断后,经术野由外科医生将一根无菌的气管导管插入对其内并固定,麻醉医生负责监护,随时调整气管导管的位置以确保患者的氧供。完成端-端吻合后恢复经口通气,如果端-侧吻合口在端端吻合口的上方,则气管导管要深入端-端吻合口水平以下,外科医生可以安心实施端-侧吻合;如果端-侧吻合口在端-端吻合口的下方,则气管导管要退至端-端吻合口水平以上,实施端-侧吻合时外科医生可以让通气暂停、缝上几针,之后封堵侧壁开口让麻醉医生充分供氧,循环通气暂停-缝针-供氧这个步骤直至端-侧吻合完成。

在隆突切除过程中,如果患者出现低氧而对侧肺通气没有发现异常,则可以通过以下两个方法解决:① 阻断同侧的主肺动脉以消除右向左的分流;② 将一根小导管插入同侧支气管内开放持续供氧以增加 V/Q 比。

气道阻塞严重时,股-股转流可作为一种应变方法。

5. 手术入路

手术入路的选择与术者的习惯有关，也与是否伴随有肺切除有关。笔者认为以有无肺切除为依据比较客观，其选择流程如图 12-6。

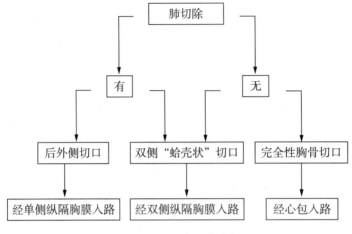

图 12-6　手术入路流程

笔者赞成隆突重建经胸入路，这是因为气管-主支气管平面就位于心脏大血管的后面，从侧面很容易分离这两者；在右侧，能直接显露气管分叉；在左侧，尽管有主动脉弓的遮挡，在切断动脉韧带、并切断第一第二支肋间动脉松解主动脉弓之后，也能较好地显露显露气管分叉。

当然如果伴随有肺组织的切除，经胸入路更能一举两得。

如果术前对隆突切除没有把握，也有选择经右侧第四肋间前外侧切口进胸探查，确认可以完成隆突重建后，横断胸骨并经左第四肋间前外侧切口对侧也进胸，形成所谓双侧"蛤壳状"切口，剥离和吻合时，可由助手从对侧推移气管或（和）主支气管，操作非常方便。但是，由于是双侧开胸，对患者的损伤最大，仅适合年轻力壮者。经此切口附加肺切除也方便。

经胸骨心包入路也是个选择。由于切断动脉韧带并牵拉主肺动脉，上腔静脉与升主动脉之间的间隙大大扩展，对气管分叉能提供上佳的显露。此入路也能全肺切除，但比后外侧切口差。

6. 重建类型和吻合技术

隆突重建有以下类型（图 12-7），根据病变的位置和大小决定选择哪种类型。

（1）如果病灶局限、气管没有什么切除，内侧壁拼合的主支气管可作为一个独立单位接受处理。

（2）气管切除的长度小于 4 cm，气管与右主支气管端-端吻合，左主支气管与气管下段端-侧吻合；或者气管切除的长度更短，则气管与左主支气管端-端吻合，右主支气管与气管下段端-侧吻合。或者，

（3）如果气管切除的长度大于 4 cm，气管与右主支气管端-端吻合，左主支气管与右中间支气管端-侧吻合。无论如何，端-侧吻合口要距离端-端吻合口 1 cm。

端-端吻合技术可参考"袖状肺叶切除术"一章。唯重建类型①中的气管和两支气管衔接处的前、后壁只能采用褥式缝合，使用 3-0 的 Vicryl 缝线。

端-侧吻合是形成"代隆突"的主要方式。与胃肠吻合不同，由于气管支气管壁软骨无舒

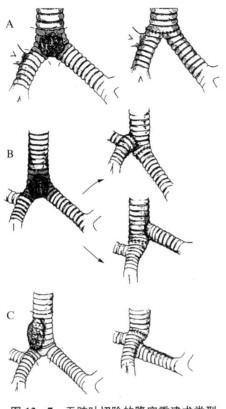

图 12－7　无肺叶切除的隆突重建术类型

注：A,病灶小,几乎没有累及气管,左右主支气管内侧壁缝合形成
"代隆突";B,气管切除长度小于 4 cm,两侧的主支气管都与气管吻合;
C,气管切除长度大于 4 cm,左主支气管与右中间支气管吻合。

张性,故要类卵圆形地切除部分环部,否则端-侧吻合口不能维持开放而狭窄。有人主张,此开口要完全落在环部;也有人主张,此开口落在环膜交界处。将一侧的主支气管与之端-侧吻合;注意此开口的切除范围不要超过该侧主支气管软骨的中点,而对侧主支气管的前后径稍大于此开口的宽度。吻合完成时,这个新开口会被撑大,该处的主支气管周长得以轻度增加。端-侧吻合可使用 4－0 或 3－0 的 Vicryl 缝线实施间断缝合,也可使用 4－0 的 PDS 缝线或 polypropylene 缝线实施连续缝合,采用两者结合的间断＋连续缝合方法自然也行。间断＋连续缝合中连续缝合可以落实在膜部,也可落实在膜部。

7. 注意事项

除上述提到的以外,隆突重建以下要点需要牢记:

(1) 剥离左侧气管分叉时,要贴着气管支气管,如此可避免损伤左喉返神经。

(2) 为了使吻合一气呵成,也避免血液进入气道内,在断开支气管和气管前,应对胸壁、纵隔的手术野仔细止血,以免到时手忙脚乱。

(3) 可先切断左主支气管,经术野插管入左主支气管,以便让右肺不张,这样在某些情况下便于进一步操作。

(4) 端-侧吻合口的端侧气管或支气管不必修剪成斜面,因为这会造成此端口处软骨片的撕脱。

（5）吻合前，要进行松解操作，使吻合张力变小或消失。

（6）为避免膜部撕裂，在尽可能的情况下先结扎环部处缝线。

（7）如为两个分开的吻合口，则要对它们先后进行漏气试验，在确认端-端吻合没有漏气之前，切勿匆忙进行端-侧吻合。

（8）对于缝线切割引起的漏气，用褥式缝合的方法加针。

（9）不要陡然拉膜部缝线，因为它们能够轻易地洞穿菲薄的气管（或支气管）膜部，造成令人讨厌的瘘。

（10）由于操作空间很小，故每结扎一根缝线，若无必要，就剪掉这根线尾；膜部缝线的结扎尽量放在环部缝线之后。

8. 松解手法

在吻合之前，必须先行松解操作，甚至有时在同侧进胸之前实施，也有人在吻合后进行的。松解的位置包括吻合口的上下，也包括对侧。具体的操作手法是：

（1）气管前解剖面的钝性剥离，从甲状腺峡部到隆突水平，如果术前进行纵隔镜检查，此操作同时完成了。

（2）围绕肺门的 U 形心包切口即肺门松解，其切口在膈神经的后方从上肺静脉水平开始，向下绕过下肺静脉，然后向上至肺动脉水平。如果选择后外侧切口进胸，必要时可以在胸腔镜下先行对侧肺门松解。肺门松解可以将肺门结构上提约 2 cm，如果需要更多，可以围绕肺门完全切口心包。

（3）也有人提议，行心包膈松解以向上松动心脏大血管 2～3 cm，缓解主动脉弓对左主支气管的束缚，即在两侧膈神经之间从腹侧到背侧将心包从膈肌上分离出来（图 12-8）。

（4）保持颈曲位，即使用下颌缝线。目前已有共识，喉松解并不能在隆突水平降低吻合张力。

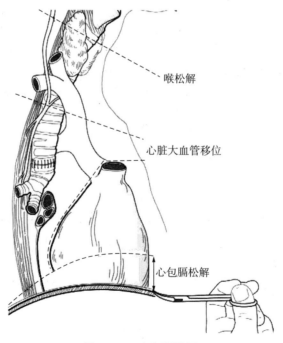

喉松解

心脏大血管移位

心包膈松解

图 12-8　心包膈松解

9. 隆突重建术的手术步骤

由于隆突重建术还只能在少数大的胸外科中心实施,故有必要详细描述。特以右后外侧切口为例。

(1) 预备步骤

1) 对侧肺门松解:根据术前判断,如果病变位于一侧,则此步骤并非必需;如果病变累及两侧的主支气管,则可在腔镜辅助下先行左肺门的心包松解(图 12-9)。

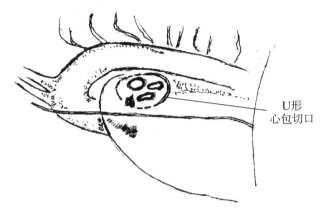

图 12-9 对侧(左侧)肺门松解,绕肺蒂行 U 形心包切口

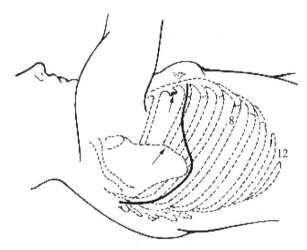

图 12-10 右后外侧切口,呈"斜 S"形

2) 进胸:翻身行左侧卧位,取右后外侧切口沿第 4 肋床或肋间进胸(图 12-10)。

3) 隆突部位的探查与显露:切断奇静脉弓,如其受侵犯,就切除之;提着奇静脉的断端进行剥离,暴露附近的食管右侧壁和上腔静脉后壁;本例显示切除奇静脉弓,图 12-11A 显示为切断奇静脉弓的远端,趁便剥离附近的食管右侧壁,被切除的奇静脉弓留于标本上。探查病变情况,并根据术前 CT 及纤维支气管镜检查综合判断是否需要肺上叶或肺上中叶的切除。将肺向尾侧、背侧牵开,沿气管右侧壁从奇静脉弓水平起向上打开一段纵隔胸膜,剥离气管的前表面,钝性剥离右主支气管与左主支气管的近侧部分前表面(图 12-11B);将肺牵向前,剥离气管、右主支气管以及左主支气管近段的后表面,就这样游离了隆突部位的前后面(图 12-11C),此操作也可在左、右主支气管切断后进行,但此时做较为方便。

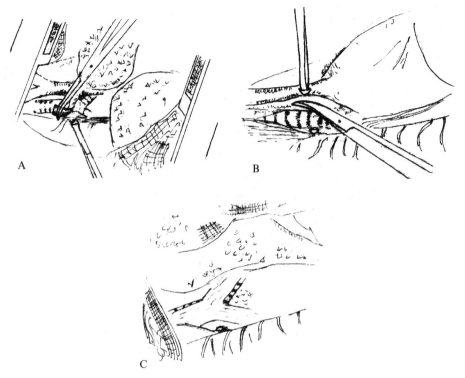

图 12-11 隆突部位的显露过程

注：A 切断或切除奇静脉弓；B 剥离气管-主支气管前表面；
C 剥离气管-主支气管后表面,显露气管分叉。

4) 术侧肺门松解：切断肺韧带,绕右肺蒂行心包切口。(视情况行 U 形心包切口解或环形心包切口)(图 12-12)。

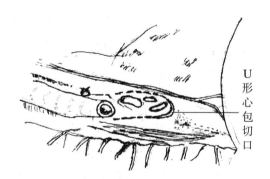

图 12-12 术侧(右侧)肺门松解,绕肺蒂行 U 形心包切口

上述过程完成后,根据有无肺叶切除、气管切除的范围继续进行以下的操作。

(2) 伴有右肺上叶或右肺上中叶切除的隆突切除

1) 肺血管的处理：按肺切除的技巧,切断、结扎右肺上叶或肺上中叶所属的肺动、静脉(参见肺切除术一章)。

2) 中间支气管的切断：在病变的远侧切断中间支气管(图 12-13A),吸尽右侧所保留支气管内的痰液,暂时封闭中间支气管的近侧断端,可用 Allis 钳夹闭(图 12-13B)。

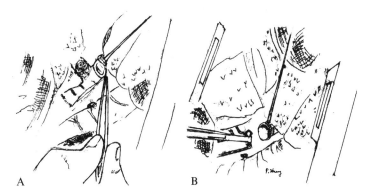

图 12-13　准备切除右上肺叶或右上中肺叶

注：A,切断中间支气管;B,封闭中间支气管的近侧断端。

3) 经手术野插管通气:在左主支气管近段的内侧壁缝一针牵引线,然后在此线的近侧切断左主支气管,在对应的外侧壁再缝一针牵引线,经手术野插入支气管导管,助手一边拿着这两根牵引线,一边持着此支气管导管,维持通气,要随时取出此经术野支气管导管吸痰并调整此导管位置,保持气道的通畅(图 12-14)。

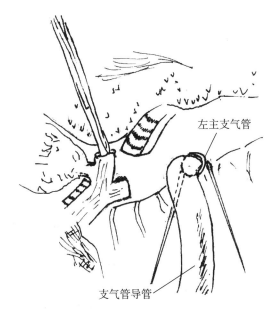

左主支气管

支气管导管

图 12-14　经手术野左主支气管内插管通气,注意支气管导管与左主支气管稳固

4) 标本的切除:在气管的右侧壁吊一针牵引线,退出经口气管导管少许以不影响气管的切断,在经口气管导管的头端吊一缝线以备引导之用,在病变上方切断气管(图 12-15A)。用 Allis 钳拽住要切除的中间支气管端进行剥离,一体切除含病变的肺组织及隆突(图 12-15B)。

5) 气管与左主支气管的端-端吻合(以间断缝合为例):按壁外→壁内→壁内→壁外的进针顺序,将气管断端与左主支气管断端均匀挂线,先挂左侧壁,最后为右侧壁,可采用过度

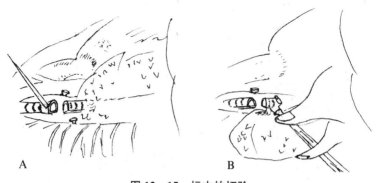

图 12-15　标本的切除

注：A,在切断线上方的气管右侧壁上吊一针牵引线；B,切除。

通气后拔出经手术野支气管导管缝上1～2针然后再通气的方法完成整个一圈的吻合口挂线。注意最好用血管钳分组系之,以免结扎时乱线(图12-16A)。请麻醉医生屈曲患者颈部并保持此体位,拔出经手术野支气管导管并恢复经口通气,按左侧壁→前壁→后壁(环部)→右侧壁的顺序结扎,完毕后进行漏气试验以确保此吻合口封闭。

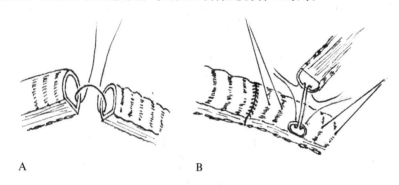

图 12-16　吻合

注：A,气管-左主支气管的端-端吻合；B,中间支气管-左主支气管的端-侧吻合。

6) 中间支气管与左主支气管的端-侧吻合(以间断缝合为例)：距气管-左主支气管端-端吻合口的下方至少1 cm,在左主支气管的内侧壁做-与中间支气管管口形状大小相仿的椭圆形开口；行中间支气管-左主支气管端-侧吻合。分辨好中间支气管管口方向,用纱布堵住此开口经口过度通气,或者经此开口左主支气管内插管过度通气,边开放此开口边缝针(图12-16B)。因左主支气管的位置较深,故进针方向是从左主支气管内侧壁开口的软骨壁到右中间支气管端口的软骨壁,一半缝线排列于头侧,一半缝线排列于尾侧；接着,后壁缝线是从左主支气管内侧壁开口的膜部到右中间支气管端口的膜部来进行安置。吸尽气道内分泌物和血液,吊起左主支气管,下压余右肺,使左主支气管、中间支气管彼此凑近,先环部后膜部结扎此端-侧吻合口的缝线。端-侧吻合完成后,用生理盐水检查吻合口是否漏气,需要时加针。隆突的切除范围和重建类型如图12-17所示。

(3) 单纯的隆突切除

如果没有肺叶切除,则直接进行隆突切除。

1) 建立经手术野通气：靠病变切断左主支气管,经手术台行左主支气管插管并保持通气,暂停经口气管插管通气,使右肺萎陷。

2) 切除标本:靠病变切断右主支气管,然后切断气管,移去标本(图12-18)。

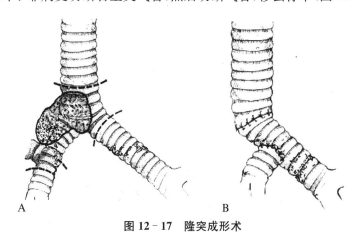

图 12-17 隆突成形术

注:A,隆突的切除范围;B,隆突的重建类型。

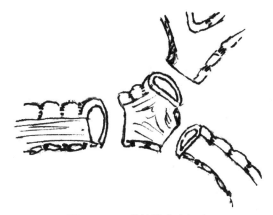

图 12-18 单纯的隆突切除

3) 隆突的重建:根据气管切除的长度和病灶位于左右一侧,按图12-17描述的隆突重建类型相应的端-端吻合和端-侧吻合(参见"重建类型和吻合技术"一节)。张右肺,检验此吻合口是否漏气,如有漏气则加针。如果气管与右侧支气管端-端吻合,则保留经手术野支气管内插管直到隆突重建完成;如果气管与左侧支气管端-端吻合,则经手术野支气管内插管保留到此吻合口完成。无论属于哪种端-侧吻合,进针方向总是从左侧(即深的一侧)主支气管到右侧(即浅的一侧)进行,完成气管与右主支气管的端-端吻合。

(4) 特殊情况

① 经心包入路:有人提倡经心包入路,具体方法如下:全胸骨切开后,暴露前纵隔,剥离胸腺,在上腔静脉与主动脉之间纵向打开前心包以及开后心包(虚线)(图12-19)。用带子绕过头臂动静脉向上牵引,切断动脉韧带后,分别向两侧牵开腔静脉和主动脉,向下牵开肺动脉,暴露四边形区域,可见气管下段和隆突。操作某一侧时,可以以该侧的牵开为主。

② 左后外侧切口入路:经左后外侧切口实施隆突重建,关键是翻起主动脉弓,暴露隆突区域。具体操作如下:打开食管上三角(图12-20A),剥离降主动脉起始段,剥离左锁骨下

动脉(图 12 - 20B),用带子绕过此两动脉;剥离出右侧上 1～3 根肋间动脉并切断(图 12 - 20C),从而使主动脉弓翻起,显露手术区域。

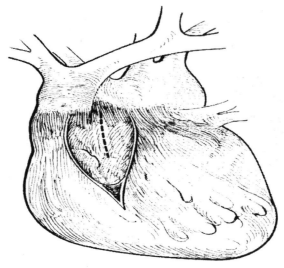

图 12 - 19　心包切口

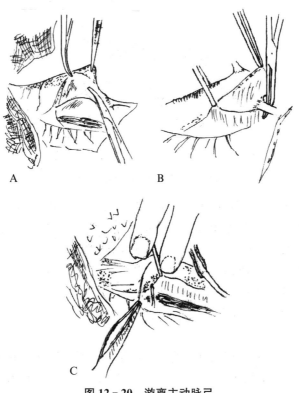

图 12 - 20　游离主动脉弓

注：A,打开食管上三角处的纵隔胸膜;B,剥离左锁骨下动脉;C,剥离上 1～3 根肋间动脉。

(4) 隆突全肺切除术(隆突余肺切除术)

隆突切除后气道的重建无法形成左右分叉,因此,隆突全肺切除术可作为隆突重建术的终止措施。由于隆突全肺切除术比隆突重建术少一个端-侧吻合,其适应证比隆突重建术多一条,即能满足全肺切除者;而其禁忌证比隆突重建术也多一条,即患者要能耐受全肺切除者。术前及确定要实施隆突全肺切除术者,一般为侵犯主支气管根部或隆突的支气管肺癌,如果前期实施过肺组织切除的,则称为"隆突余肺切除术"。隆突余肺切除术的另一适应证是含主支气管切除的袖状肺叶切除术后出现吻合口瘘且无法修补者。

隆突全肺切除术的手术步骤类似隆突重建术。如果术前预计实施者,全肺的血管处理可能更困难,往往需要心包内处理,隆突余肺切除者尤其如此。

（5）术中意外的处理

手术中,如果肿瘤脱落,可手动加大进气力量,使肿瘤进入一侧的主支气管,从而保障另一侧的肺通气,与此同时,迅速切开隆突处的气道,用硬质吸引头吸出脱落的肿瘤,恢复成较为正常的通气。如,中间支气管-左主支气管端-侧吻合口张力太大,则需要采用备选方案,行右余肺切除,这就成了隆突全肺切除术。有时由于术中发现气管支气管树的质地太硬弹性不足,可能导致气管-左主支气管端-端吻合口或左支气管-右主支气管端-侧吻合口张力太大,而当时左肺门并未游离,应暂停该侧手术,翻身行左肺门松解(微创),然后在再翻身继续左侧手术,切勿硬来,须知隆突手术留给我们的余地很小。隆突全肺切除术(隆突余肺切除术)中的全(余)肺切除一般难度大,对于术中肺动脉意外出血,一般是用手指按压后打开心包进行处理。

10. 术后处理

所有吻合完成后,应行纤维支气管镜检查,确认吻合满意并吸出分泌物后才进入术后处理。由于患者的深部分泌物可能未尽排出,为防止深部分泌物喷薄而出,故可暂缓拔除气管导管,患者因阻塞解除,常可耐受;一般日间拔管。术后定时超声雾化吸入及胸部理疗以克服纤毛运动不足,鼓励患者咳嗽;由于患者常排痰困难,需要多次纤维支气管镜吸痰。当患者的肺功能储备处于临界状态且不够配合时,可暂时性气管造口以降低呼吸道生理无效腔,方便吸痰。根据术前痰培养结果,调整抗生素用药。对于吻合张力大的患者而言,保持颈部屈曲,术毕移动患者,需要专人负责。留置保护性下颌缝线与支撑枕垫 2 周,注意保护性下颌缝线勿缝在皮肤松弛处,下颏距前胸壁至少 2.5 cm。

最致命的并发症是非心源性肺水肿,它通常发生在术后 72 小时内,原因不明,据认为手术时呼吸机诱导的创伤和过多的输液是其主要危险因素。另一些危险因素是术前酗酒、无症状性术后误吸和(或)淋巴引流的中断。一旦出现,几乎没有患者能恢复。限制补液、利尿、多次支气管镜检查及无创伤性通气偶尔有助于避免再次插管并治疗好它。

支气管胸膜瘘是另一个潜在的致命并发症。预防措施是对气管支气管吻合口的早期并比较频繁的监控,如果吻合口裂开,可以安置带膜支架封堵裂口。面对隆突全肺切除的患者出现支气管胸膜瘘这种高风险的情况时,最好的预防和宽慰措施是附加一个小型胸改手术并填充带蒂的背阔肌和前锯肌。

患者出院前,应行纤维支气管镜检查以排除小的吻合口问题。其余处理同一般胸外科手术。

11. 结果

隆突处的肿瘤非常罕见,而能实施隆突重建术的医疗机构很少,各治疗组的单纯的隆突重建术病例数很少,多为不到 20 例,不难想象,隆突重建术选择性很强,这就使得我们难以得出有效的结论,他人的相关数据仅读者参考,下面是支气管癌而行隆突切除的数据(表 12-1)。

表 12-1　支气管癌的隆突切除结果

医生(年代)	患者数	手术死亡率(%)	5 年生存率(%)		
			$N_{0\sim1}$	$N_{2\sim3}$	总计
Mitchell et al(2001)	60	10	51	12	42
JF Regnard et al(2005)	60	7.7	38	5.3	26.5
Rovario et al (2006)	53	7.5	—	—	33
de Perrot et al(2006)	100	7.5	53	15	44

　　如同肺癌那样,淋巴结转移对支气管癌的预后影响至深,所以有人提倡对怀疑纵隔淋巴结转移的患者实施纵隔镜检查,并把伴有这个淋巴结转移的支气管癌列为禁忌证。问题是支气管癌的淋巴结分组能像肺癌一样吗? 显然不是! 但由于病例数奇缺,令人无法得出精确的结论。显然,疾病本身的属性对预后有决定性的影响,例如腺样囊性癌的预后就好,类癌的预后更好,因此,依术式决定预后是不全面的。评价隆突重建术的效果需要很长的一段时间。

　　12. 隆突重建术刍议

　　隆突手术经历了这个过程。先是切除后原位修补,由于其并发症发生率高,Grillo 氏确定了异位隆突重建的范式,目前人们又试图进行原位隆突重建了。尽管并发症高,但最后总能找到合适的办法加以解决,恰如远端胃大部切除后是采用 BillrothI 式还是采用 Billroth II 式一样,在手术安全性得到保障之后,对生理功能的追求必将成为趋势,笔者深信原位隆突重建将是所有术式的首选。事实上,Grillo 氏对于个体化隆突重建也提示了这种可能(图 12-21)。

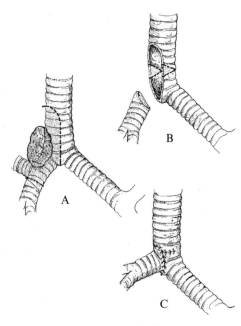

图 12-21　隆突个性化重建

　　需要提醒的是欲从事隆突重建手术的胸外科医生,必须对整个气管外科手术有一个全面的认识,隆突重建术比其他的普胸外科手术退路要少得多,容不得半点差池。熟知对降低吻合张力的措施和保护气管主支气管血供的操作措施是重中之重。

隆突重建术对于下段气管肿瘤而言,是个救命的方法,有时它作为亚急证手术进行,如果患者气道阻塞严重,可以暂缓拔除气管导管,以免远侧气道内潴留的分泌物一下涌出,引起窒息。

参 考 文 献

1. Grillo HC, Carinal reconstruction[J]. Ann Thorac Surg, 1982,34(4): 356 - 373.

2. Barclay RS, McSwan N, Welsh TM. Tracheal reconstruction without the use of grafts[J]. Thorax, 1957,12(3): 177 - 180.

3. Michelson E, Solomon R, Maun L, et al. Experiments in tracheal reconstruction[J]. J Thorac Cardiovasc Surg, 1961,41: 748 - 759. l

4. Grillo HC, Dignan EF, Miura T. Extensive resection and reconstruction of mediastinal trachea without prosthesis or graft: an anatomical study in man[J]. J Thorac Cardiovasc Surg, 1964,48: 741 - 749.

5. Grillo HC, Bendixen HH, Gephart T, Resection of the carina and lower trachea[J]. Ann Surg, 1963, 158: 889 - 893.

6. Horita K, Itoh T, Furukawa K, et al. Carinal reconstruction under veno-venous bypass using a percutaneous cardiopulmonary bypass system[J]. J Thorac Cardiovasc Surg, 1996,44(1): 46 - 49.

7. de Perrot M, Fadel E, Mercier O, et al. Long-term results after carinal resection for carcinoma: Does the benefit warrant the risk? [J]. J Thorac Cardiovasc Surg, 2006,131(1): 81 - 89.

8. Grillo HC. Surgical approaches to the trachea[J]. Surg Gynecol Obstet, 1969,129(2): 347 - 352.

9. Grillo HC. Surgery of the trachea [M] // Current problems in surgery. Chicago: Yearbook Medical Publisher, Inc,1970.

10. Björk VO. Left-sided bronchotracheal anastomosis[J]. Thorac Surg, 1955,30(4): 492 - 498.

11. Grillo HC. Tracheal tumors: surgical management[J]. Ann Thorac Surg, 1978,26(2): 112 - 125.

12. Mitchell JD, Mathisen DJ, Wright CD, et al. Clinical experience with carinal resection[J]. J Thorac Cardiovasc Surg, 1999,117(1): 39 - 53.

13. Tasci E, Orki A, Kutlu CA. End-to-side bronchial anastomosis using the continuous suture technique [J]. J Thorac Cardiovasc Surg, 2008,135(3): 708 - 709.

14. Macchiarini P, Altmayer M, Go T, et al. Technical Innovations of Carinal Resection for Nonsmall-Cell Lung Cancer[J]. Ann Thorac Surg, 2006,82(6): 1989 - 1997.

15. Mitchell JD, Mathisen DJ, Wright CD, et al. Resection for bronchogenic carcinoma involving the carina: Long-term results and effects of nodal status on outcome[J]. J Thorac Cardiovasc Surg, 2001, 121(3): 465 - 471.

16. Regnard JF, Perrotin C, Giovannetti R, et al. Resection for Tumors With Carinal Involvement: technical aspects, results, and prognostic factors[J]. Ann Thorac Surg,2015,80(5): 1841 - 1846.

17. Roviaro G, Vergani C, Maciocco M, et al. Tracheal sleeve pneumonectomy: Long-term outcome[J]. Lung Cancer, 2006,52(1): 105 - 110. (Epub 2006 Feb 14)

18. Yamamoto K, Miyamoto Y, Ohsumi A, et al. Surgical Results of Carinal Reconstruction: An Alterative Technique for Tumors Involving the Tracheal Carina[J]. Ann Thorac Surg, 2007,84: 216 - 220.

第十三章　气管肿瘤手术后并发症及处理

一、肺不张

手术后并发肺不张多见于气管外科,但常被忽视,主要是术后肺组织含气量过少,肺泡不能完全张开。若不及时清除呼吸道内的分泌物,可引起严重肺并发症,如肺部感染、胸腔积液、严重的可导致呼吸功能衰竭甚至死亡。

1. 原因

(1) 支气管内分泌物阻塞

在正常情况下,气管支气管分泌物可被气管支气管纤毛运动、咳嗽及冲力排出。而经过全身麻醉的手术患者,气管支气管内分泌物增多,由于咳嗽反射和纤毛运动被麻醉剂所抑制,分泌物不易排出。

手术前用阿片制剂和阿托品,使气管支气管内分泌物和渗出物的黏度增加,同时也抑制咳嗽反射和纤毛运动,使分泌物更不易排出。开胸手术后,由于胸腹部相对压力失调,膈肌协助肺排液的作用受到阻碍,再加上支气管残端渗血、积血,则更易发生支气管分泌物阻塞。

(2) 神经反射

肺部手术刺激,尤其是气管支气管手术后,各种刺激经过神经反射,可反射性引起支气管痉挛和肺收缩,导致发生肺不张。

(3) 呼吸量不足

手术后因疼痛患者不敢深呼吸和咳嗽,尤其是过量用镇痛药或安眠药,使呼吸浅而快;胸部包扎过紧,胸、膈运动受限制;或患者体质较差。合并有慢性支气管炎、肺气肿、肺心病,肺自身弹性下降,小支气管容易被分泌物阻塞,引起肺不张。长期仰卧,两侧肺后部支气管阻塞。长期卧于一侧,低下的肺段或肺叶呼吸量减少,也会发生相应的支气管阻塞。

手术后肺不张的发生率,可因肺手术的种类、手术前的准备、患者的年龄和身体健康状况、麻醉和手术持续的时间。以及手术后的处理和诊断方法的不同而不同。一般常易发生于全身麻醉、手术时间较长、年老或身体衰弱以及长期吸烟或有呼吸道慢性疾病的患者。

2. 临床表现

肺不张多在手术后 24~48 小时开始出现症状。一般表现为发热、胸闷、气短、气急,心电监护可见心率加快,血氧饱和度下降。如为小叶肺不张成肺段不张,可无任何症状成症状轻微。检查可能也无任何发现,有时叩诊有浊音。听诊呼吸音略低,且体征常有改变。

肺不张有时发作较慢,有时发作很急,可能与患者的肺的代偿功能有关。往往开始只感觉胸闷或发紧,呼吸不畅,继而出现咳痰困难、烦躁不安、体温增高、呼吸急促、脉搏加快等现象。胸部叩诊有浊音,听诊呼吸音低或无呼吸音。

一侧肺不张时发病较急,患者常突感呼吸困难、发绀。查体可发现气管移向患侧,叩诊呈浊音或实音,听诊可闻及管状呼吸音、呼吸音减低或消失。

3. 诊断

依据临床症状及体征,术后肺不张的诊断并不困难。但临床上仍有不少病例常被忽视,甚至误诊为"术后肺炎",而延误及时有效的治疗,有的甚至造成不良的严重后果,引起死亡。因此对术后肺不张的诊断及鉴别诊断应该引起足够的重视。

肺不张的诊断主要依靠 X 线检查。X 线表现为患侧肺密度增高影像,膈肌上升,心脏和纵隔阴影移向患侧。根据典型的 X 线表现,结合临床症状及体征,可明确诊断。对于不典型的患者,可采用 CT 检查得到确诊。因病情不能行 X 线检查,患者痰液不能咳出,高度怀疑有肺不张发生者,应立即床边行纤维支气管镜检查,这样既可明确诊断,同时亦可以作进一步的治疗。

4. 治疗

气管支气管和肺手术后患者一旦发生肺不张(肺段不张、肺叶或一侧全肺不张),均应尽快进行处理,临床上一般很少有患者需要作气管切开。

(1) 解除呼吸道阻塞

帮助和鼓励患者咳痰、吹气球、超声雾化吸入等,是清除呼吸道分泌物和解除呼吸道阻塞的首选方法,特别是对轻度肺不张者效果最佳。对中度肺不张者,如呼吸道内有大量分泌物潴留并造成呼吸道梗阻的患者,用纤维支气管镜吸痰的效果最好,现已经在临床上得到了广泛应用。其优点是操作简单、实用,刺激小,避免了鼻导管吸痰的盲目性,减少了不必要的气管切开或气管内插管。另外其最大优点是可以选择性地吸除发生肺不张的支气管腔内的痰液、痰块或血凝块,解除其对支气管腔的堵塞,使不张的肺得以复张,并可直视下观察堵塞部位程度、痰液和分泌物的性质以及气管黏膜有无炎症等,对伴有感染和有脓性分泌物者尚可经镜下给药。

(2) 促使肺复张

通过刺激咳嗽、咳痰、吹气球或纤支镜吸痰,一般情况下可使肺复张,但对肺复张有困难者,可在吸净呼吸道分泌物的前提下,气管内插管加压膨肺。

(3) 改善通气

肺不张多造成通气障碍,造成呼气血流比例的失调,而导致呼吸衰竭,可通过吸氧和呼吸终末正压呼吸来改善通气。

5. 预防

手术后肺不张的治疗始于预防。

(1) 术前护理和教育

1) 戒烟,有吸烟嗜好的患者应在手术前 1 周彻底戒烟。

2) 减肥。

3) 术前抗感染治疗,术前应常规抗感染治疗 5 天以上。特别对于有呼吸道感染者,应在感染消退后 2 个星期再行手术。

4) 对于肺部患有其他疾病的患者,术前应针对其肺部疾病进行适当的药物治疗,如给予支气管扩张剂、抗生素或适当的激素治疗,使患者的肺部条件达到最佳的手术状态。

5）做呼吸操和进行深呼吸锻炼。

6）术前教育：向患者介绍在病床上翻身、改变体位以及术后早期下床活动的重要性，术后处理疼痛的方法，介绍医患之间相互配合的重要性，争取患者的积极配合，达到早期恢复健康的目的。

（2）术中监护

1）麻醉师要切实了解患者的病情，并根据不同的患者、病情、术式及手术时间的长短来选择合适的麻醉用药。术前有气道梗阻的患者，术前应避免应用肌肉松弛剂，维持自主呼吸。

2）手术中，应注意对患者气道的保护和管理，如发现患者气道内有痰或分泌物、血液，要及时清除。

3）注意输液量和速度，保持酸碱平衡。

4）注意血气的监测。

5）麻醉期间定期鼓肺，保持适当的肺膨胀，使萎陷的肺叶或肺段得以复张。

6）手术操作过程中，手术操作要轻柔、敏捷，尽可能减少对肺的挤压和揉搓，更不能用暴力牵拉或挤压肺组织，并尽可能缩短麻醉和手术时间，减轻手术的创伤。

7）严格遵守无菌手术操作原则，预防术后胸腔感染和肺部并发症。

8）手术结束和患者清醒后于拔除气管插管前，应彻底吸净气道内的分泌物，同时尽量避免气管造口。

（3）术后护理

1）鼓励患者进行有效的咳嗽和咳痰，对咳嗽差的患者，应帮助其咳嗽，可用手指按压颈段气管，诱发其咳嗽。对不能进行有效咳嗽的患者，可用鼻导管吸痰。

2）术后的早期，要协助患者翻身及变换体位，通过主动及被动的方法活动患者的四肢，尤其是患者的双下肢，可促进下肢的血液循环。预防下肢静脉血栓形成及肺动脉栓塞。

3）注意口腔卫生。

4）鼓励患者进行深呼吸。

5）动员患者早期下床活动。早期下床活动可以刺激肺的通气，增加肺的血流灌注，促进气道内分泌物的清除，促进全身血液循环，减少静脉血淤积的潜在危险，另外也可减轻患者的一些思想负担，稳定患者的情绪。

二、肺炎

肺炎是肺部手术后最常发生和最具潜在危险性的术后并发症之一。发生肺炎的危险在右侧切口较左侧切口为高，尤其在广泛的肺和胸壁切除和长时间的手术以及输血后。

三、皮下气肿

皮下组织有气体积存时谓之皮下气肿，是肺外科乃至普胸外科常见并发症之一，一般情况下不需做特殊处理，几天后自行愈合。

1. 病因

（1）因术中医源性肺损伤或机械辅助呼吸导致肺泡破裂引起术后气胸，且同时伴有壁层胸膜受损或切开吻合不严密,则空气可通过受损部位或切口而进入胸壁的皮下组织。

(2) 侧开胸手术牵开肋骨时致肋骨骨折,术后又合并张力性气胸,常出现急性皮下气肿。

(3) 术后发生气胸,空气可通过放置引流管的胸壁伤口而漏入皮下,形成皮下气肿。

(4) 术后纵隔气肿的患者,气体可通过颈前扩散到头面部和胸部的皮下组织中,引起皮下气肿。

2. 临床表现与诊断

皮下气肿具有独特的临床表现,即听诊的捻发音和触诊的踏雪感,一般不易漏诊或误诊。X线的特征表现是皮下组织中出现透光的不规则斑点阴影。如果气肿比较广泛,空气沿胸大肌的肌纤维扩散,则X线可表现为扇状阴影。

3. 治疗

皮下气肿一般可以在几天内自行吸收,几乎不引起皮下感染,通常情况下,无须给予特殊治疗。但应尽可能去除引起皮下气肿的原因。有时在应用呼吸机治疗的过程中,虽然正确地放置了胸腔引流管,但皮下气肿仍不可避免地加重。在这种情况下,可以在估计为气体逸出的部位(常常是留置胸腔引流的范围),放置与胸腔引流相同的皮下引流管,同时也用负压吸引以提高其效果。

四、气管-无名动脉瘘

气管-无名动脉瘘是气管术后一种少见和十分凶险的并发症,一旦发生,常来不及抢救,很快导致患者死亡。Nelems 1988 年采集了国内外的文献,总结 175 例患者,只有 24 例存活,死亡率高达 86%。国内 1980—1993 年收集资料较完整的共 12 例,仅 2 例抢救成功。因此,该并发症的关键在于预防。

1. 解剖学

无名动脉即解剖学上的头臂干,是主动脉弓发出的最大的一个分支。它在胸骨柄(中点或中点偏左)的后方,从主动脉弓的上缘发出,向右上斜升,经右头臂静脉和气管之间,至右胸锁关节上缘处的后方,分为右颈总和右锁骨下动脉,平均长度为 3.75 cm。在胸骨柄中点到右胸锁关节这一段,其与气管的关系最为密切。

2. 发生原因

(1) 气管端-端吻合重建术后 Grillo 于 1979 年报道气管端-端吻合重建术后,TIF 发生率为 0.5%。气管吻合口邻近无名动脉水平时,由于无名动脉的不断搏动和气管经常性的上下活动,无名动脉与气管吻合口部位的外翻缝线产生相互摩擦,造成动脉壁的损伤及破裂。另一种情况是,吻合口瘘发生后的局部感染,腐蚀无名动脉血管壁,引起无名动脉出血。

(2) 气管切开术后 TIF 发生率为 0.5%~4.5%。最常见的原因是气管切开位置过低或部分患者无名动脉横跨气管的水平较高,导致气管插管压迫并腐蚀无名动脉。

(3) 气管插管由于套管选用不当或插管套囊过度充气导致纵隔气管前壁全层坏死,最终腐蚀至无名动脉,而形成无名动脉瘘。

(4) 人工气管置换术后发生率在 50% 以上。原因为置入的人工气管对无名动脉直接产生的摩擦及腐蚀。Deslauriers 等报告了 7 例人工气管置换术,其中 4 例发生了致命性的大出血。

3. 诊断

气管-无名动脉瘘的早期诊断至关重要,主要是该并发症在极短的时间内就可发生致命性的大出血。其发生时间早晚不一,75%发生于术后的第 1~3 周,约 85%发生于术后的 1 个月内,多在术后早期出现,但也有的甚至晚到手术后的数个月。

该并发症最早期的表现是"先兆性出血",出血可从口、鼻中流出,有气管插管者,也可由插管内或插管周围流出,开始出血量虽少,但却是明显的,极易被忽视,大多临床医师往往误认为是来自于伤口本身或气管吸痰损伤所致,从而延误诊断,待大出血发生后则已失去了抢救的最佳时机。

气管切开术后 48 小时,切口处仍有 10 mL 以上的出血时,应高度怀疑无名动脉出血。患者出现无明显诱因的咯血在 50 mL 以上时,一般可诊断无名动脉出血。气管端-端吻合重建术后发生的咯血,且伴有失血性休克时,应首先考虑无名动脉的破裂。因此,早期即能够从一些微小的临床表现意识到本病,对胸外科医师来讲非常重要的,是患者发生该并发症后能否被抢救成功的关键。

4. 治疗

先兆性出血发生后,即应高度警惕,密切观察,应行纤维支气管镜检查以明确其病因。一旦确诊为无名动脉出血,则应迅速采取措施进行抢救。

首先,要保证呼吸道的通畅,及时行气管插管,这样既可保证患者正常供氧,又可防止血液经气管瘘口倒灌入肺内,也便于清理远端气管支气管内的积血。可把插管套囊过度充气压迫前方的无名动脉止血,如果无效,即应经原切口用指压的方法快速进行止血,然后立即将患者送往手术室。

手术采用全身麻醉,经部分胸骨正中切口(右侧第 3 或第 4 肋间的上段胸骨切开),清除胸腺并牵开无名动脉后,即可同时控制无名动脉的近端和远端,将无名动脉完全游离并切除。由于动脉修补术后存在较高的失败和死亡率,且大部分患者能够耐受无名动脉的结扎,故大多数学者还是主张直接切除无名动脉,亦不必做血管搭桥术。

5. 预防措施

气管-无名动脉瘘一旦发生,病情危重,患者于顷刻间因失去抢救机会即导致死亡。有鉴于此,气管外科手术中一定要严加防范。

(1) 行气管端-端吻合时,特别是气管吻合处与无名动脉相距较近时,应常规用邻近的周围脂肪组织、胸腺、肌肉束或带蒂的心包片、游离的带蒂的大网膜包裹,以此减少吻合口与无名动脉间的摩擦,可防止无名动脉的损伤。

(2) 行气管切开时,避免切开位置过低,在第 2、3 气管软骨环处切开,则可防止无名动脉瘘的发生。尽量不游离邻近切口处的动脉壁,切口的位置也应避免接触和腐蚀动脉壁。

(3) 气管广泛切除、气管假体置入者,则更需用周围软组织或涤纶片将人工气管包绕。

(4) 加强术后呼吸道的管理,保持呼吸道通畅。要勤鼓励和帮助患者咳嗽、排痰,定时给患者超声雾化吸入,以有利于痰的咳出。对术后排痰困难者,及时应用鼻导管吸痰。痰量多、部位深者,有条件的情况下最好用纤维支气管镜吸痰。对于已行气管切开的患者,应加强气管插管的护理,气管插管应及时更换,长期带管者以选用软管为宜。

五、气管狭窄

随着机械呼吸疗法的推广应用,气管切开及插管术后产生的并发症例如气管狭窄亦逐渐多见。

1. 原因

气管切开部位过高,损伤第 1 软骨环,可引致环状软骨糜烂、炎性病变和难于纠治的环状软骨下重度狭窄。气管切开时,切除过多的气管前壁组织,日后可形成大量肉芽组织和纤维疤痕组织。气管导管压迫气管前壁,引致切口上方组织向内塌陷以及气管导管外连接的管道过重压迫气管壁,致组织受压糜烂,日后均可形成纤维疤痕组织。此外,用以封闭气管腔的气管导管外气囊充气过多压力过高,亦可压迫气管壁全周,引致组织糜烂坏死,严重者日后形成环状疤痕性狭窄,甚或产生气管-食管瘘和气管-无名动脉瘘。

2. 诊断

临床可以表现为呼吸困难、活动时气短和笛鸣等,也可以出现反复的下呼吸道感染。为确诊可以进一步检查气管镜、CT、MRI 和气道造影等,并仔细了解狭窄的部位和长度。

3. 治疗

(1)气管环形切除、气管对端吻合术

气管切除最长不能超过 6～6.6 cm,术后需低头固定 10～14 天,3 个月后才可抬头。

(2)气管隆突切除重建术

1)一侧全肺及隆突切除,气管与对侧主支气管端对端吻合。

2)隆突切除,气管与右主气管对端吻合,左主支气管与右中间支气管端-侧吻合。

3)隆突切除及右上叶切除,气管与右主支气管对端吻合,右中间支气管端-侧吻合。

4)隆突切除,左右主支气管侧-侧吻合,然后再与气管断端吻合。

5)隆突切除,用钽丝硅胶管代替隆突等。

(3)气管局部切除重建术

多用于病变较局限、管壁受累较少者,切除后可用带蒂支气管瓣、心包、胸膜、皮肤、筋膜等材料修补气管壁的缺损。

(4)气管镜下或气管切开肿瘤摘除术

用于平滑肌瘤等良性肿瘤。

(5)人工气管

适用于气管切除范围广,端对端难以吻合者。

(6)对于气管术后的气道狭窄,可先经支气管镜下用亚气刀、射频消融或冷冻等清除肉芽组织,并做活检,必要时再予支架植入以维持气管通畅。

六、术后切口感染

肺部手术后的切口感染在临床上十分常见,由于胸壁切口的血运较好,只要治疗得当,一般恢复较快。

1. 病因及发病原理

肺切除最常用的切口是胸后外侧切口、前外侧切口、其次还有腋下切口、胸骨正中劈开切口等,切口感染是肺切除术后常见的并发症。切口愈合自然过程如下:创伤→血管反应→炎症渗出→移除坏死组织、细菌和异物→组织增生→炎症渗出吸收→上皮细胞生长将切口封闭→切口愈合。任何一个环节发生障碍,均将影响到切口的愈合。影响切口愈合常见因素如下。

(1)局部因素

1)局部循环差:常见后外侧切口,术后半卧位,背部长期受压,影响血液循环。

2)局部组织坏死、血块多:电刀功率过大,软组织损伤坏死,白细胞和抗体等进入炎症区,加重了吞噬作用,延迟了炎症和愈合的时间;组织缝合不严密,残留无效腔,出血,血凝块多,而坏死组织和血块是细菌的良好培养基,使切口感染机会大为增加。

3)手术缝合技术缺陷:人体相同组织之间的愈合迅速而牢固。因此,在组织缝合时,力求胸膜与胸膜、肌肉与肌肉、皮肤与皮肤等都要相应对合,使其在愈合过程中及在疤痕组织应力选择(增生过多的部分加以吸收,有缺陷的部分加以增殖)等方面发挥最大的效能。凡相应对合不良者,只能依靠疤痕组织愈合,而疤痕组织的愈合是最薄弱的愈合,在早期易于裂开。

4)手术及术后并发症影响:术前消毒不彻底,手术时间过长,术中切口保护不当,易导致切口污染,继发感染。肺手术后发生支气管胸膜瘘,形成脓胸,脓液经切开的胸膜蔓延至切口,形成切口感染。

(2)全身因素

1)低蛋白血症:低蛋白血症时,其胶原纤维合成和黏多糖的硫化作用发生障碍,致使切口愈合的速度和抗拉力均有明显障碍。

2)激素的影响:肾上腺皮质激素如糖皮质激素、肾上腺皮质激素等主要调节糖、蛋白和脂肪代谢,可抑制炎症反应及发热,减轻组织肿胀、炎性水肿和血管渗出.减少细胞移动和成纤维细胞的增殖,还可以抑制免疫反应和稳定溶酶体膜,减少组织破坏。但长期使用类固醇则是有害的,它可使感染不易控制,抑制组织的修复和切口的愈合,妨碍皮肤和结缔组织中胶原的形成。

3)其他:糖尿病、细胞毒性药物和急性放射性作用等均可影响到切口的愈合。

2. 临床表现及诊断

单纯的切口感染,可无明显症状,仅表现局部切口疼痛、皮温增高、发红、组织水肿或硬结、少量分泌物及局部波动感等。由于大多数严重的切口感染继发于胸腔感染,患者常有胸痛、高热、食欲不振、周身不适等症状.切口局部症状较重,血液化验则有白细胞及中性白细胞明显增高。

切口感染的诊断一般通过了解局部情况不难诊断,如触及波动感,可试行穿刺检查或拆除部分缝线引流出脓性物质。穿刺或引流物要做一般化验检查及细菌培养检查,观察其外观、性状、颜色、有无臭味。脓液涂片显微镜检查,初步查明有无细菌及种类,同时须做抗生素药物敏感试验,以供治疗参考。

3. 治疗

切口感染的治疗原则包括抗感染、局部换药和全身治疗三方面。抗感染可用中西药物,主要是抗生素,可采用口服、注射及局部途径综合用药。局部换药要敞开感染切口足够大,彻底清除脓液、坏死组织及线头等异物,保证引流通畅。全身治疗主要是调整水电解质平衡失常,维持营养。

（1）全身治疗

给予高热量、多维生素、高蛋白质饮食,鼓励患者多饮食.适当补充电解质,纠正贫血,增强机体抵抗能力,根据药物敏感试验,选择敏感有效的抗生素。

（2）局部换药

切口感染一经确诊,应及时在无菌条件下敞开切口。早期的感染,组织坏死均不严重,术中将异物（线头、钢丝等）积液、血块或坏死组织彻底清除后,用0.5％有机碘稀释后多次冲洗创面,于切口较低的位置放置橡皮引流片;晚期的感染,组织坏死较为严重,甚至伴有肋软骨、肋骨感染和坏死,清创术的结果常在局部形成一凹陷的组织缺损区,大的损伤创而需要敞开及填充纱布,等待肉芽组织生长,而后间断减张缝合。合并肋软骨、肋骨感染和坏死者,可切除部分坏死的肋软骨和肋骨;巨大缺损者,采用清创后移植肌瓣方法,效果较好,可根据缺损的位置和大小选取肌瓣,一般常选用带蒂的胸大肌或腹直肌肌瓣填充缺损,彻底消灭死腔,在转移皮瓣下而放置数根细的多孔乳胶管,作为创面引流管,胸壁外部用多个棉线固定加压包扎。胸部包扎的敷料在术后3～4天不必大更换,只换引流管附近被渗出液污染的敷料,术后第4或第5天开始,每天更换敷料,并逐日将乳胶引流管向外撤出10～15 mm,根据患者全身反应及局部引流液多少,确定引流管外撤的快慢及多少,直到引流管全部撤出为止。每次重新包扎胸部辅料时,务必妥善地压迫及包扎好,以利于伤口愈合。

（3）抗生素的应用

胸部切口感染大多数是混合感染,多需联合应用敏感的抗生素。具体要根据药物敏感试验来决定,抗生素的应用方法有以下2种:

1）全身用药：根据药物敏感试验选择有效的抗生素,一般均采用静脉滴注;

2）局部用药：换药时,组织清创后,局部给予抗生素,一般采用氨基甙类,控制局部炎症,达到治疗目的。

4.预防

（1）做好术前术中术后的无菌技术,加强无菌观念。

（2）对一些术前明确的感染,如支气管炎、阻塞性肺炎和皮肤感染的术前积极治疗。

（3）在手术室及术后24～48 h静脉应用预防性抗生素。

（4）提高手术缝合技术。

（5）纠正低蛋白血症,维持内环境稳定,积极治疗合并症。

七、脓胸

1.原因

（1）手术后胸腔内止血不彻底,或余肺有持续漏气,导致手术后胸腔内积液、积血或残留气体,而这些残留于胸腔的积液、积血由于某种原因引流不畅,成为细菌生长的良好培养基,形成感染。手术后脓胸常见的致病菌大多为金黄色葡萄球菌及绿脓杆菌,以及对一般抗生素有耐药性的细菌。

（2）从肺部化脓性病变直接侵及胸膜或因病灶破溃进入胸膜腔产生脓胸。常见的致病菌有肺炎双球菌、链球菌、金黄色葡萄球菌等。

（3）手术后由于胸腔内有积气、积液而胸腔闭式引流管已拔除，不得已反复进行胸腔穿刺，而这种反复胸腔穿刺是引起胸腔继发感染的常见原因。

（4）胸腔引流管放置时间较长，且对于胸腔闭式引流管的护理又有某种缺陷而导致引流管因素的逆行胸腔感染。

2. 病理

不论经何种途径，当细菌到达胸膜腔，胸膜被细菌感染后。首先引起充血、水肿及渗液，渗出液含脓细胞及纤维蛋白。初期为稀薄浆液. 此时称为渗出期。随着炎症的发展，渗液、纤维蛋白及脓细胞逐渐增多成为脓性。纤维蛋白沉着于胸膜的表面，最初为纤维水膜，随着纤维索的机化，韧性增强。如果感染继续发展，范围扩大可累及整个胸膜腔，则成为全脓胸。急性脓胸时，脓液产生较快，可使肺部受压发生萎陷，并将纵隔推向对侧，引起呼吸、循环机能障碍。如有支气管胸膜瘘或食管气管瘘，则可成为张力性脓气胸，对呼吸、循环功能的影响更为显著。肉芽组织机化后形成较厚的、致密的纤维包膜，成为坚硬的纤维板。广泛的纤维包膜严重地限制了胸廓的活动性，从而造成一系列的结构改变和功能障碍。如胸廓内陷、纵隔向病侧移位、呼吸功能减低以及全身慢性中毒症状等。脓液有时浸透胸壁，可形成外穿性脓胸。

3. 临床表现与诊断

由于大多数脓胸继发肺部感染，因而急性炎症及呼吸困难常为急性脓胸患者的主要症状。患者常有胸痛、高热、呼吸急促、食欲不振、周身不适等症状。血液化验则有白细胞总数及中性白细胞明显增高。重症脓胸可有咳嗽、咳痰、紫绀等症状。患者可出现急性病容，有时不能平卧，患侧呼吸运动减弱，肋间隙饱满。叩诊可发现患侧上胸部呈鼓音，下胸部呈浊音。纵隔向对侧移位，气管及心浊音略偏向健侧。听诊呼吸音减弱或消失。脓胸局限时，在病变部位有某些体征。但位于叶间裂或纵隔的局限脓胸，在查体时多无阳性体征发现。

胸部 X 线检查：常见患侧有胸腔积液的均匀致密阴影。直立位时，少量积脓（100～200 mL）显示肋膈角模糊；中等量（300～1 000 mL）以上积脓时则显示外高内低的弧形浓密阴影，典型的"S"形线。积液量大时，肺部受压而有不同程度的萎陷，纵隔向健侧移位。如脓胸伴有支气管胸膜瘘时，表现为脓气胸，可见有液平面。局限脓胸是包裹性阴影，常需与膈肌脓肿、肝脓肿和肝肿瘤相鉴别。

脓胸的确诊，必须做胸腔穿刺检查，抽出的脓液要做一般化验检查及细菌培养检查。首先察看脓液的外观、性状、颜色、有无臭味。放在试管内静置数小时后，脓细胞即沉于管底。脓液涂片显微镜检查。先用简单的染色，初步查明有无细菌及其种类。鉴定致病菌则有赖于细菌培养，同时需做抗生素药物敏感试验，供治疗参考。

4. 治疗

单纯性脓胸的治疗原则包括抗感染、排除脓液和全身治疗三个方面。抗感染药物，主要为抗生素，可采用静脉注射及局部胸腔冲洗综合治疗。排除胸腔液体可采用多次胸腔穿刺抽脓或行胸腔闭式引流，以促肺复张及闭合脓腔。全身治疗主要是调整水、电解质平衡，维持营养。

（1）全身治疗

给予高热量，高维生素、高蛋白质饮食，鼓励患者多饮水，适量补充电解质。衰弱的患者必要时给予静脉输液、输血。多次少量（100～200 mL）输注新鲜血液，不但可以矫正贫血，还可增强机体的抵抗能力,促进康复。

(2) 根据胸腔穿刺的脓液,做药物敏感试验,根据敏感细菌,选择使用敏感有效的抗生素治疗,在急性期以控制全身症状为主,进入亚急性或慢性期则以引流为主。

(3) 排除脓液

1) 胸腔穿刺:急性脓胸的早期,脓液稀薄,易于经胸腔穿刺抽出。选择胸腔穿刺的部位,一是靠体征,二是做胸部超声波检查及 X 线胸部透视检查。确定脓胸的部位及范围。全脓胸多在腋后线第 6、7 肋间隙进行试验性穿刺。每次排脓应尽量予以抽净,并于穿刺排脓之末,经穿刺针向胸膜腔内注入适量的敏感抗生素。许多单纯化脓性脓胸,可经反复穿刺排脓及全身治疗而痊愈。

2) 胸腔闭式引流术:肺切除术后合并脓胸,应常规行胸腔闭式引流术。这样做有以下优点:① 可以保持胸膜腔负压,有利于肺的复张,避免反复胸穿误伤肺脏、肋间血管和脓液污染胸壁引起的胸壁化脓性感染;② 及时排尽脓液,减少毒素吸收、胸膜腔渗出以及浸泡支气管残端(吻合口)引起支气管胸膜瘘(吻合口瘘),并可随时观察脓液引流的质和量,同时又可避免开放性气胸和纵隔摆动;③ 使用双腔胸腔引流管还可以同时行胸膜腔冲洗和持续胸腔药物灌注,有利于缩短病程;④ 闭式引流没有开放伤口,保持了胸壁的完整及皮肤的清洁。

3) 胸腔闭式引流适应证:① 适用于术后合并全脓胸,脓液多,全身中毒症状重者;② 支气管胸膜瘘或吻合口瘘;③ 包裹性脓胸,脓液黏稠,穿刺不易抽出时,应在 X 线或超声定位后进行闭式引流术。

4) 胸膜腔闭式引流术有两种方法:一种是经肋间插管法,另一种是经肋床切开插管引流法。

方法一:肋间切开插管引流法,可用直接插管法或套管针插管法。操作方法简便易行,不用搬动患者,床旁即可进行,患者损伤亦小,适用于急性脓胸,应选用较粗内径的插管,利于引流。手术步骤如下:① 在引流部位(排气引流位置在锁骨中线第 2 肋间,引流脓液多选择在腋后线第 8 肋间,如为脓气胸,有时需插入 2 根引流管)局部浸润麻醉后沿肋间切开皮肤 2~3 cm,用弯血管钳分离皮下组织、胸壁肌层,于肋间中央分开肋间内、外肌,切勿直接刺破胸膜,以免脓液污染胸壁。② 用弯血管钳斜行夹住引流管头,血管钳头要超出引流管头0.5 cm,以利于穿破胸膜。估计胸壁厚度及预留置胸腔内管的长度,用食指固定于止血钳上,直接将引流管插入胸膜腔。如用套管针,仅切开皮肤后即可将套管针经肋间隙插入胸膜腔,退出套管针,固定引流管。③ 调整引流管进入胸膜腔的长度,以 3~5 cm 为宜,将引流管外端连接水封瓶,松开钳闭的引流管,即可见脓液流入水封瓶内。缝合切口,固定引流管于胸壁,无菌纱布覆盖管口。

方法二:经肋床切开插管引流法,此法引流充分,损伤较大。手术步骤如下:① 局部2%利多卡因浸润麻醉,应常规封闭该肋间神经及上下相邻 2 根肋间神经;② 胸腔穿刺抽出脓液后沿切除的肋骨长轴方向做 5~6 cm 长的切口,切开皮肤、皮下组织及肌肉,显露肋骨,沿肋骨切开骨膜约 5 cm,用肋骨剪剪除该段肋骨,将肋间神经、血管于肋骨前后断端外切断结扎,防止术后出血;③ 经肋骨床切开胸膜,并剪取一条胸膜留做病理检查,经切口用吸引器吸尽脓液及坏死组织,并用手指探查胸腔,打开多房包裹脓腔以利于彻底引流;④ 经切口置入一内径较粗、弹性良好的引流管,内径应在 1.0 cm 以上,内端剪成弧形并剪侧孔,腔内留置长度 2～3 cm,不宜过深过浅,引流管外端连接水封瓶。切口各层缝合,胸壁皮肤固定引流管。

5) 胸腔闭式引流注意事项:① 支气管胸膜瘘者,术中及术后应取半坐位,以免大量脓液漏入支气管造成窒息;② 应选用局麻,保证患者清醒,可随时咳痰;③ 大量脓胸引起明显纵隔移位者,术前应先行胸腔穿刺,排脓减压,以防术中切开胸膜时,突然减压,引起休克;④ 胸腔穿刺插管时,应斜向内上方,以免误伤膈肌及肝、脾等脏器,引起腹内大出血及腹膜炎,引流管应置于脓腔最低位,以利于彻底引流;⑤ 引流后应保持其引流通畅,定期挤压引流管壁,以防脓块堵塞。应定期摄胸片检查,如仍有明显液平面,说明引流不畅,应调整引流管或改进引流。

胸膜纤维板剥脱术,剥脱壁层及脏层胸膜增厚的纤维板,使肺组织从纤维板的束缚中游离出来,重新恢复扩张,胸壁也可恢复呼吸运动。不但消除了脓腔,而且肺的通气功能得到最大的恢复,保持了胸廓的正常形态。

手术在全麻下进行,取后外侧胸部切口。切除第 5 或第 6 肋骨,切开肋骨床,沿胸膜外间隙钝性剥离胸膜纤维板层。切口上下剥离至一定程度后,用牵开器撑开切口,扩大剥离范围。少数病例可以将纤维板层完整剥脱,但绝大多数病例需将脓腔切开,吸尽脓液及纤维素,刮除肉芽组织。手术时失血较多,止血要彻底。术后血胸和肺破口漏气影响肺复张,往往是手术失败的主要原因。因此,要求安放较粗的橡皮引流管,保证引流畅通。必要时可加用负压吸引。

(4) 手术治疗

胸廓成形术是切除患部肋骨,使胸壁塌陷,压缩消灭脓腔。胸廓成形术可分为胸膜外胸廓成形术和胸膜内胸廓成形术。胸膜外胸廓成形术只适用于范围较小和病程较短的脓胸患者。胸膜内胸廓成形术适用于慢性脓胸或结核性脓胸。

慢性脓胸同时又有广泛而严重的肺内病变,如空洞、支气管高度狭窄或支气管扩张症,可考虑做胸膜肺切除术。近年来用带血管蒂大网膜胸腔移植术,治疗慢性脓胸效果较好。

5. 特殊类型的脓胸

结核性脓胸是结核性感染侵入胸膜腔的途径,绝大多数是经肺内结核病灶而来。有些结核病灶在肺的边缘,接近胸膜,易于受结核病的侵蚀;有的病灶破裂,连同空气及结核菌大量进入胸膜腔,产生自发性气胸和支气管胸膜瘘;脊柱或胸壁结核也可能侵入胸膜腔。此外,结核菌还可经淋巴或血液循环侵犯胸膜,引起感染,或者是肺结核人工气胸术的并发症,肺结核手术时胸腔污染等均可导致结核性脓胸。

(1) 病理

结核性脓胸初期,在胸膜被结核菌感染后,发生急性炎症,充血、渗出,可形成散在的结核结节。胸腔积液为浆液性,含白细胞及纤维蛋白。经过一段较长时间,逐渐变为结核性脓胸。肺部病灶破裂或穿刺时有其他细菌感染,则形成的纤维板层厚而坚实,并常有钙化。脓胸可为局限性,也可为全脓胸。纤维层瘢痕收缩,使肋间隙变窄,肋骨呈三角形,肋间肌萎缩,纤维化、脊柱向对侧凸出。有时脓胸从肋间溃出,成为自溃性脓胸,在胸壁形成冷脓肿或破溃成为窦道,长期流脓不愈。

（2）临床表现与诊断

结核性脓胸的症状一般起病缓慢，患者可有低热、盗汗、轻微胸痛、胸闷、干咳、乏力、消瘦等症状。因在早期胸膜的吸收力较强，毒性症状较为显著。肺内有活动性结核病灶，也可产生不同程度的症状。如胸腔积液较多，可出现胸闷憋气。若伴有支气管胸膜瘘，可有刺激性咳嗽。卧于健侧则咳嗽频繁，咯出与胸液相同的脓性液，有时还有咯血，常有呼吸困难。有继发感染时，症状与急性脓胸相同。若因支气管胸膜瘘而引起结核播散，则病情更为严重。

结核性脓胸胸腔穿刺可抽出稀薄的脓液或脓液内含有干酪样物质。确定诊断要在胸液中查到结核杆菌。但大多数患者中不易查到。凡脓液中淋巴细胞多，脓液培养阴性者，结合临床表现应首先考虑为结核性脓胸。在肺结核患者曾有接受人工气胸治疗历史者，则结核性脓胸的可能性更大。X 线检查可以了解胸腔积液，以及两侧肺部情况，但不能确定脓胸的性质。如有支气管胸膜瘘存在，胸部 X 线摄片或透视检查时可见液平面。若在胸腔内注入亚甲蓝或龙胆紫后，患者如果咳出染色液即可得到证实。若能切取脓腔壁组织做病理检查，可进一步确定诊断。但由于抗结核药物的应用，局部组织的修复，部分结核性脓胸病例的胸膜活体组织切片，不一定显示典型的特异性结核病理改变，而仅表现为"慢性炎症"的病理特征，或为纤维疤痕组织。对这种病例，临床不能排除结核性脓胸，应综合判断才能作出正确诊断。

（3）治疗

结核性脓胸发生后，治疗方法基本与慢性脓胸相同，但还应积极使用抗结核药物治疗。早期浆液性渗出时，采用休息，营养疗法加链霉素、异烟肼、利福平和乙胺丁醇等 2～3 种药物联合应用，多能自行吸收。有大量渗出性胸液时，可做胸腔穿刺抽液，但应注意防止继发性感染。发生继发性混合感染后，要积极引流，并加用抗生素。经以上药物久治不愈者，需考虑外科治疗。

外科治疗的方法与慢性脓胸相同，需同时注意肺结核病变的治疗。有活动性肺结核时，外科手术宜暂缓进行。当有混合性脓胸经用抗生素和胸腔穿刺抽液不能控制继发感染时，可采取胸腔闭式引流术。如肺内无活动性结核病变可做胸膜纤维板剥脱术；分期或一次性胸廓成形术。如肺内病灶（空洞、广泛干酪灶等）需切除，应施行胸膜肺切除术。脓胸伴支气管胸膜瘘者，常为胸膜肺切除的适应证。结核性脓胸较为顽固，有时需多次手术才能治愈。术后要加强抗结核治疗至少半年至 1 年，以预防结核复发或播散。

参 考 文 献

1. 陈爱平,黄光武,苏纪平. 10 例原发性气管肿瘤临床分析［J］. 第三军医大学学报,2011,33(11)：1201-1202.

2. 王君慧,汪晖,董翠萍. 超前镇痛在气管肿瘤术后床边纤维支气管镜检查中的应用［J］. 护理研究,2011,25(2)：320-322.

3. 孙艳彬,杨春鹿,刘宏旭,等. 63 例原发性气管肿瘤的诊断与治疗［J］. 中华肿瘤杂志,2011,33(7)：

547 - 549.

4. 余海燕,刘鸿芹,吕新娟,等.气管肿瘤手术后带气管插管患者的护理[J].浙江临床医学,2011,13(8):956 - 957.

5. 林拥军,任东,李爱君,等.手术治疗气管肿瘤26例[J].实用医学杂志,2011,27(11):1917.

6. 李莉,陈胜喜,吴冠宇,等.原发性气管肿瘤的外科治疗[J].中国胸心血管外科临床杂志,2011,18(5):425 - 428.

7. 厉银平,彭清臻,付学明,等.喉罩通气全麻下经支气管镜高频电刀治疗主支气管肿瘤的临床观察[J].临床肺科杂志,2011,16(8):1295 - 1298.

8. 滕寅,冉鹏,袁世璋,等.原发性气管肿瘤11例诊断与外科治疗体会[J].广东医学,2010,31(21):2784 - 2785.

9. 卢发勇,刘航,韦海明.气管肿瘤合并慢性阻塞性肺病漏诊1例分析[J].重庆医学,2010,39(20):2846 - 2847,插2.

10. 李川,沈毅,魏煜程,等.手术治疗原发性支气管肿瘤9例效果观察[J].山东医药,2010,50(38):107 - 108.

11. 李运,王俊,赵辉,等.电视硬质气管镜治疗原发性气管支气管肿瘤[J].中国微创外科杂志,2010,16(4):347 - 350.

12. 刘大波,钟建文,周丽枫,等.儿童原发性气管肿瘤的诊断与手术治疗[J].中华耳鼻咽喉头颈外科杂志,2009,44(4):337 - 338.

13. 许顺,李文雅,张林,等.原发性气管肿瘤的诊断与外科治疗[J].中国医科大学学报,2009,38(3):230 - 231.

14. 刘海凌,蔡燕婵,欧陕兴,等.原发性气管肿瘤的CT诊断[J].临床放射学杂志,2009,28:632 - 635.

15. 雷学斌,徐山淡,王亚蓉,等.原发性气管及主支气管肿瘤的影像学诊断及评价(附33例报告)[J].实用放射学杂志,2009,25(11):1583 - 1585.

16. 丁超,孙莉,王贵齐,等.纤维支气管镜分析用于气管肿瘤的麻醉管理[J].临床麻醉学杂志,2009,25(9):812 - 813.

17. 张哲,何宝亮,唐国建,等.陈景寒:22例原发性气管肿瘤的诊断与外科治疗[J].中国胸心血管外科临床杂志,2009,16(1):19 - 21.

18. 邓泽义,苏纪平,徐志文,等.原发性颈段气管肿瘤11例临床分析[J].中国肿瘤临床,2008,35(4):181 - 183.

19. 张映铭,聂岩,洪梅,等.环甲膜穿刺腔内照射抢救气管肿瘤引起的急性气道阻塞(附2例报告).中国肿瘤临床,2008,35(21):1248.

20. 蒋峰,许林,胡振东,等.32例气管肿瘤的外科治疗[J].临床肿瘤学杂志,2008,13(2):123 - 125.

21. 安肖霞,吴英达,温小红,等.原发性总气管肿瘤手术的麻醉处理[J].临床麻醉学杂志,2007,23(3):240 - 241.

22. 汤义军,王朝阳,董耀众,等.自体肺移植治疗支气管肿瘤1例[J].中华胸心血管外科杂志,2007,23(4):239.

第三部分
纵 隔 肿 瘤

齐宏峰

第十四章 纵 膈

纵膈是左右纵膈胸膜间全部器官、结构与结缔组织的总称。上达胸廓入口,下抵横膈,左右被纵膈胸膜所包绕,前方为胸骨、部分肋软骨和肋弓,后方为胸椎。纵膈内含有心脏、大血管、气管、食管、胸腺、神经和淋巴等重要器官和组织。纵膈内器官、组织来源复杂,因此,纵膈内可发生各种类型的肿瘤和囊肿,病变的结构亦多样化,在临床诊断时应充分考虑到这些特点(表 14-1)。胸腔入口:由第一胸椎、第一对胸肋和胸骨上缘围成。其胚胎发育的细胞来自外胚层、中胚层和内胚层,最终可能残留在纵膈的腔隙内。有趣的是,占据纵膈主体的心脏、大血管、食管等脏器的疾病,并不被列在纵膈疾病的范畴内。纵膈作为身体内的一个独立腔隙,之所以引起众多医师浓厚的兴趣是因为:① 它包含许多重要脏器,这些脏器一旦得病就是非常严重的;② 纵膈病变可以是纵膈本身局限性疾病,也可以是全身疾病在纵膈内表现的一个部分;③ 大多数纵膈疾病的临床症状缺乏特异性,体格检查常无阳性发现;④ 纵膈内不容易进行各种客观检查;⑤ 临床上多数是解剖部位决定病变的性质,病变的性质决定处理方法。

表 14-1 纵膈的划分、解剖位置和内含结构

上纵膈	由前向后大致可分为3层:前层主要有胸腺,左、右头臂静脉和上腔静脉;中层有主动脉弓及其3大分支、膈神经和迷走神经;后层有气管、食管、左喉返神经和胸导管等。
前纵膈	位于胸骨体与心包之间,内有胸腺下部、胸膜囊前部、部分纵膈前淋巴结及疏松结缔组织。
中纵膈	以心包前、后壁为界,位于前、后纵膈之间,平第5～8胸椎,包含有心包、心及出入心的大血管根部、奇静脉弓、眼神经、心包血管、心神经丛及淋巴结等。
后纵膈	后纵膈位于心包后壁与下位8个胸椎体之间,上平胸骨角,下达膈肌。内有食管大部分、胸主动脉、奇静脉、半奇静脉、副半奇静脉、胸导管、迷走神经、交感干胸部、内脏大、小神经和淋巴结等。食管、胸导管、迷走神经和交感干等行经上纵膈后部和后纵膈。在气管杈以下,食管位居后纵膈最前部,其后为胸主动脉、奇静脉和半奇静脉,胸导管在胸主动脉与奇静脉之间,食管和胸主动脉周围还有淋巴结。

一、纵膈分区

临床上把纵膈分为几个区,各分区的标志在临床上均易于辨认。纵膈分区直接影响到纵膈疾病的诊断、治疗和研究。传统上椎旁沟肿瘤也被认为是纵膈肿瘤。纵膈区域划分的方法很多,以下介绍广泛认同的、在临床上和放射学上应用较广的分区方法。

1. 旧分区

将纵膈分为5个区域:从胸骨角向后引水平线至第4胸椎下缘,将纵膈分为上、下两个区,以气管前缘为界将上纵膈分为前上纵膈和后上纵膈;下纵膈从心包前缘到胸骨下段为前纵膈;

心包后缘至5～12胸椎之间的区域为后纵隔；心脏所占据的区域，及前、后纵隔之间为中纵隔。

2. 新分区

（1）前纵隔

前为胸骨，后为心包、头臂血管和主动脉前缘。包括胸腺、乳内血管和淋巴结。

（2）中纵隔（脏纵隔）

前为心包、大血管前缘，后为椎体前缘。包括：心包、心脏、升主动脉、主动脉弓、颈部血管分支、肺动静脉、上、下腔静脉、气管、主支气管及其邻近的淋巴结。

（3）后纵隔（椎旁沟）

前为心包后缘、后为胸壁（包括肋椎沟）。为潜在间隙，位于椎体两侧及邻近的肋骨处。包括：食管、奇静脉、半奇静脉、神经、脂肪、淋巴结。

所有分区上界均为胸廓入口，下界均为膈肌，两侧为壁胸膜的纵隔面。前纵隔的主要肿瘤有胸腺瘤、淋巴瘤、胚细胞瘤；少见的肿瘤有：血管及间质器官肿瘤；罕见的肿瘤有：异位甲状腺及异位甲状旁腺。脏纵隔以前肠囊肿（支气管、食管、胃囊肿）原发及继发淋巴结肿物最为常见，胸膜心包囊肿常见于前心膈角，囊性淋巴管瘤见于心脏的前或后面，神经源性囊肿及胃肠囊肿见于儿童的脏纵隔，其他如：淋巴结肿瘤、胸导管囊肿及其他少见囊肿也发生在脏纵隔。椎旁沟以神经源性肿瘤最常见。血管瘤、间皮瘤、淋巴疾病也可见到。见图14-1。

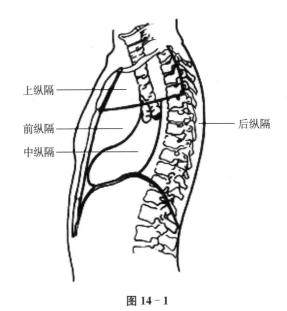

图 14-1

二、纵隔病变诊断的有创性检查

1. 有创检查概述

纵隔肿物或大多数纵隔淋巴结肿大的诊断常常存在一定的困难，临床影像学检查仅能指出病变的存在，但不能确定病变的性质，因之多需要有创性检查诊断措施，获取病变的组织或细胞，以明确纵隔疾病的病理学诊断。

原发性纵隔肿瘤一般需要活检来确定肿瘤的性质，这些方法包括经皮穿刺活检、经支气管穿刺活检、前纵膈切开活检、开胸活检以及纵膈镜活检。

尽管大多数纵膈肿物无论何种原因都需要手术切除,但是临床医师还是强调在切除前通过适当的途径获得确诊,以便术前能做出合理的手术计划、制定周密的手术方案和完善的术后处理。因此,纵膈病变的有创性检查是一项有着重要价值的术前诊断方法。需要强调的是,并非所有的纵膈疾病都可以经有创的检查明确诊断,有创检查对于纵膈疾病的诊断仍存在着一定的局限性,因此在应用有创检查时应当明确其适应证及禁忌证。另外,纵膈病变有创性检查结果,除了检查操作的准确性外,病理科医师的诊断水平也起着决定性的作用。

(1) 经皮穿刺活检

经皮穿刺活检(PNAB)是衍生于经皮肺穿刺活检的一种技术,是纵膈内病变的一种检查方法,它操作简单、迅速,有着较高的诊断价值。像经皮穿刺肺活检一样,这种操作也具有发生某些合并症的危险,也并非每个病例都能适用,因此必须严格掌握适应证。经皮穿刺纵膈肿物活检与经皮肺穿刺活检的适应证及禁忌证,以及操作方法、制备涂片基本相同,只是穿刺的对象不同,一个是充满气体的肺组织,另一个是实性的纵膈肿物罢了。

适应证:性质不明的纵膈肿物;恶性纵膈肿瘤,无手术指征,获取病变病理诊断用以指导化疗或放疗;年轻患者高度怀疑纵膈非精原细胞性生殖细胞肿瘤,获得病理诊断后,进行化疗;已确诊为肺癌,合并有纵膈淋巴结肿大,确定肿大淋巴结是否为转移性,以帮助术前确切分期,选择治疗方式。

禁忌证:与经皮肺穿刺活检基本相同,特别强调的禁忌证包括:年迈高龄并严重心肺代偿功能低下;怀疑病变为血管性疾病,如动脉瘤、肺动脉高压、上腔静脉综合征、主动脉夹层;凝血机制障碍、出血素质或正在进行抗凝治疗。

(2) 经支气管穿刺活检

经支气管穿刺活检(TBNA)是纤维支气管镜在临床上广泛应用之后发展而来的一种活检方法,近年来也应用于纵膈病变,特别是隆突下肿大淋巴结、气管旁淋巴结的诊断。经支气管穿刺活检是经支气管镜肺活检的一个部分,讨论经支气管穿刺活检之前,须先对经支气管镜肺活检的原则、适应证、禁忌证等有清楚的认识。

早在 1974 年 levin 报道了 33 例应用纤维支气管镜进行肺活检的结果,其中 26 例病理诊断结果与临床一致,这 33 例中包括 22 例弥漫性病变和 11 例局限性病变。以后这 33 例中有 23 例做了开胸肺活检或尸检,16 例与经纤支镜活检结果相同,诊断率 70%,在纵膈方面,经支气管穿刺活检主要针对支气管肺癌患者,确定纵膈肿大淋巴结是否系转移,以帮助肺癌分期,决定采取治疗的方式。另外,对于纵膈内,特别是隆突下和气管旁不明原因的肿块,在其他检查方法无法确定诊断时,采用经支气管镜穿刺活检获得病变性质的诊断。

(3) 前纵膈切开活检

前纵膈切开术最早有 Mcneill 和 Chamberlain 在 1966 年介绍到胸外科研究,当时主要的应用是替代纵膈镜,检测一侧气管旁淋巴结的方法,当然现在早已经不用在这方面了,假若没有以前所进行的纵膈探查手术,大多数外科医师宁愿胸中线颈部纵膈镜活检,来评估气管任何一侧的淋巴结以及隆突淋巴结。纵膈内病变,如结节病、癌性淋巴结转移、原发性肿瘤、淋巴结结核及纵膈肿瘤,如需求得确诊,可考虑此法。

瘤、淋巴结结核及纵膈肿瘤，如需求得确诊，可考虑此法。

（4）纵膈镜

纵膈病变、纵膈包块和原因不明的肺门阴影，临床诊断有时比较困难。支气管肺癌患者确定纵膈淋巴结有无转移，对于肿瘤分期、是否需要手术探查、估计手术切除的可能性，有着极大的作用。目前临床上应用 X 线胸部平片、断层影像以及 CT 扫描和放射性核素等检查方法，能够提供纵膈病变存在和部位，但是区别病变的良恶性尚缺乏特异性。因之，临床呼吸科和胸外科医师需要一种对纵膈病变有效的组织学检查方法，帮助诊断、指导治疗。纵膈镜可以获得较多的组织标本进行组织学检查，包括完整的淋巴结。相比之下经皮穿刺针吸活检细胞学，仅能获得少量细胞学标本，在这一方面，纵膈镜显示有一定的优越性。开胸直接采取病变标本可获得病变的组织学诊断，但是开胸活检手术创伤大，给患者带来一定的危险，而且合并有心肺功能严重疾病的患者，不能耐受开胸探查，对疾病的诊断造成一定困难。临床医生希望不开胸即可获得病变组织，以减少不必要的开胸手术，也可减少晚期疾病患者诊断性检查的危险。

适应证：

Ⅰ. 结节病的诊断：纵膈镜对结节病有特殊的诊断价值，94％结节病患者肺部和纵膈淋巴结受累，当怀疑肺结节病而前斜角肌未能扪到结节时，首选的检查方法是纵膈镜。表14-2显示 15 个组纵膈镜检查结节病的诊断结果。整个诊断正确率为 98％，与之比较，前斜角肌淋巴结活检对结节病的诊断率为 72％，当前斜角肌未扪及淋巴结时，其诊断率为 32％。

表 14-2　结节病纵膈镜淋巴结活检的阳性率

医生	病例数	活检阳性例数	活检阳性率（％）
Breson	6	6	100
Preciado	85	83	97.6
Carlen	123	118	96
Firsch	30	30	100
Johansen	16	16	100
Kirsch	23	23	100
Koch	27	27	100
Lofgren	35	32	91
Maassen	126	126	100
Matus	90	88	98
Maurer	6	6	100
Palva	28	27	96
Patiala	25	25	100
Saez	4	4	100
UCMC	4	4	100
	543	532	98

纵膈淋巴结结核是最常见经纵膈镜诊断的疾病之一,此外,组织胞质菌病,硅沉着病侵犯纵膈淋巴结时,纵膈镜对诊断有一定的作用。纵膈镜还可以用来评估免疫缺陷病毒感染并发症。

Ⅲ.纵膈内肿瘤的诊断:纵膈内良性肿瘤,如胸内甲状腺肿、胸腺瘤、胸腺囊肿等,在纵膈镜检查下可明确诊断。有人报告用纵膈镜检查气管、支气管先天性畸形,也有报告用纵膈镜检查后纵膈肿瘤,如神经源性肿瘤等,纵膈镜检查对良性肿瘤的诊断率为63%～73%。纵膈镜检查恶性病变包括霍奇金淋巴瘤、非霍奇金淋巴瘤、网织细胞肉瘤和非肺癌的纵膈转移瘤。也有人报告用纵膈镜检查中下段食管癌确定纵膈淋巴结有无受累。

Ⅳ.支气管肺癌分期:纵膈镜检查能直接窥见纵膈淋巴结,并能在直视下进行淋巴结活检,因而是确定肺癌纵膈淋巴结是否转移的最有效方法。有人分析几组报告共2 817例肺癌患者纵膈镜检查结果,当X线发现肺门或纵膈淋巴结肿大时,纵膈镜检查的阳性率为75%～83%。另一作者复习602例肺癌患者的纵膈镜检查结果,中心型肺癌的阳性率为41%,周围型为29%,分化不良性肺癌纵膈镜检查的阳性率为60%,分化较好的阳性率为31%。所以纵膈镜检查发现纵膈淋巴结有转移时,可以避免不必要的开胸探查,纵膈镜检查结果为阴性时,也为手术治疗提供了可靠地基础。许多组报告,纵膈镜活检前,肿瘤切除率约为50%～75%,纵膈镜检查纵膈淋巴结结果阴性时,肿瘤切除率为85%～95%。有人提出在开胸手术前,对所有支气管肺癌患者都应当进行纵膈镜检查,如此可使手术切除率从60%提高到90%。

禁忌证:以前曾进行纵膈镜检查,因前次手术瘢痕粘连使解剖层次变窄,分离困难,易发生严重损伤;气管移位,解剖位置改变,难以放入纵膈镜;血管性病变或血管异常,如主动脉瘤、上腔静脉梗阻,最好选择血管造影检查;凝血机制障碍。

并发症:一般来说纵膈镜检查比较安全,但是若处理不妥、操作不慎,也会产生某些合并症。表14-3显示36位作者6 490例患者进行纵膈镜检查发生的合并症。最常见的是出血,严重程度不定,需要开胸止血的有11例,大量出血主要为大血管撕裂,或大血管被活检,如肺动脉、无名动脉、上腔静脉或脐静脉等造成大出血。气胸是第二个常见的合并症,大多数气胸不需要置引流管。喉返神经损伤最多见于左侧,常常是在解剖左主支气管是被损伤,大约一半喉返神经损伤是永久性的。感染发生率较低,出现在12例,其他合并症包括膈神经损伤,食管损伤,气栓,切口肿瘤种植,乳糜胸,皮下气肿,以及偶尔发生无名动脉受压所致一时性晕厥。

表14-3　6 490例纵膈镜检查合并症

合并症	例　数
出血	48
气胸	43
喉返神经损伤	22
感染	12
切口肿瘤种植	8

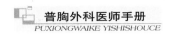
（续表）

合并症	例　数
膈神经损伤	3
食管损伤	1
乳糜胸	1
气栓	1
一时性晕厥	1

参 考 文 献

1. Lofgren S，Snellman B. Principles and procedure for obtain biopsiei in sarcoidosis[J]. Acta Med Scand，1964,425(Suppl)：225 - 227.

2. Ashbangh DG. Mediastinoscopy[J]. Arch Surg, 1970,100(5)：568 - 573.

3. Spiro SG，Goldstraw P. The stage of lung cancer[J]. Thorx, 1984,39(6)：401 - 407.

4. 戈锋. 基础胸外科学[M]. 北京：中国协和医科大学出版社,2003,58 - 64.

5. 刘正津，姜宗来，殷玉芹.胸心外科临床解剖学[M].济南：山东科学技术出版社，2000,303 - 337.

6. Beckh S，Ralcskei PL，Lessnau KD. Real-time chest ultrasonography：a comprehensIV e review for the pulmonologist[J]. Chest, 2002,12(5)：1759 - 1773.

7. Hemandez RJ. Magnetic resonance imaging of mediastinal vessels[J]. Magn Reson Imaging Clin N Am，2002,10(2)：237 - 251.

8. Pannu HK，Wang KP，Bormart TL，et al. MR imaging of mediastinal lymph nodes：evaluation using a superparamagnetic contrast agent[J]. J Magn Reson Imaging，2000,12(6)：899 - 904。

9. Ratan SK，Grover SB. Lung agenesis in a neonate presenting with contralateral mediastinal shift[J]. Am J Perinatol, 2001,18(8)：441 - 446.

第十五章　胸腺上皮肿瘤

一、胸腺组织

1. 解剖

(1) 形状

一般认为胸腺分为两叶,中间以峡部相连,呈 H 形状。胸腺的右叶比左叶大,上极细小,高达颈部,借甲状腺胸腺韧带与甲状腺左、右两叶相连。下极平第 4～6 肋间水平,附于心包,在心基底部覆盖于心包及大血管上。当胸腺右叶增大时,侵犯上腔静脉;左叶增大时,侵犯肺动脉。实际上胸腺可能有三叶,甚至更多叶,但其更倾向于保持它的最初的对称性,呈 H 形。见图 15-1。

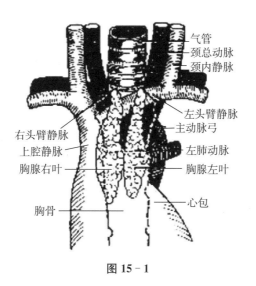

气管
颈总动脉
颈内静脉
左头臂静脉
主动脉弓
左肺动脉
胸腺左叶
心包
右头臂静脉
上腔静脉
胸腺右叶
胸骨

图 15-1

(2) 大小

胸腺在出生早期相对体积最大,新生儿期为 15 g(10～20 g),1～2 岁时胸腺发展最快,可达最后重量的 50%,此后胸腺持续增长到青春期,青春期胸腺最大,可达 30～50 g 重。青春期后胸腺的淋巴细胞结构逐渐被脂肪组织代替,成人为 5～25 g。但在老年,仍可用显微镜发现胸腺残迹。

(3) 部位

胸腺位于前上纵隔、左无名静脉前面,一叶(占 4%)或两叶(占 2%),偶可位于无名静脉的背侧;上极可沿气管筋膜伸延到颈根部,外侧覆以薄包膜与胸膜,并与胸膜旁脂肪及从脂肪组织内穿过的膈神经相邻;下极伸入胸膜腔脂肪内。实际上,胸腺可位于从颈部到横膈之间的任何部位,胸腺包膜外的胸腺组织还可位于膈神经周围、无名静脉后、主肺动脉窗、主动脉-腔静脉沟及前纵膈、心包膈脂肪垫内。

（4）主要变异

部分或全部缺如，或异位至颈部、肺门或肺实质内。有报道，44.4%～72%的人镜下可见胸腺组织异位到胸腺包膜外的前纵膈脂肪组织内。7.4%在心脏后脂肪内含有胸腺组织。主动脉弓前及降主动脉的脂肪组织内未发现过胸腺组织；32%的人在颈部可发现胸腺组织。

（5）血供

动脉血供为甲状腺下动脉、乳内动脉、心包膈动脉的细小分支。静脉部分为以上动脉的伴行支，但主要为胸腺背侧的（一支或多支）中央静脉，其汇入无名静脉的前面或后面，偶有汇入上腔静脉。

2. 胸腺组织学特性

胸腺的各叶被纤维包膜覆盖，其包膜延伸至胸腺实质，形成纤维组织间隔，把其分成0.5～2 mm大小的小叶，每个小叶由皮质及髓质构成，小叶周围部分是皮质，淋巴细胞密集，髓质位于小叶中央，色苍白，淋巴细胞少，髓质区与相邻小叶的髓质相连，胸腺不像淋巴结有明确的淋巴管道引流，淋巴管仅位于包膜及纤维间隔内，仅引流胸腺的脂肪垫及纤维间隔，引流至纵膈、肺门及内乳淋巴结。

（1）上皮细胞

1）皮质上皮细胞：胸腺皮质由浓密的细胞成分构成，这些细胞成分为：淋巴细胞、上皮细胞及间质细胞。皮质的上皮细胞分成包膜下及内皮质层细胞两型。包膜下上皮细胞几乎是在胸腺皮质外周连续排列的，这些细胞有分泌激素的能力，如：胸腺素及促胸腺生成素。包膜下上皮细胞的抗原性不同于内皮质层上皮细胞，后者没有像前者那样的分泌功能，光镜下，内皮质层细胞在形态特征上也不同于包膜下上皮细胞。

2）髓质上皮细胞：髓质上皮细胞为纺锤形，细胞核呈圆形或梭形，髓质部分的上皮细胞与内皮质层细胞相似，因此，不能真正完全区分皮、髓质上皮细胞。但实际上，在皮、髓质中，细胞的类型是不同的，髓质细胞有与包膜下上皮细胞相同的分泌功能，但其抗原性的特征不同，镜下可见层状髓质上皮细胞形成的圆形或卵圆形胸腺小体，构成胸腺小体的细胞无分泌功能。

3）胸腺细胞：胸腺细胞源于转移来的骨髓细胞，在胸腺分化和增殖，包膜下层的胸腺细胞占0.5%～5%，皮质内占60%～80%，髓质内占15%～20%，主要是T细胞，B细胞仅见于纤维间隔内、血管周围或髓质。故T细胞主要在皮质分化、增殖。另外胸腺还可见组织细胞、类横纹肌细胞及嗜银细胞。通常20岁后脂肪组织开始取代胸腺实质，随着年龄的增长，小叶逐渐缩小，被更多的脂肪组织分开，但是皮、髓质的基本结构终生存在，即使皮质的各种成分减少的要比髓质更快。

3. 胸腺功能

胸腺是人体重要的免疫器官，是淋巴系统的一部分，是细胞免疫的基础。T细胞的主要功能是诱导细胞，少部分为抑制及细胞毒性细胞。在胚胎时期，免疫T细胞在骨髓生成，并释放到血循环中，但这些T细胞不能表达抗原受体对抗原起反应，其必须在胸腺进一步成熟。胚胎10周胸腺内开始出现淋巴细胞，这些淋巴细胞来源于骨髓干细胞，并迁移至胸腺皮质。胸腺影响人体T淋巴细胞功能，参与机体的免疫反应。胸腺素吸引前体胸腺细胞到胸腺，在细胞从皮质到髓质的过程中被识别、克隆化及增生。胸腺的结构及激素环境都参与了这一进化过程。血清胸腺因子、胸腺素和促胸腺生成素在体外试验中均显示参与了 T 细胞的成熟过程,但这些成分的准确作用尚不清楚,但在从皮质到髓质的过程中,胸腺细胞(进化中的 T 细胞)是与同胸腺激素一起产生特殊环境的特殊上皮、淋巴细胞等紧密接触的,其使 T 淋巴细胞(T 胸腺细胞)进化。在胸腺的皮质,胸腺细胞分化成独特功能的细胞群(如:辅助性 T 细胞和溶细胞性 T 细胞),它们首次表达出 CD2、CD7 及白细胞介素 2 受体。在皮质增生过程中,开始表达 CD1、CD5 和 CD3,当胸腺细胞到达皮髓质交界时,CD4 以和 CD8 开始表达。在髓质,它们分化成辅助性 T 细胞($CD4^+$、$CD8^-$)及溶细胞性 f 细胞($CD4^-$、$CD8^+$)群。除了识别和成熟之外,胸腺还有另一个重要作用,即 T 淋巴细胞能识别自主组织相容性标记、因为只有表达自主组织相容性受体和异体抗原受体的细胞.才能被允许增生,其他的细胞都被胸腺破坏。成人胸腺的大小不定,功能明显减退,应激反应、妊娠、哺乳期、严重感染、自身免疫失调、糖皮质激素、恶性病变、某些抗生素及年龄都与胸腺退化或萎缩有关。当患病时,这种退化可能(在 24～48 小时内)迅速发展。几种临床综合征与胸腺异常有关,如:DjGeorge 综合征及免疫缺乏症。胸腺瘤与许多免疫性疾病有关,最常见的是重症肌无力等。尽管如此,除某些特殊病例,特别是新生儿胸腺,切除术后可致免疫方面的明显改变外,在成人及儿童并未观察到此类改变。虽然淋巴细胞计数及免疫力的实验可能有减少,但并无因此而导致的特殊临床疾病。

二、胸腺上皮肿瘤

胸腺上皮肿瘤是成年人中最常见的前纵膈肿瘤,美国国家癌症研究所的调查显示,胸腺瘤在人群中的发病率是 0.15/10 万,男性略多于女性但无显著差异,发病高峰年龄在 40～50 岁。胸腺上皮肿瘤主要是指来源于胸腺上皮细胞的肿瘤,即胸腺瘤和胸腺癌。胸腺瘤是指没有明显细胞异形变的胸腺上皮肿瘤,约占前纵膈肿瘤的 50%,绝大部分胸腺瘤由上皮来源的肿瘤细胞与正常或反应性淋巴细胞按不同的比例构成,纯粹由肿瘤上皮细胞组成者仅占 4%。胸腺癌是一种起源于胸腺上皮、具有与胸腺瘤截然不同的组织病理特点及临床转归的特殊恶性肿瘤,其中最常见的是鳞状上皮细胞癌和淋巴上皮样癌。

1. 临床特点

胸腺瘤通常表现为前上纵膈肿块,大约 50% 患者没有临床自觉症状,于常规体格检查时偶然发现,有症状病例可分为二大类,其一为咳嗽、呼吸困难、心悸、胸痛、肩胛间疼痛或发热等非特异性症状,其二是与胸腺瘤有关的肿瘤外综合征,此类症状十分有助于胸腺瘤的诊断,其中最常见的是重症肌无力,在胸腺瘤中的伴发率为 15%～59%,此外还有纯红细胞障碍性贫血,获得性低 γ 球蛋白血症等。胸腺癌一般发生在中年患者,平均年龄在 46 岁,绝大多数胸腺癌患者因肿瘤生长迅速引起的压迫症状而就诊,如咳嗽、气促、胸闷、胸痛,甚至声音嘶哑,面部、颈部肿胀,全身症状可有低热、乏力、体重减轻等,临床发现时很少有早期患者,而且胸腺癌极少伴副肿瘤综合征。

2. 影像学表现

胸片是胸腺上皮肿瘤常规检测方法,其优点是放射剂量小、价廉且简单易行,但是仅有 45%～80% 的胸腺上皮肿瘤可通过胸片观测,对于胸腺上皮肿瘤的诊断,胸片的敏感度不高,在后前位的胸片中可表现为完全正常,有时,侧位片可能有助于发现较大的肿瘤,表现为胸骨后阴影,但是很难与其他前纵隔肿瘤鉴别,且不能发现较小的肿瘤,因此如果胸片上发现前纵隔异常占位,尚需进一步检查以明确病变性质及与周围结构的关系。CT 是目前临床上最常采用作为胸腺上皮肿瘤术前评估及术后随访的影像学手段。胸腺瘤在 CT 上多数表现为前纵隔软组织肿块,呈类圆、圆形、轻度分叶或不规则形,位于纵隔一侧或凸向双侧,大小不定;当有出血、坏死、囊变时,密度不均匀,可伴钙化;肿瘤周围脂肪界面可完整,或与毗邻结构粘连,甚至直接侵犯周围结构。少数肿瘤位于颈部或纵隔其他位置。CT 不仅能够发现胸片上难以察及的较小病灶,还可以更好地了解肿瘤的浸润范围,尤其是有无侵犯上腔静脉、主动脉等大血管,以及是否已有胸膜、心包或肺内转移,从而决定手术切除的范围和可行性。见图 15 - 2。

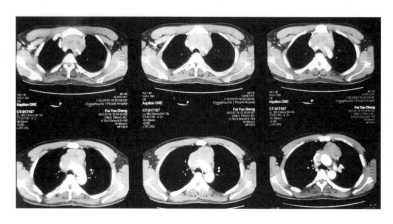

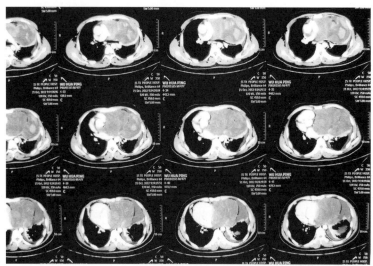

图 15 - 2

胸腺瘤在 MRI(Magnetic Resonance Imaging,磁共振显像)上常表现为圆形或卵圆形的前纵隔肿物,T_1WI 上,肿瘤信号类似于肌肉或正常胸腺信号;T_2WI 上,呈不均匀信号,瘤内坏死囊变区呈 T_1 低信号、T_2 高信号,偶见肿块被低信号分隔成小叶结构,但是 MRI 对于胸腺上皮肿瘤的诊断及分期价值有限,其 MRI 影像特点缺乏特异性,很难将肿瘤与纵隔脂肪区分开来,但是当患者不能行增强 CT 时,MRI 可以帮助判断肿瘤是否侵犯纵隔大血管(图 15 - 3)。另外,动态 MR 成像可用于评估前纵隔肿物的良恶性。Sakai 等对 59 名纵隔肿物患者进行研究,其中 31 例为胸腺瘤,28 例为非胸腺瘤病变,发现胸腺瘤达到增强峰值早于其他纵隔肿物,并且低级别胸腺瘤(Ⅰ期和Ⅱ期)达到增强峰值早于Ⅲ期胸腺瘤。18F-FDG PET(18F-fluorodeoxyglucose positron emission tomography,18F-脱氧葡萄糖正电子发射体层显像)可以通过检测 FDG 摄取值的高低鉴别胸腺瘤及胸腺癌,甚至可以大致区分胸腺瘤的分化程度,但是不能准确判断肿瘤的 Masaoka 分期,且因为价格昂贵,对于临床诊疗策略的制定价值有限。

3. 鉴别诊断

胸腺肿瘤的鉴别诊断主要考虑胸腺增生、淋巴瘤和生殖细胞肿瘤。胸腺增生主要见于青少年重症肌无力患者,胸片一般不能发现明显异常,CT 上常常表现为胸腺弥漫性增大,密度增高,但维持正常形态,与周围结构有清晰的界限。胸腺瘤通常发生在 40 岁以上年龄组,CT 上表现为前纵隔软组织肿块,常造成胸腺轮廓的改变或两侧不对称。巨大胸腺肿瘤与淋巴瘤有时很难区别,淋巴瘤多见于 20～35 岁的青年,多起源于中纵隔,CT 上见瘤体偏向中纵隔、将纵隔大血管推向前方者多为淋巴瘤,将血管和气管向后推移者多为胸腺肿瘤;原发于胸腺的淋巴瘤与胸腺上皮肿瘤无法通过影像学手段区分,必须依靠活检进行鉴别。生殖细胞肿瘤好发年龄为 20～40 岁,多数表现为多房囊性病变,1/4～1/3 的病灶可见包膜环状钙化,偶尔可见骨骼或牙齿等内容物,所以典型的畸胎瘤与胸腺瘤鉴别不难。另外,血清学检查有助于胸腺肿瘤与生殖细胞肿瘤之间的鉴别,生殖细胞肿瘤多伴有 AFP、β-HCG 或 LDH 的特征改变。

4. 临床病理学

以往关于胸腺上皮肿瘤的病理分型很多,1985 年 Marino 和 Muller-Hermelink 等根据肿瘤上皮细胞的来源将胸腺瘤分为皮质型、髓质型、混合型。1989 年 Kirchner 等对该分类进行了修订,皮质优势的混合型胸腺瘤被命名为皮质为主的胸腺瘤,同时增加分化好的胸腺癌型。1999 年 WHO 综合了关于胸腺上皮肿瘤的不同分类方案,以 Muller-Hermelink 分类为基础,根据上皮细胞形态及淋巴细胞与上皮细胞的比例进行分型,将胸腺瘤以及胸腺癌分为 A、AB、B1、B2、B3、C 型。A 型由梭形或椭圆形的上皮细胞构成,无核异型性,不含或很少含淋巴细胞;B 型由圆形上皮样细胞组成,按淋巴细胞比例的增加情况进一步分为 B1、B2 和 B3 型;AB 型由 A 型胸腺瘤灶和 B 型胸腺瘤灶混合而成;C 型由明显异型性的肿瘤细胞组成。2004 年 WHO 对该分类方法进行修订,其中最主要的变化是明确将 C 型胸腺瘤称为胸腺癌。但是胸腺肿瘤 WHO 分型的各种亚型之间,存在分类尺度的重叠,而且临床可重复性较差,Rieker 等曾组织多中心大规模回顾性研究发现,不同中心对同一例胸腺瘤的 WHO 分型结果相差很大,尤其是 B 型胸腺瘤再进一步细分为 B1 型、B2 型和 B3 型时,各中心间差异更大。而且,WHO 病理分型对临床治疗方案的选择及预后的指导意义,目前尚存争议。

5. 临床分期

1981 年,Masaoka 根据据临床和病理上肿瘤是否浸润包膜和周围组织器官为胸腺肿瘤制定临床分期,该分期于 1994 年经 Koga 等修订,被多数临床医生接受。分期如下,Ⅰ期:大体和镜下肿瘤均局限于包膜内;Ⅱa 期:镜下肿瘤侵及并穿透包膜;Ⅱb 期:肿瘤浸润胸腺或瘤旁脂肪组织,或与纵隔胸膜或心包粘连而未浸润;Ⅲ期:肿瘤浸润邻近器官(如心包、大血管或肺);Ⅳa 期:胸膜或心包播散;Ⅳb 期:经淋巴或血运转移。国际胸腺瘤协作组织为规范胸腺肿瘤的诊断及治疗,推荐采用上述分期作为目前胸腺肿瘤的临床分期方法。大多数研究认为 Masaoka 临床病理分期是关系到患者预后的独立影响因素。Kondo 等回顾分析 1320 例胸腺上皮肿瘤患者,Masaoka Ⅰ期、Ⅰ期、Ⅲ期、Ⅳa 期、Ⅳb 期患者的 5 年生存率分别为 100%、98.4%、88.7%、70.6% 和 52.8%,Ⅱ期与Ⅲ期患者之间的 5 年生存率有统计学差异($P<0.0001$),Ⅲ期与Ⅳa 期患者之间的 5 年生存率有统计学差异($P=0.0001$),Ⅰ与Ⅱ期患者之间、Ⅳa 期与Ⅳb 期患者之间的 5 年生存率没有统计学差异。对于Ⅲ、Ⅳ期患者,手术根治切除组、次全切除组及未行手术组的 5 年生存率分别为 93%、64% 及 36%,三组之间有统计学差异($P<0.05$)。Fang 等回顾分析了 204 例胸腺上皮肿瘤的外科治疗情况,结果发现患者术后生存率与 Masaoka-Koga 分期及手术切除情况显著相关,Ⅰ/Ⅱ期患者的 5年、10 年生存率显著优于Ⅲ/Ⅳ期患者(78.2%、64.9% 和 42.5%、30.1%,$P<0.001$);外科整体切除后 5 年、10 年生存率显著高于部分切除或单纯活检(66.2%、55.5% 和 30.5%、7.6%,$P=0.003$)。因此,影响胸腺上皮肿瘤术前诊治方案选择的最主要因素是术前肿瘤分期。

6. 胸腺上皮肿瘤治疗策略

根治性切除手术是Ⅰ期、Ⅱ期及部分Ⅲ期胸腺瘤患者的首选治疗措施,因文献报道胸腺瘤由多发、或切除后残余正常胸腺组织再次发生胸腺瘤者;伴重症肌无力患者更应进一步清扫前纵隔脂肪以免遗漏"迷走"的胸腺组织,亦有原先无重症肌无力患者在胸腺瘤手术摘除后出现重症肌无力的报道,即使对于Ⅰ期胸腺瘤,手术切除的原则也应尽量完整切除肿瘤及胸腺,并常规清扫前纵隔脂肪,以免异位胸腺组织的残留,防止术后复发。这一点已得到绝大多数研究者公认。Ⅱ期胸腺瘤的手术根治切除率接近 100%,其术后 5 年、10 年生存率与Ⅰ期胸腺瘤相比无明显差异。对于Ⅲ~Ⅳa 期胸腺瘤患者,手术为主要治疗手段,根治性切除术仍然是最重要的预后影响因素。Mangi 等报道Ⅲ~Ⅳa 期胸腺瘤根治术、部分切除术和单纯活检的 5 年生存率分别为 80%、59% 和 26%,根治术后的 5 年生存率明显高于部分切除术以及单纯活检。但是Ⅲ~Ⅳa 期胸腺瘤与Ⅰ~Ⅱ期相比,根治切除率低且术后复发率高,因此提高Ⅲ~Ⅳa 期胸腺瘤的根治切除率、减少术后复发为治疗的关键。有鉴于此,新辅助疗法得到广泛应用,如通过术前辅助化疗、放疗或同期放化疗等手段达到减瘤、降期的目的,从而争取胸腺瘤的根治切除,并减少术后复发。

另外,为了获得肿瘤的根治性切除,必要时可以采用扩大根治术进行治疗,手术方法包括腔静脉置换、胸膜全肺切除术等,因为胸腺瘤患者平均年龄较其他胸部肿瘤患者小且身体条件较好,一般可以耐受扩大根治术。Yagi 等对 41 例胸腺瘤做了扩大切除术,其中 12 例患者还同时做了部分大血管切除,其 5 年和 10 年生存率分别为 77% 和 59%。Huang 等对 18例Ⅳa 期患者进行了手术,所有患者术前辅助化疗,4 例伴有胸膜播散的患者同期进行胸膜外肺切除术及术后半侧胸腔放疗,结果根治切除率为 67%,无围术期死亡,5 年生存率为78%,10 年生存率为 65%。

Ⅳb 期胸腺瘤由于发现时有血道或淋巴道转移,因此手术切除的希望已很渺茫。对于此类患者,可以通过化疗、放疗、生长抑素或激素等的治疗,达到控制肿瘤进展、改善患者生活质量、延长生存期的目的。

随着微创外科的发展,电视胸腔镜手术(VATS)越来越多地应用于临床,且临床应用的病种日益繁杂,自1995年Yim等首先成功采用胸腔镜经右胸切口行胸腺切除术治疗重症肌无力以来,VATS胸腺切除术已成为治疗重症肌无力患者的重要手术方法之一,其临床效果已得到公认。对于那些早期胸腺瘤来讲,胸腔镜下也可以完成胸腺切除手术,Luketich等对比了40例早期胸腺瘤的手术治疗,其中Masaoka I期14例,Ⅱ期26例,经胸骨正中手术22例,而胸腔镜手术18例,研究发现:全部患者没有手术并发症,胸腔镜组患者的住院时间短于胸骨正中手术组($P=0.001$),两组无复发率、5年生存率未见差异。Odaka等也进行了类似的研究,40例患者中22例采用胸腔镜行胸腺次全切除术,18例患者采用胸骨正中切口手术,结果显示,两组均无术中及术后并发症,胸腔镜组无中转开胸病例,胸腔镜组住院时间明显短于传统胸骨正中手术组(4.6 d vs 11.2 d,$P<0.0001$)。胸腔镜手术的安全性和可行性已经得到了证实。近年来越来越多医学中心开始了胸腔镜下胸腺肿瘤切除手术,但仍有较多问题没有解决,除了远期效果外,其中一点就是对手术适应证的探讨:I期胸腺上皮肿瘤未侵犯包膜,手术指征没有异议,Ⅱ期肿瘤在术前通过影像学方法与I期肿瘤鉴别较为困难,但是因其仅侵犯包膜外胸腺及瘤旁脂肪组织,胸腔镜下行肿瘤及全胸腺切除术可以达到根治效果。Ⅲ期肿瘤侵犯大血管的患者在胸腔镜下手术极其困难,且一旦出血,极难止血,一般不考虑胸腔镜手术,但是对于那些仅仅侵犯纵隔胸膜、肺或心包的患者是不是可以行腔镜切除还有待进一步的病例和经验的积累。另外,Vannucci曾经报道过1例经胸腔镜切除的B2型胸腺瘤,术后出现肿瘤胸腔播散,也有学者担心建立人工气胸后,如肿瘤包膜不完整可能由于正压的挤压导致肿瘤播散。胸腔镜手术是否增加肿瘤胸腔播散的机会还是是否增加局部复发的机会乃至肿瘤的远期疗效,均有待进一步病例积累,并期待远期随访结果。

达芬奇外科系统(da Vinci Surgical System)是一种机器人外科系统,该系统的出现将微创技术推向了一个新的高度。该系统是最常使用的机器人辅助胸腔镜手术平台,进一步完善了外科微创手术的概念。在胸腔镜手术基础上,利用这一系统进一步发挥了胸腔镜的优势,同时去除了劣势。同时,通过整合入计算机技术,提高了手术的可操控性、精确性和稳定性。该系统可向手术操作人员提供高清晰度的三维图像,可将手术野放大10~15倍;创新的腕部可自由活动的胸腔镜下手术器械可完全重现人手动作,从而达到手眼协调;系统设计可排除主刀医师因可能发生手部颤抖而对手术造成的不利影响;且与开放手术的视觉一致,使手术操作人员同样可以做到手眼协调,从而加快了医师的学习进程。对于胸腺手术来讲,达芬奇外科系统可以很好地保证通过小切口在狭小的纵隔空间内完成全胸腺切除和周围大片脂肪的清扫。Ashton等首先报道了应用达芬奇系统进行全胸腺切除术治疗重症肌无力。Cakar等报道应用达芬奇外科系统为9例重症肌无力患者施行全胸腺切除手术,其中4例合并胸腺瘤。目前da Vinci机器人系统主要缺点是缺乏触觉压力反馈、设备庞大、机器及耗材价格昂贵,随着时间的推移,机器及耗材价格的下降,临床应用会逐渐得到普及。

7. 放疗

I期胸腺瘤患者,术后辅助放疗不能延长术后生存期,根治切除术后的Ⅱ期胸腺瘤患者是否需要辅助治疗,目前尚存争议。许多胸外科医生赞成对根治切除后的Ⅱ期胸腺瘤行术后放射治疗。Rios等认为Ⅱ~Ⅲ期胸腺瘤患者,无论根治与否术后均应行辅助治疗。Ogawa等对61例根治性切除的Ⅱ期胸腺瘤进行术后放疗,10%患者术后复发,其中纵隔复发2例,胸膜复发4例,他们认为术后放疗可以防止Ⅱ期胸腺瘤根治术后的纵隔复发,但不能避免胸膜复发。许多学者主张根据 WHO 组织学分型决定是否术后放疗，Utsumi 等研究 1970—2005 年 324 例完全切除的胸腺瘤患者资料，结果显示，术后放疗和未放疗者的 10 年疾病特异生存率分别为 92.8%和 94.4%（$P=0.22$），未行术后放疗的 Masaoka Ⅰ～Ⅱ期和 WHO 细胞学分类为 A、AB 和 B1 型患者的 10 年疾病特异生存率为 100%；而无论术后是否放疗，B2 型患者的 10 年疾病特异生存率不受放疗影响。尽管如此，他们仍然主张 Masaoka Ⅰ～Ⅱ期和 WHO 细胞学分类 A、AB、B1 的胸腺瘤患者仅给予手术治疗即可，而治疗更高分期患者则需建立进一步的优化治疗方案。其他一些相反的意见认为根治切除的Ⅱ期胸腺瘤复发罕见，没有必要行术后放射治疗。Mangi 等总结了 49 例Ⅱ期胸腺瘤完整切除术后，14 例手术加放疗，35 例单纯手术，放疗组无复发，单纯手术组 1 例复发，术后放疗组与单纯手术组 10 年生存率均为 100%（$P=0.87$），术后放射治疗没有改变Ⅱ期患者的总生存率（$P=0.91$）和无病生存率（$P=0.88$）。Kondo 等总结了 208 例Ⅱ期胸腺瘤治疗经验，根治切除率 100%，140 例单纯手术治疗，107 例术后辅助放疗，手术组术后复发率为 4.1%，手术＋放疗组术后复发率为 4.7%，两组术后复发率及生存率无统计学意义。因此认为Ⅱ期患者通常可以接受完整切除，复发率很低，不推荐术后放射治疗，术后随访即可。Ⅲ期胸腺瘤患者根治切除术后是否需要辅助性治疗，目前尚无定论。许多学者认为本期胸腺瘤患者术后复发率较高，即使根治切除术后也需行辅助放疗，但是目前研究表明，术后辅助治疗并不能减少术后复发，不能延长患者生存期。Kondo 回顾分析了 212 例Ⅲ～Ⅳ胸腺瘤患者（其中Ⅲ期 170 例、Ⅳ期 42 例）的治疗及预后，结果根治性切除后辅以化疗、放化疗、放疗、不进行辅助治疗的 5 年生存率分别为 94.7%，80.9%，93.4%和 100%，10 年生存率分别为 79.0%，70.4%，77.9%，95.0%。Maggi 总结分析了 45 例Ⅲ期胸腺瘤患者的资料，其中根治性切除 36 例，术后辅助放疗 38 例，结果术后放疗组的 10 年生存率为 79%，复发率为 32%；未接受放疗组 10 年生存率为 75%，复发率为 29%。鉴于局部晚期胸腺瘤术后远期复发的常见部位为胸膜、肺，纵膈内复发少见，有些学者提出扩大放疗辐射范围理论上可以减少术后复发率，Zhu 等对照研究了 175 例胸腺瘤患者，认为胸腺瘤临床分期及根治切除为独立预后因素，扩大放疗范围、加大辐射量不能有效控制术后复发。Cardillo 等分析了自 1991 年至 2007 年对 61 例Ⅲ～Ⅳa 期胸腺瘤患者的治疗，术前新辅助化疗 31 例，即刻手术 30 例，化疗组的 13 例以及手术组的 17 例采用术后辅助放疗，结果显示术后放疗不能明显延长患者术后生存期。但是需要注意的是上述研究皆为回顾性病例分析，在病例分组、治疗方案选择等方面必然存在偏倚，因此术后辅助治疗的意义尚需多中心前瞻性随机研究证实。

8. 化疗

以顺铂为主的联合化疗对于估计难以根治性切除的Ⅲ期以及Ⅳ期胸腺瘤具有相当好的疗效，Fornasiero 等报道，采用 ADOC（顺铂、阿霉素、长春新碱、环磷酰胺）方案化疗，获得的临床有效率为 91.8%，完全有效率为 43%。Loehrer 等采用 CAP（顺铂、阿霉素、环磷酰胺）方案，其有效率为 70%，而且多项研究数据显示术前新辅助化疗可以将手术根治率从 36%提高到 76%（平均 59%），并由此延长患者术后长期生存时间。Cardillo 等对 61 例Ⅲ～Ⅳa 期胸腺瘤患者中的 31 例进行术前化疗，另外 30 例即刻手术治疗，新辅助化疗组 10 年生存率为 57.9%，单纯手数组为 38.1%，两者具备显著差异。如果新辅助化疗后，通过术前评估，肿瘤仍无法根治切除，可以采用同期放化疗的方法最大程度地使肿瘤降期，Wright 等总

结了自 1997 年至 2006 年 10 例Ⅲ～Ⅳa 期胸腺瘤的治疗经验,10 例患者皆采用 CE
(cisplatin 和 etoposide)方案化疗 2 周期并同期放疗,其手术根治率为 80%,无围手术期死
亡,5 年生存率为 69%,但是需要注意的是较大的放疗剂量会使组织发生粘连、纤维化以及
放射性肺炎等并发症从而增加手术的难度,对术前同期放化疗加巩固化疗的放疗剂量和化
疗周期数仍需作进一步的探讨。

9. 特殊治疗问题

(1) 复发或转移

Ruffini 等报道 266 例胸腺瘤根治切除术后,30 例出现复发,其中Ⅰ期胸腺瘤根治切除
术后复发率为 5%,Ⅱ期胸腺瘤复发率为 10%,Ⅲ期为 30%,Ⅳ期为 33%。出现局部复发时
手术切除仍是首选的治疗方式,如能获得根治性切除,其预后优于放疗,5 年生存率接近
50%。远处转移在胸腺瘤中较为少见,术后一旦出现应首先选择化疗。

(2) 分化较好的胸腺癌

分化较好的胸腺癌存活率变化较大,5 年存活率从 60% 到 80%,平均 75%,10 年存活率
30%～78%,平均为 61%,诊断时大多数患者 58%～83% 为Ⅲ期或Ⅳ期患者。对于这些患
者主要是外科切除,约 2/3 病例能获得完全切除。这些组的报告未提及有关放疗或化疗对
肿瘤的作用。

(3) 胸腺癌

50%～95% 的胸腺癌患者就诊时已处于晚期阶段,即Ⅲ期或Ⅳ期,大多数胸腺癌是鳞癌
(42%),或者是淋巴上皮样胸腺癌(32%)。有作者将胸腺癌划分为高分化癌,如鳞癌,黏液
表皮样癌,基地细胞癌;低分化癌,如淋巴上皮样癌;未分化癌,小细胞癌,肉瘤样癌和透明细
胞癌。胸腺癌预后一般很差,中期存活为 2 年,5 年平均存活为 40%,10 年存活为 33%。胸
腺癌的只要治疗是外科切除,但是全部患者仅 1/3 能够做到完全切除。有两组复习报告提
示,分化高的胸腺癌预后明显优于分化低者,如鳞癌 5 年存活率 57%,而淋巴上皮样癌 5 年
存活率仅为 13%。总的说来,3/4 病例可以复发,约 50% 的病例出现远处转移。未切除或部
分切除的胸腺癌,中期生存为 12～36 个月。有限病例进行了各种方案的化疗,总的反应率
为 20%～60%。一组研究随访 1～10 年结果显示,放疗的部分反应率为 86%,放疗有反应
患者的肿瘤局部控制率为 83%。

(4) 胸腺类癌

胸腺类癌临床少见,文献报告仅有 150～200 例,各年龄组均可见,男性多见,男女发病
比例为 3∶1。约 25% 患者因库欣综合征就医。在多发性内分泌肿瘤Ⅰ型综合征中,15% 合
并胸腺类癌。重症肌无力或其他胸腺瘤合并症,在胸腺类癌患者尚未见报告,但是偶尔合并
其他副肿瘤综合征,仅 2 例表现有类癌综合征。72% 的胸腺类癌为中分化型,与肺内不典型
类癌相似,其余或是低分化癌,相似于肺小细胞癌,或为更少见的高分化癌,相似于典型支气
管类癌。约半数的胸腺类癌患者有淋巴结转移,但是这并不预示着预后不良。即使肿瘤完
全切除,大多数患者还可以出现远处转移。局部复发很常见,无病间期较短,一般为 1～2
年,然而中期存活相当不错。在收集的一组 81 例,完全切除的胸腺类癌(53 例),5 年存活
率为 77%,10 年存活率为 30%。部分切除者(11 例)的 5 年和 10 年存活率分别为 65% 和
19%,未切除者(16 例)分别为 28% 和 0%。此结果被另一组 50 例患者研究证实,5 年和

10 年存活率分别是 28% 和 10%。多因素分析显示只有未切除和晚期胸腺类癌患者存活期较短,而性别、年龄、化疗、放疗以及复发对于预后均无明显影响。例数更少组报告,组织分化越高,预后越佳,高分化肿瘤中期存活为 9～11 年,中分化为 5～7 年,低分化为 1.5～3 年。

10. 评语

手术根治切除是治疗胸腺瘤的主要方法,是关系到患者术后生存及复发的独立影响因素,术前新辅助治疗有助于根治切除术的实施,术后辅助治疗不能明显改善Ⅲ期和Ⅳ期胸腺瘤根治术后的生存质量。不能手术或未能根治切除的患者,辅助治疗可以改善患者生存。标准的治疗方案还有待于大规模、多中心的随机对照研究来确定。

参 考 文 献

1. Duwe BV, Sterman DH, Musani AI. Tumors of the mediastinum[J]. Chest, 2005, 128(4): 2893-2909.

2. Marom EM. Imaging thymoma[J]. J Thorac Oncol, 2010, 5(10 suppl 4): S296-303.

3. Restrepo CS, Pandit M, Rojas IC, et al. Imaging findings of expansile lesions of the thymus[J]. Curr Probl Diagn Radiol, 2005, 34: 22-34.

4. Maher MM, Shepard JA. Imaging of thymoma[J]. Semin Thorac Cardiovasc Surg, 2005, 17(1): 12-19.

5. Rosado-de-Christenson ML, Strollo DC, Marom EM. Imaging of thymic epithelial neoplasms[J]. Hematol Oncol Clin North Am, 2008, 22(3): 409-431.

6. Strollo DC, Rosado-de-Christenson ML. Tumors of the thymus[J]. J Thorac Imaging, 1999, 14(3): 152-171.

7. Sakai S, Murayama S, Soeda H, et al. Differential diagnosis between thymoma and non-thymoma by dynamic MR imaging[J]. Acta Radiol, 2002, 43(3): 262-268.

8. Endo M, Nakagawa K, Ohde Y, et al. Utility of 18FDG-PET for differentiating the grade of malignancy in thymic epithelial tumors[J]. Lung Cancer, 2008, 61(3): 350-355.

9. Kumar A, Regmi SK, Dutta R, et al. Characterization of thymic masses using(18)F-FDG PET-CT[J]. Ann Nucl Med, 2009, 23(6): 569-577.

10. Marino M, Muller-Hermelink HK. Thymoma and thymic carcinoma. Relation of thymoma epithelial cells to the cortical and medullary differentiation of thymus[J]. Virchows Arch A Pathol Anat Histopathol, 1985, 407(2): 119-149.

11. Kirchner T, Schalke B, Marx A, et al. Evaluation of prognostic features in thymic epithelial tumors[J]. Thymus, 1989, 14(1-3): 195-203.

第十六章　胸腺切除治疗重症肌无力

　　重症肌无力是由自身免疫反应引起的神经骨骼肌接头功能障碍所导致的一组以骨骼肌病态性疲劳为特征的临床证群。其发病率在 $0.5\sim5/10$ 万，最好发于青年女性，其次为中老年男性，男女发病之比约为 $2:3$。患者同时患有其他自身免疫性疾病的并不罕见，其中最多伴发的为甲状腺疾病，如甲状腺机能亢进和亚急性甲状腺炎等，其他还有风湿性关节炎、系统性红斑狼疮、皮肌炎等。早期的资料显示此病的病死率曾高达 $30\%\sim60\%$，至 1935 年后开始用抗胆碱酯酶药物，特别是呼吸机的应用和胸腺切除术的开展以来，患者的预后有了显著的改善。

一、病因和发病机制

　　首次重症肌无力症状的报道（1877 年，Wilks）至今已逾一个世纪，但该病的病因仍不明确。但在发病过程中有一点是公认的，即自身抗体的致病作用。已发现与重症肌无力有关的抗体有 30 多种，其中研究较多的有乙酰胆碱受体抗体（AChRab）对乙酰胆碱受（AChR）的作用。乙酰胆碱受体抗体的 a 亚单位与重症肌无力的关系最密切。神经-骨骼肌的信号传导主要通过运动神经元释放乙酰胆碱来实现，乙酰胆碱与突触后骨骼肌细胞表面的乙酰胆碱受体结合，导致阳离子（主要是钠离子）内流入肌细胞，形成局部的去极化电位（终板电位），只要有足够的乙酰胆碱受体与乙酰胆碱结合，这些去极化电位之和就可触发一次动作电位，从而引起骨骼肌的收缩。在重症肌无力的患者中，神经肌接头突触后的乙酰胆碱受体的数量明显减少，因而终板电位不宜超过动作电位阈值，引起肌肉收缩障碍。目前认为乙酰胆碱受体的减少系患者体内存在乙酰胆碱受体抗体所致，AChRab 与 AChR 结合，导致 AChR 的交联，并被细胞内化，最终被降解。另外，AChRab 与乙酰胆竞争结合 AChR，也减弱了乙酰胆碱对乙酰胆碱受体的激动作用。重症肌无力患者约有 85% 血清 AChRab 阳性。将 AChR 注射至大鼠体内，可复制出重症肌无力的动物模型，并可在大鼠体内检出 AChRab。

　　另外，有关突触前膜受体抗体的研究表明其在重症肌无力的发病中也有一定的作用。还有研究提示在血清 AChRab 阴性的患者中，针对骨骼肌细胞膜上受体酪氨酸激酶的自身抗体参与 MG 的发病。有关连接素抗体的研究也较受重视，连接素是除粗、细肌原纤维之外的第三种结构蛋白，连接素抗体是针对连接素分子上位于 A/I 带交界处主要免疫原性区产生的抗体。陈向军 2000 年报道了一组重症肌无力病例，49 例伴发胸腺瘤的重症肌无力患者中 83.7% 连接素抗体阳性，38 例非胸腺瘤患者连接素抗体均为阴性（$P<0.01$），胸腺切除术后原伴发胸腺瘤的患者连接素抗体有显著下降，提示连接素抗体与胸腺瘤有较密切的关系。但也有高龄发病者有连接素抗体滴度增高的报道。

近年来,人们对重症肌无力的相关基因也有了一些认识。这些基因包括:① 凋亡相关基因 p53,bcl-2,fas 等;② AChKa 亚单位的 mRNA 在患者骨骼肌中的表达增高;③ HLA-A、2HLA-A、3HLA-B8 与重症肌无力的发病有关,不同种族、不同胸腺病理类型患者的 HLA 与疾病的相关性略有差别;④ T 细胞受体(TCR)基因表达增加;⑤ 免疫球蛋白的重链基因和细胞因子;⑥ 武勇琴、周志刚等人对重症肌无力患者和正常人骨骼肌中 mRNA 进行比较研究,筛选出了 LPW1、P9、P10 三条基因,并且证实其为与重症肌无力相关的基因。因此,重症肌无力是多基因调控的疾病。

胸腺被认为与重症肌无力有密切的关系,主要原因在于:① 80% 以上的患者伴有胸腺的异常;② 重症肌无力患者胸腺内存在表达 AChR 的细胞,如上皮细胞和肌样细胞,还存在促进 B 细胞分化并产生 AChR 抗体的环境,外周血中已分离到 AChR 特异性 T 细胞,并且发现重症肌无力患者 AChR 特异性 T 细胞选择性增多,20 世纪 90 年代的研究发现胸腺内 AChR 及 Fas 基因表达异常;③ 切除胸腺后大多数患者的症状得到改善。当然,重症肌无力与胸腺关系的最终结论还有待于更深入的研究。

重症肌无力患者的病理解剖异常主要表现在两个方面:① 胸腺的改变:最常见的为胸腺增生,占 60%~75%。增生的胸腺髓质与外周免疫器官非常相似,在血管周围有生发中心形成。重症肌无力患者胸腺内表达 AChR 的细胞与表达 MHCⅡ类分子的抗原递呈细胞联系密切,有助于淋巴细胞识别自身抗原并激活产生抗体,诱发自身免疫反应。其次是胸腺瘤和恶性胸腺瘤,占 10%~15%;还有部分为胸腺萎缩,仅少数患者为正常胸腺。② 神经骨骼肌接头(突触)的改变:主要指突触后膜 AChR 的数量减少,突触间隙增宽,这些电镜下改变对临床症状不典型患者的诊断很有帮助。

二、重症肌无力的自然经过

患病的初始 3 年多可决定病变范围、严重程度及预后。约 14% 的病例只局限于眼外肌群,其余 86% 的病例在患病 1 年内变为全身型。肌无力的严重程度取决于:① 神经肌肉传导的安全系数;② 肌肉快速再合成乙酰胆碱受体、代偿受体缺陷的能力;③ 不同肌肉甚至不同患者,乙酰胆碱受体并不相同。危象多发于病程早期,发病后 2 年内发生率较高,男性肌无力发生率约为 31%,女性患者约为 10%。危象死亡率约 40%。胆碱危象发生率约 2%,男性病死率高于女性,青年病死率较低。约 11% 的原发眼肌型病例可完全自发缓解。青年发病患者的临床过程较壮年发病者波动大,可以长期缓解,或已无症状突然加剧。有些病例变为慢性迁延性,长达 25 年,表现为顽固性肌无力,久治不愈。

三、临床表现

重症肌无力在普通人群中的发病率为 1/2 万~4/3 万。可发生在任何年龄,以青年女性和老年男性居多。发病第一高峰在 20 岁,第二高峰在 50 岁,男女比例为 1:2,青年患者中此比例达 1:4。此病的主要症状为横纹肌无力、疲乏、晨轻暮重、活动后加重、休息后减轻。肌无力发作,每日甚至每小时均有起伏。肌无力可逐渐缓慢发生或迅速发作,可完全恢复或部分恢复。首发症状多为单纯眼外肌麻痹,也有单纯肢体、延髓肌或颈肌无力者。56%~60% 的重症肌无力患者眼外肌受累。最后,90% 的患者均有眼肌无力症状,表现为上眼睑下垂、复视,在检查过程中眼睑下垂起伏不定。Cogan 征(向上凝视后,提上睑肌下垂)阳性。随着眼肌受累,环眼肌也显得无力,其他脑神经受到影响,可引起吞咽困难及呼吸困难等潜在的致死性并发症。后期发作的患者常影响咀嚼,不能吞咽,靠鼻饲喂养,舌伸不出口外、肌挛缩,表面形成不典型的三条沟。此外,还可有构音障碍,声音低、鼻音重、面肌无力,呈苦笑面容,颈部伸肌无力迫使患者以双手支撑其头颅。80% 以上的患者在眼肌受损一年内发展为全身型肌无力。四肢肌肉无力多为对称性,近端肌群较远端重,上臂较下肢重。个别患者有单条肌肉不对称的肌无力症状。深腱反射存在,但重复刺激时可暂时消失。患者常主诉有非特异感觉,但检查感觉正常。自主神经系统改变表现为瞳孔改变、膀胱无力和多汗,但上述症状不常见,仅偶尔发生,并伴锥体束征,表现为四肢腱反射亢进,可引起病理反射。在有精神压力、情绪波动、运动后、过敏接种或妊娠时均可使症状突然发作或逐渐加重。麻醉或使用肌松剂后,重症肌无力表现为顽固性肌无力。

根据病情轻重分型如下所示,此为改良的 Osserman 分型:

Ⅰ型　只有眼肌的症状和体征,无死亡。

ⅡA 型　轻度全身肌无力,发作慢,常累及眼肌,逐渐影响骨骼肌及延髓肌。无呼吸困难,对药物反应好,病死率低。

ⅡB 型　中度全身肌无力,累及延髓肌,呼吸尚好,对药物反应差。活动受限,病死率低。

Ⅲ型　急性暴发性发作,早期累及呼吸肌,延髓和骨骼肌受损严重,胸腺瘤发生率最高。活动受限,对药物治疗疗效差,但病死率低。

Ⅳ型　后期严重的全身型重症肌无力。最少在 Ⅰ 型或 Ⅱ 型症状出现后 2 年才达此程度,可逐渐或突发。胸腺瘤发生率占第 2 位。对药物反应差,预后不佳。

重症肌无力在各种年龄的临床症状各异。

1. 暂时性新生儿重症肌无力

重症肌无力女性患者中,12%～20% 其分娩的新生儿患重症肌无力,通常出生时即有体征,偶尔拖延 12～18 小时,常合并吸吮困难和下咽困难,哭声无力,呼吸困难需要辅助呼吸,患婴眼睑下垂,面肌无力,表情差。母亲的乙酰胆碱受体抗体通过胎盘进入胎儿血中是主要病因。抗体在胎血中不断被降解、破坏后,临床症状也相应好转,故此型称为暂时性重症肌无力。症状多在 3 周内自然消失,逐步减少药物用量或停药,无复发危险。对危重病婴应立即给予治疗,根据病情口服新斯的明 1～5 mg,并维持其呼吸功能及营养支持。

2. 先天性重症肌无力

先天性重症肌无力指正常母亲生产的婴儿患重症肌无力,家族中常有重症肌无力患者。42% 的病例于 2 岁前,66% 的患者于 20 岁以前发病。病婴血中不存在乙酰胆碱受体抗体,其发病机制与遗传有关。突触后膜结构发生畸形,几乎完全缺乏有功能的接头褶,微小结构减少,终板乙酰胆碱受体不足。此型与暂时性新生儿重症肌无力不同,症状为持续性,不能完全缓解。症状多在出生后不久出现,眼外肌受累明显,常可累及面部肌肉而影响摄食。全身肌无力少见。

3. 家族性婴儿型重症肌无力

家族性婴儿型重症肌无力指正常母亲生产的婴儿患重症肌无力,家族中有其他重症肌无力患者,如兄弟或姐妹,为常染色体隐性遗传。出生时有严重呼吸困难和摄食困难,尤以呼吸暂停特点而有别于前两型,常因呼吸衰竭致婴儿死亡。多在 2 岁内发作,有自然缓解倾向,随年龄增长而好转,但也可因感染后再次引起窒息致死。抗胆碱酯酶药物治疗有效,故应尽早确诊。

4. 胆碱酯酶缺乏

此型重症肌无力因终板亚神经结构缺乏乙酰胆碱酯酶所致,发生于儿童,累及眼肌和脑神经区Ⅸ～Ⅻ支配的肌肉。躯干肌肉也受累,肢体近端较远端重。依酚氯铵试验阴性,用抗胆碱酯酶药物或增加乙酰胆碱释放的药物治疗无效,泼尼松治疗效果明显。

5. 青少年重症肌无力

全部肌无力患者中,4%在 10 岁前发病,24%在 20 岁前发作,女性多发(女∶男为 4∶1)。此型与婴儿相反,遗传因素相对小,主要是免疫机制在发病中起作用。病程进展慢,有明显起伏。胸腺瘤少见。

6. 成人重症肌无力

70%的成人重症肌无力患者有胸腺增生,年轻人多见。10%～15%的病例有胸腺瘤,老年人多见。男性较女性患者发病快、缓解率低、病死率高。临床过程有明显的加剧期和缓解期。3/4 眼肌受累的患者在第 1～3 年内发展成全身型肌无力,咽喉肌受损,严重时可由不同肌群受累而出现不对称的症状组合。存活的大部分患者为慢性迁延性,发作次数减少,症状减轻。

四、重症肌无力的合并症

重症肌无力可合并其他疾病,如类风湿关节炎、全身性红斑狼疮、多发性肌炎、溃疡性结肠炎等自身免疫性疾病,也可合并维生素 B_{12} 缺乏、甲状腺疾病、糖尿病、甲状旁腺疾病、肾上腺疾病和白斑等,被认为是多腺体衰竭综合征的一部分。这些可能有遗传因素,基于它们与组织相容性抗原有关,特别是 HLA-A1、B8、DW3 这些自身免疫性疾病的危险因素,在某一患者,一次特殊的接触即可引起不正常反应。这个推论得出基于研究单卵双生同胞的资料,发现只有其中一位婴儿患重症肌无力。

5%的重症肌无力患者有甲状腺功能低下。有时难以区分是重症肌无力的症状还是甲状腺疾病的症状,因为二者均可引起近端肢体无力和眼病。甲状腺疾病是内分泌性疾患,而重症肌无力更多的是免疫性或遗传性疾病。所有甲状腺病,包括甲状腺肿、黏液水肿性、Graves 病和桥本甲状腺炎都可合并重症肌无力。

五、诊断

1. 抗胆碱酯酶药物试验

抗胆碱酯酶药物阻滞乙酰胆碱在突触间隙水解,延长它的作用和增强乙酰胆碱和突触后乙酰胆碱受体间相互作用能力,升高微小终板电位,增加神经肌肉传导的安全系数。这些药物能缓解或减轻重症肌无力的临床症状和电生理异常。最常用的抗胆碱酯酶药是依酚氯铵,它的作用短暂,对 95%的重症肌无力病例有效。反应阳性则可确诊,个别病例反应阴性但不能排除重症肌无力诊断。建议傍晚或运动后肌无力症状最重时做此检查。眼肌型对此药最不敏感,故对于局限性眼肌型的重症肌无力难以做出诊断。

静脉注射 2～10 mg 依酚氯铵,初始量 2 mg 作敏感试验,对正在服抗胆碱酯酶药的患者,避免出现增加胆碱能肌无力症状。进行此项检查,应备好处理过敏反应和呼吸系统并发症。阳性反应一般在 30～60 秒内出现,持续 1～5 分钟。一般采用三联盲法,用生理盐水和烟碱酸作对照。依酚氯铵可引起轻度头痛、发热感、流泪和颜面潮红,患者能学会辨别这些反应。烟碱酸可重复上述症状,但不影响神经肌肉传导,所以是比较理想的对照药。如反应短暂,用常规床旁技术不易做记录时,可用长效抗胆碱酯酶药物,其潜伏期和作用期均较长。新斯的明 1～5 mg 肌内注射,10～30 分钟内可改善症状,持续 4 小时。如反应仍不肯定,则可做长期试验,口服抗胆碱酯酶药数周。

2. 电生理检查

重症肌无力患者电生理检查表现为微小终板电位振幅降低。Jolly 试验是重复刺激一根神经,正常人可以忍受 40～50 次/秒的刺激。重症肌无力患者 2～3 次/秒的刺激就会引起活动电位不正常递减。国内采用低频重复电刺激(2、3、5、10 及 20 次/秒),发现此方法有诊断意义。上述试验优点在于简便,但不十分敏感,特别在发病早期,约 50% 的重症肌无力患者对此检查并无改变。

检查神经肌肉传导较为敏感的方法是单根纤维肌电图检查。用单根纤维针电极,插在同一运动神经支配的两根肌纤维之间。两个活动电位之间潜伏期以颤抖形式来表示。重症肌无力患者神经肌肉传导的形式是颤抖增加,在严重病例,阻滞一个活动电位,两个活动电位之间的潜伏期很长。重症肌无力患者多组肌肉受累时,95% 颤抖不正常,颤抖代表微小终板电位振幅功能。这个检查可用作监测重症肌无力患者临床过程。优点是较为敏感,能及早做出诊断,但使用设备昂贵,并需要神经生理学评定。

镫骨反射衰减也被用来诊断重症肌无力,对眼肌型高度敏感,但对全身型重症肌无力反应较差。

3. 血清学检查

重症肌无力患者血清中含有许多非特异性抗体,包括抗横纹肌、抗核、抗甲状腺、抗胃壁、抗精子产生和抗神经元抗体,测定其含量可供诊断参考。

从眼镜蛇分离提纯出的特殊神经毒素金环蛇毒,有针对性不可逆转的凝固乙酰胆碱受体活性部位作用,这个毒素可以识别乙酰胆碱受体抗体并可测出其数量。此项检查是将被检验者血清作用于人肌肉乙酰胆碱受体抗原,后者已埋有 ^{125}I 标记的金环蛇毒。如果血清中有乙酰胆碱受体抗体,它就会凝固乙酰胆碱受体,与 ^{125}I 标记的金环蛇毒形成复合物,凝固在受体相邻部位。继之抗人蛋白,使这个复合物沉淀。根据沉淀剂上放射性可计算出乙酰胆碱受体抗体的水平(放射免疫试验)。血清中乙酰胆碱受体抗体对重症肌无力有高度特异性,在 90% 的病例可以测出。一般认为,此抗体水平与患者的临床症状无关,但单纯眼肌型患者抗体滴度较低。

另外,采用酶联免疫吸附试验(ELISA)测定抗体,有助于重症肌无力的诊断。

4. 胸部 X 线检查

常规胸部平片仍是目前比较简单的检查方法,对胸腺瘤的诊断率可达 62%。胸腺区体层摄影可发现 30% 胸片显示阴性的患者有胸腺瘤。胸部 CT 诊断准确率达 94%,CT 扫描可鉴别囊性或实性,有无钙化,并能发现较小的胸腺瘤,也可确定有无侵犯胸膜、肺及大血管等恶性胸腺瘤指征。

六、鉴别诊断

肌无力综合征(Lambert-Eaton 综合征):肌无力综合征是后天性运动神经末梢疾病,因乙酰胆碱释放数量减少所致。典型患者是 50～70 岁男性,主诉肢体带状肌群无力,主要是上肢,而下肢、眼肌或延髓受累较轻或未被累及,深部腱反射倾向于减弱或正常。此病可误诊为重症肌无力,它常伴有肿瘤,特别是小细胞肺癌,肌无力症状常先于肿瘤出现。

肌无力综合征有自身免疫的基础,致病的 IgG 抗体与突触前主要负责释放乙酰胆碱的钙离子系统有交叉反应。在患病的神经终板,乙酰胆碱含量和转乙酰酶活性正常,说明乙酰胆碱的合成和集中正常,而缺陷是因小囊泡释放受损,减少了乙酰胆碱释放量造成此疾病。由于在胆碱能自行调节部位的乙酰胆碱释放量减少,继发出现家族性自主神经功能异常,表现为口干,眼肌损伤,眼球对不同距离的调节能力受损,排尿困难和便秘。肌无力综合征的典型肌电图呈递减现象。与重症肌无力相反,增加运动量和痉挛性刺激可减轻症状。患者通常因面部肌无力而呈苦笑鬼脸,但肌力相对较好,重症肌无力患者面部变化不重,但肌无力明显。用抗乙酰胆碱酯酶治疗肌无力综合征疗效差,而 3,4－二氨基吡啶可增加递质释放,对抗神经肌肉和自身免疫的神经系统疾病有效。此外,增加突触前神经末梢释放乙酰胆碱的药物,如胍、钙可能有效。重症肌无力患者对非去极化肌松剂敏感,而对去极化肌松剂耐药。肌无力综合征患者对上述两种肌松剂均敏感。诊断肌无力综合征时,应进行支气管镜检查及纵隔镜检查,若怀疑肺癌,应开胸探查。

癔证、甲状腺疾病、神经肌肉疾病和其他肌无力的症状,有时被误诊为重症肌无力,但依酚氯铵试验、单根纤维肌电图、抗体水平的测定均可有助于鉴别这些疾病。

七、治疗

目前对重症肌无力尚无单独一种方法可在大多数病例中取得理想的疗效。因此提倡综合治疗,即胸腺切除术结合药物以及血浆置换、静脉注射免疫球蛋白等。

当前治疗重症肌无力的原则:① 用抗胆碱酯酶药物提高神经-肌肉接头处传导的安全系数,其次是纠正低血钙,应用盐酸胍和盐酸 4－氨吡啶增加乙酰胆释放和增强肌肉反应等措施。② 免疫疗法包括摘除胸腺、胸腺放疗和应用抗胸腺淋巴细胞血清等胸腺免疫抑制疗法、肾上腺皮质类固醇、免疫抑制剂、细胞毒素、抗淋巴细胞血清等超胸腺免疫抑制疗法。还包括血浆置换、胸导管淋巴引流、淋巴细胞置换、诱导抗个体基因型抗体等降低血清中乙酰胆碱受体抗体措施。③ 避免使用产生和释放乙酰胆碱的抑制剂,阻滞乙酰胆碱受体和肌肉反应的药物,以避免降低安全系数。

1. 内科治疗

(1) 抗胆碱酯酶药物(ChEI)

作用于神经元的终板减少乙酰胆碱的分解。虽非直接作用于本病,但对重症肌无力患者可改善症状。最常用的有:① 新斯的明,该药作用快,但持续时间短,毒蕈碱作用大,适合肌肉注射。② 吡啶斯的明,作用时间较长,可口服,药物毒性少,安全范围大,疗效较好,尤其适用于延髓受累患者,用量 60～160 mg,每天3～4 次。③ 依氯氯铵(endrophonium,腾喜龙),起效快,作用时间短,常用作诊断试验。④ 安贝氯铵(酶抑宁),作用时间最长,但药物毒性安全范围小,易蓄积中毒,用量 5～15 mg,每天 3 次。这些制剂的最佳有效剂量因人而异,注意避免腹部痉挛,腹泻,多涎,出汗及心动过缓等不良反应。

胆碱酯酶抑制剂治疗的一项特殊并发症是胆碱能危象,表现为深度肌无力,其机制尚不明了,可能是在神经肌肉接头处过多积聚了乙酰胆碱造成去极化阻滞。鉴别由此药引起胆碱能危象与肌无力危象在临床上较困难,可予短作用药物腾喜龙,在肌无力危象中,肌无力可得以改善,而在胆碱能危象中则无改善。

（2）血浆置换术

血浆置换作用机制是清除周围循环血中乙酰胆碱受体抗体,对 45% 的病例疗效明显。经数次血浆置换后,抗体水平明显降低,通常在第 1～4 次置换后开始显效(每周 3 次),一疗程约 1～2 周,共需 4～8 次。血浆置换量 1～4 L,以白蛋白、血浆蛋白和生理盐水替代。由于新鲜血浆可能有高敏反应和传播肝炎或艾滋病危险,故不常用。血浆置换后症状改善只持续 4 天至 12 周。它可用于急救并发呼吸衰竭的危重患者,也可与皮质类固醇或其他免疫抑制剂合用。目前,血浆置换常用于胸腺切除的术前准备。

（3）皮质类固醇

肾上腺皮质类固醇的作用机制是抑制乙酰胆碱受体抗体的合成,使突触后膜免受或少受自身免疫攻击,使突触前膜易释放乙酰胆碱,促使兴奋传导,终板再生,增加突触后膜乙酰胆碱受体数目。肾上腺皮质类固醇多用于单纯眼肌型重症肌无力患者;应用 ChEI 治疗不理想,准备做胸腺切除的全身型重症肌无力患者;或病情恶化不适于或拒绝做手术的患者。对高龄合并胸腺瘤患者疗效较好。用肾上腺皮质类固醇开始治疗时,约 48% 的病例症状加重,其中 86% 的病例需用人工呼吸机。早期加重与其后的疗效无关。因存在此并发症可能,故治疗应在加强监护病房进行。近年来,主张从大剂量开始,60～100 mg/d,当症状持续好转后逐渐减量。早期可配合使用 ChEI,待病情好转后渐减乃至停用。一般用药 60 天内有效,疗效持续 3 个月至 10 年,平均 3.8 年。类固醇疗效明显,不良反应也较重,约 70% 的病例有不良反应,其中库欣综合征为 33%、白内障为 26%、体重增加 18%、糖尿病和高血压各占 12%。

（4）免疫抑制剂

硫唑嘌呤对 45% 的重症肌无力病例有效,Ⅱ 型、迅速发展的病例及高龄合并胸腺瘤患者疗效最好。通常用 1.5～3 mg/kg,起效时间 6～12 周,最大疗效需 3～12 个月。约 1/3 的 Ⅱ 型患者可完全恢复,但对硫唑嘌呤有依赖性,2/3 的患者明显好转。对 Ⅰ 型患者硫唑嘌呤疗效较差,但可使患者减少对皮质类固醇或血浆置换的需要。

环孢素比硫唑嘌呤有更多选择性,它抑制 T 辅助淋巴细胞激活和增殖,但有肾毒性,也损害肝功能。因此,只有严重病例用甲硫唑嘌呤治疗无效时或导致特异性反应时才考虑使用此药。

2. 外科治疗

胸腺切除术在治疗重症肌无力中有着极其重要的地位。Blalock 等从 1939—1944 年对 20 例重症肌无力患者进行胸腺切除术的经验,使外科方法得以广泛运用于该病的治疗中。

1967年Buckingham等指出胸腺切除术对重症肌无力疗效优于单纯药物治疗。虽然有相反的意见，但目前大多数胸外科医师的相关实践经验支持胸腺切除术是治疗重症肌无力的主要手段之一。

（1）手术适应证

1）绝对适应证

① 重症肌无力伴胸腺肿瘤作为胸腺切除的绝对指征，不存在争议。

② 全身型重症肌无力往往对患者的生活质量造成很大影响，严重地危及生命，而胸腺切除后的治愈率和改善率都较满意。术前影像学检查发现胸腺体积增大更支持手术治疗。手术宜在疾病早期进行。

2）相对适应证

① 眼肌型重症肌无力：眼肌型重症肌无力并不危及生命，而且还有部分自愈的可能，一般认为先应该药物治疗观察后再定。有些作者认为眼肌型不适宜手术。另一方面，不少作者用胸腺切除术治疗眼肌型重症肌无力也取得了一定效果，并且可阻止症状向全身型进展。总的来说，现在一般主张对此类患者先内科治疗6～12个月，效果不佳者或有进展者可予以胸腺切除。

② 儿童重症肌无力：由于胸腺在成年前是极其重要的免疫器官，所以切除胸腺后对儿童细胞免疫能力和今后的成长在理论上是有影响的，但在实际随访中尚未发现明显异常，可能还需更长时间的随访。对儿童特别是Ⅰ型重症肌无力的儿童患者的胸腺切除的得与失，需要慎重考虑、反复权衡。

（2）手术操作

胸腺切除术有多种切口和术式，通常根据病灶的位置，采用经颈部、经胸骨正中，或电视胸腔镜辅助经左右胸摘除胸腺。

（3）围手术期处理

胸腺切除术的手术较为简单，影响康复的主要因素是围术期的处理是否得当。一般术前希望能把患者的病情控制稳定，以减少并发症、缩短术后恢复的时间。而术后恢复主要与危象是否发生有关。

术前准备：对于患者的年龄、性别、发作情况及病程长短、有无胸腺瘤、病情严重程度、是否累及延髓肌和呼吸肌，均应做全面分析。术前应查肝功能、肺功能。

Ⅲ型重症肌无力、伴有胸腺瘤特别是恶性胸腺瘤的危重型重症肌无力、术前频发危象者是术后危象的好发人群。对于这些患者术前要尽量缓解其延髓支配肌群及呼吸肌的无力症状（即缓解其吞咽困难、呼吸困难等症状）。可使用皮质激素或免疫抑制剂以改善肌力：口服强的松15～80 mg/天，注意起初数日可能有症状加重，必须严密监护呼吸情况。不必过于担心手术切口愈合不佳和术后感染的可能，事实上这些并发症较少发生。有慢性呼吸系统疾病和术前肺活量<2.9 L是术后需要呼吸支持的指征。Ⅱ、Ⅲ型患者溴吡斯的明用量较大，或同时需用肾上腺皮质类固醇者，以及有胸腺瘤病程>6年和年龄>50岁者，术后需用辅助呼吸的可能性最大。

上海市胸科医院的做法是术前常规给予30～60 mg的强的松行激素化3周、结果术后气管切开率减少至19%，肌无力危象及呼吸衰竭发生率下降至9.1%，住院死亡率也由此降为零,效果显著,值得推荐。此外需注意去除可能加重肌无力的一些诱因,如感染等。如能用血浆置换、静脉注射丙种球蛋白等方法则需时少,效果更佳。因吞咽困难影响进食者,应放置胃管以供营养液或给予静脉营养。少数重症患者术前无法达到稳定状态,则不必过分强调术前症状的改善。合并甲亢者,宜在 T_3、T_4 控制正常或接近正常后施行手术。

麻醉:重症肌无力患者对非去极化肌松剂高度敏感,而且对琥珀酰胆碱的反应难以预料,有些麻醉师避免使用肌松剂,而靠加深吸入性麻醉(氟烷、恩氟烷等麻醉剂)来插管和维持麻醉。其他人则采用复合麻醉,使用肌松剂,不需加深吸入性麻醉,从而避免呼吸和心血管的不良反应。大多数麻醉师采用短效巴比妥酸盐作麻醉诱导,用吸入麻醉剂维持麻醉。预计术后需要呼吸支持的患者,经鼻腔做气管插管;如可能早期拔管,则经口腔插管,以避免损伤鼻黏膜。

由于患者神经肌肉接头处乙酰胆碱受体数目减少,继而安全系数降低,使患者对非去极化肌松剂高度敏感。1/10 的正常麻醉剂量可能足以使患者麻醉,这就是为何许多麻醉师避免使用非去极化肌松剂之故。近年来采用了新型中短效非去极化肌松剂——阿曲库铵,探索出适合于重症肌无力患者较为理想的剂量范围(为正常剂量的 2/5),避免用药不合理影响围手术期呼吸功能。重症肌无力患者对阿曲库铵也很敏感,故采用小剂量 0.2 mg/kg(正常人剂量为 0.5 m/kg),为手术麻醉提供满意的肌松条件,由于其肌松恢复时间与正常人类似,因此不干扰术后患者自主呼吸重建和调整抗胆碱酯酶剂剂量。

术后处理:对于症状较重的患者,术后不必清醒后立即拔管,应检查肌力恢复程度和自主呼吸的情况,直至患者清醒,能抬头 5 分钟,恢复自主呼吸,吸气负压超过 2.0 kPa(20 cmH_2O),生命体征平稳,自主呼吸平稳方可拔管并给予严密的血氧检测,以尽早发现可能发生的危象,对于自主呼吸乏力者应继续机械通气支持。

重症肌无力患者有呼吸衰竭的危险。经胸骨胸腺切除术后,约 50% 的患者需要延长术后呼吸支持,下列几点可供参考:① 病程超过 6 年(12 分)。病程长短对预测是否需要通气支持最有价值。② 与重症肌无力无关的其他慢性呼吸系统疾病(10 分)。③ 溴吡斯的明术前 48 小时用量大于 750 mg/天(8 分)。④ 术前肺活量<2.9 L(4 分)。如总分>10 分,此患者被认为术后需用辅助呼吸 3 小时以上。经颈胸腺切除术后只有 7.4% 的病例需要延长术后通气支持超过 3 小时,其指标为Ⅲ或Ⅳ型、以前由于重症肌无力并发过呼吸衰竭和用皮质类固醇治疗者。

术后危象的观察和处理是围手术期护理的关键。所谓危象是指患者因为肌力减弱而发生呼吸困难,动脉氧分压和血氧饱和度的迅速下降,直接威胁到患者的生命,分为肌无力危象和胆碱能危象两种情况。可使用腾喜龙试验鉴别,阳性者可调整抗胆碱酯酶药物剂量,并严密观察呼吸情况,检测血气。但是一般术后两种危象的鉴别不易,时间又紧迫,此时不必在诊断上花费太多时间,而应果断施行经口、经鼻或经气管切开作气管插管,保持呼吸道通畅,并选择控制呼吸模式对患者进行机械通气以使患者得到满意的休息,缓解肌肉疲劳。在症状缓解后再过渡至压力辅助或同步间隙指令通气,逐渐撤离呼吸机。一般此过程需要数日至数周。

术后发生危象的患者均可从气管插管内吸出大量痰液,提示不管哪种危象,呼吸道的堵塞是其共同的特点。其原因有:术中气管插管刺激分泌增多,术后抗胆碱酯酶药物使用过度,术后吞咽困难导致口水呛入气管并因疼痛、无力而不能咳出等。一般可采取以下措施预防:① 术毕拔除气管插管时务必吸清气道内的痰液,拔管困难的应早日改行气管切开,以方便呼吸道的管理。② 术后早期减少抗胆碱酯酶药物的使用,适当使用皮质激素。术后的患者对抗胆碱酯酶药物反应敏感,易导致气管分泌增多、口水增多并误入气管,增加了危象发生的机会。所以术后第一日起少用或不用抗胆碱酯酶药,第三日起从小剂量开始给药,可同时给予阿托品等药物以抵消其分泌作用。至恢复良好后给正常量。③ 注意镇痛,减少因疼痛导致不敢咳嗽。④ 吞咽困难者应鼓励将口水吐出,营养靠鼻饲或静脉补充。⑤ 合理使用抗生素,预防肺部感染。禁用氨基糖苷类抗生素,以免加重神经骨骼肌接头的阻滞。⑥ 慎用镇静药,以免减弱咳嗽反应。

值得注意的是,手术的刺激可导致机体暂时性地增加肾上腺皮质激素的释放,表现为症状短暂的缓解,随后由于手术的创伤、疼痛等原因,往往会有肌无力症状的加重。所以在此期间,一要适当镇痛,二要给予适当的肾上腺皮质激素治疗,即使术前未使用激素的患者,术后短期(3~5天)的激素治疗也有利于恢复。复旦大学附属华山医院的做法是常规静脉给予地塞米松 10~20 mg/天,术前服用强的松者酌情加量。

术后避免降低安全系数的药物:肾上腺皮质类固醇和甲状腺素可使病情恶化,此类药物在迫不得已时才慎用,并需相应调整胆碱酯酶抑制剂的用量及准备好人工呼吸机。吗啡和镇静剂对呼吸有抑制作用,应慎用,但地西泮相对安全。氨基糖苷类抗生素,如链霉素、杆菌肽、多黏菌素等抑制乙酰胆碱的产生和释放,应慎用,有肾功能不全者禁用。肾上腺能阻滞剂甚至滴眼也会使病情加重。肌肉松弛剂(箭毒和 D-筒箭毒碱)去极化药物(丁二酰胆碱)和膜稳定剂(奎尼、奎尼丁、普鲁卡因)等神经-肌接头阻滞剂应小心使用。据报道青霉胺可致重症肌无力,但一般不会加重自发的重症肌无力。灌肠可致重症肌无力患者猝死,其机制不详。胆碱酯酶抑制剂使肠道张力增高,其猝死可能与张力增高,肠道突然牵张引起腹膜反射有关。

八、手术结果

手术死亡率在 0%~2%左右,并发症(主要是呼吸系统并发症)发生率 2%~15%。华山医院报道 1990—1997 年连续 150 例胸腺切除患者,术后发生危象 18 例(12%),无一例住院死亡。围手术期对呼吸的适当护理和对危象的及时处理使术后零死亡率成为可能。

术后的恢复程度一般分为完全缓解、改善(有效=完全缓解+改善)无效和恶化四类情况评价,评价的标准要结合症状的变化和服药的增减情况。文献报道术后患者症状的有效缓解率为 60%~95%。有关手术和单纯药物治疗效果对比较有价值的文献是 Buckingham 等 1967 年的一组回顾性的比较研究,这个研究指出胸腺切除术比单纯药物治疗的疗效明显优越,此结论为临床医师广泛接受并为实践经验所支持。

各种术式(主要指不同的入路)随访结果基本相当,各有长短,其主要的差别在于对脂肪的清扫程度不同,目前尚无可靠的对比资料说明其对疗效的影响。华山医院对一组重症肌无力患者进行第二肋间横断胸骨作胸腺切除术,认为此法创伤小,恢复快,失血少,近期疗效满意,且相对纵劈胸骨切口还具有美容方面的优势。

对术后疗效有关影响因素的研究发现,在病程较早期手术对病情的缓解有利。性别、年龄对疾病预后影响不大。其他相关因素有病理类型（胸腺增生预后较好）Osserman 分型（Ⅱ型预后较好）。术后重症肌无力症状仍然会有波动，所以不同的随访时间的有效率也会不同。但总趋势是随术后时间延长，疗效愈佳。关于胸腺切除术后患者免疫状态的改变（例如 AChR-ab、PsmR-ab、淋巴细胞亚群的变化）和疗效的关系，尚无确切的结论。

九、评语

有关重症肌无力的病理、治疗等研究在不同水平上取得了很大进展。通过胸腺切除术和术后药物调整等综合措施，可使大部分患者生活自理，并可以参加工作。何是胸腺切除术应用以后，在外科领域尚无突破性的成果。由于外科治疗的研究中，缺乏前瞻性、随机性、对照性的临床调查，许多问题例如手术与药物的疗效比较究竟如何、手术切除纵隔脂肪范围不同会对预后有什么影响、儿童切除胸腺后是否对某些疾病更加易感，都没有明确的答案。在疾病的病理研究方面，胸腺与此病的关系究竟如何，胸腺切除后患者症状变化的免疫学基础是什么，也是令人不解的问题。所以胸腺切除治疗重症肌无力还停留在经验治疗的水平。此外，对胸腺切除术在治疗该病的作用要有清醒的认识：不少患者术后还需要服药。可以预料的是，重症肌无力诊疗水平的提高有赖于在分子水平上研究的进步和前瞻性临床研究的出现，胸腺切除术的作用也只有在其机理被阐明后方能更充分地得以体现。

参 考 文 献

1. Blalock A. Myasthenia gravis and tumous of the thymic region[J]. Ann Surg, 1939,110：544－546.

2. Simporon JA. Myasthenia gravis：A new hypothesis[J]. Scott Med J, 1960,5：419－423.

3. Drachman DB. Humoral pathogenesis of myasthenia gravis[J]. Ann N Y Acad Sci, 1987,505：90－94.

4. Williams CL, Hay JE, Huiate TW, et al. Paraneoplastic IgG striational autoantibodies produced by clonal thymic B cells and in serum of patients wilh myasthenia gravis and thymoma react with titin[J]. Lab Invest, 1992,66(3)：331－333.

5. Shinomiya N. In vitro study of T cells regulation anti-acetyl choline receptor anti→body formation in myasthenia gravis[J]. Ann N Y Acad Sci, 1981,377：882－884.

6. Berrih-Aknin S. The role of the thymus in myasthenia gravis：immunohistological and immunological studies in 115 cases[J]. Aim N Y Acad, 1987,505：50－54.

7. Raimond F, Morel E, Bach JF. Evidence for the presence of immunoreact Ⅳ acetylcho→line receptors on human thymuscells[J]. J NeuroimmunoL, 1984,6(1)：31－33.

8. Osserman KE, Genkins G. Studies on myasthenia gravis. Review of a twenty year expe→rience in over 1 200 patients[J]. M Sinai JM, 1971,38(6)：497－499.

9. Genkins G. Clinical experience in more than 2000 patients with myasthenia gravis[J]. Ann N Y Acad, 1987,505：500－504.

第十七章 纵隔畸胎类肿瘤

畸胎瘤由不同于其所在部位组织的多种组织成分构成的肿瘤,人体许多部位都可以发生畸胎瘤。发生在纵隔的畸胎瘤与胸腺、甲状腺、甲状旁腺的来源相同,系胚胎时期第3、4鳃囊和鳃裂随着膈肌下降而入纵隔,它来源于胚胎期一种多功能干细胞。在身体发育过程中,增殖发展而成畸胎瘤,因此,纵隔畸胎瘤又称为纵隔良性生殖细胞肿瘤,纵隔畸胎瘤多位于前纵隔,与胸腺、大血管、心包等相邻,或位于颈根部,或位于颈-纵隔呈哑铃状肿瘤个别来自脊索遗迹的畸胎瘤可以位于脊旁区。

一、病因

目前纵隔畸胎瘤的病因有多种说法。

1. 细胞移行、胚胎组织残留和细胞来源学说

该学说研究较多,认为畸胎瘤是由脱离了原始形成体影响的全能性胚胎细胞而来。细胞分布于卵黄囊沿后肠向生殖嵴游走迁移至原始生殖腺时所经过的部位,因此好发于中线和旁中线的区域。因而畸胎瘤不但可以发生于性腺,也可以发生于腹膜后或纵隔。另一种解释是纵隔畸胎瘤来自第三对鳃裂及凹陷区域的细胞群,胚胎发育期随心血管一同沉入胸腔。

2. 遗传因素

该研究通过流行病调查及染色体、基因的研究阐明了畸胎瘤的发生与遗传的关系密切。研究表明不同种族间的畸胎瘤发病部位及病理类型有显著差异。

3. 环境因素

各种环境因素,包括物理、化学、生物等是影响肿瘤发生的重要因素。此外,细胞分化微环境影响胚芽细胞的分化、增殖,形成相应的组织、器官,畸胎瘤的形成与机体内微环境相关。

二、病理

纵隔畸胎瘤在临床上分为囊性畸胎瘤和实质性畸胎瘤。国际卫生组织将畸胎瘤分为成熟型畸胎瘤和未成熟型畸胎瘤两类,成熟型畸胎瘤又分为囊性成熟畸胎瘤和实质性成熟畸胎瘤。

1. 成熟畸胎瘤

纵隔最常见的生殖细胞肿瘤,绝大多数位于前纵隔,偶见于后纵隔,是一种良性肿瘤。成熟畸胎瘤有包膜,呈1个或多个较大的囊状,肿瘤包膜薄弱而光滑,可呈乳白、灰色或棕黄色,表面光滑,常伴有微血管网,偶带蒂。镜检瘤内可见3胚层衍化的各种组织,组织分化成

熟,朝器官方向分化,但并不含完整的器官。成熟畸胎瘤5%可出现恶变。

2. 未成熟畸胎瘤

为较少见的恶性肿瘤,它是由胚胎神经上皮、间叶组织和上皮成分以不同比例混合构成。未成熟畸胎瘤瘤体较大,切面以实质性为主,散在微囊,半数以上病例可见骨质和钙化区,皮肤、毛发及皮脂物较少见。镜检肿瘤内可见2~3胚层衍化的组织,主要由未成熟(胚胎性成分)组织构成;有的可全部为未成熟的成分。

三、临床表现

纵隔畸胎瘤可发生在任何年龄组患者,但最常见于20~40岁的成人,性别分别无明显差别,最多见于前纵隔,只有3%位于后纵隔,偶可见于心包内。

畸胎类肿瘤与纵隔其他肿瘤一样,瘤体较小时多无自觉症状,当肿瘤逐渐长大或继发感染时,可压迫、侵蚀或穿破周围组织和器官,产生一系列复杂的临床症状和体征。尽管如此,临床偶见纵隔内长期容纳相当大体积的畸胎类肿瘤而毫无症状。良性畸胎瘤较恶性畸胎瘤患者出现症状少,无症状畸胎瘤病例可达34%~62%。但是,就纵隔肿瘤和囊肿而言,纵隔畸胎类肿瘤仍是产生临床表现最多的纵隔肿瘤,也是产生合并症最多的纵隔肿瘤。

临床上最常见的症状是胸痛、咳嗽、前胸部不适、呼吸困难。这些症状多因肿物刺激胸膜,或肿块压迫支气管致远端发生阻塞性肺炎。体格检查很少发现明显的阳性体征。当支气管有阻塞时,可发现肺内哮鸣音、湿啰音、发绀和患侧叩诊浊音。特征性的症状是咳出毛发和油脂样物,提示畸胎瘤已破入支气管。当破入心包腔时可造成急性心脏压塞,破入胸膜腔可致急性呼吸窘迫,畸胎瘤穿破皮肤可形成窦道。亦可出现上腔静脉梗阻综合征,但良性畸胎瘤所致者少。以下讨论常见的症状和发生的原因。

1. 压迫症状

畸胎类肿瘤一般生长缓慢,早期无何临床主诉。随着肿瘤逐渐增大,对周围组织或脏器产生了压迫,轻者出现胸闷不适,心慌气短,且以活动后最为明显。重者可造成肺不张,偶可产生上腔静脉压迫综合征或霍纳综合征,出现相应的临床征象。瘤体内含物集聚增多致胸膜膨胀,或粘连之胸膜受牵拉引起胸痛,有时胸部疼痛类似心绞痛。肿瘤多位于前纵隔,但是增大或膨胀后可占据前纵隔、中纵隔甚至后纵隔,然而临床很少发现有食管受压症状。

2. 感染粘连症状

囊内继发感染是畸胎瘤常见的并发症,可引起肿瘤内容物集聚,体积突然增大甚至破裂,产生胸内感染症状,如发热、咳嗽、咳痰、胸痛等。如破裂入肺组织、支气管、胸腔、心包腔,可引起肺脓肿、脓胸、心脏压塞,甚至突发窒息、死亡。畸胎瘤增大长期压迫周围脏器,容易与相邻器官发生粘连。粘连可因肿瘤与心包不断摩擦,亦可因外胚层向囊内释出油脂样物刺激,引起巨噬细胞及异物反应,产生无菌性炎症,亦可因囊内感染所致。

3. 肿瘤破裂穿入脏器引起的相应症状

由于感染、恶变或瘤体内含有消化腺分泌的消化酶作用等因素,均可引起畸胎类肿瘤穿孔或破裂,对周围组织或脏器产生侵蚀作用,有人称为"外穿性纵隔畸胎瘤"。肺组织最容易受累,常见有肺部感染,肺不张,支气管扩张,肺脓肿等,此时可出现发热、咳嗽、咳浓痰、咯血,有的可咳出皮脂样物或毛发。当肿瘤破入胸腔,可产生胸腔积液和呼吸窘迫,继发感染者可形成脓胸或支气管胸膜瘘。当肿瘤穿破胸骨或肋间时,可形成局限性包块,破溃后溢出分泌液、皮脂样物或毛发,形成经久不愈的皮肤隧道。当穿破心包时,可产生心包积液,与心包粘连,以后形成缩窄性心包炎,出现肝脏肿大、下肢水肿等症状体征,大量的畸胎瘤内体液破入心包腔,可以产生突发急性心脏压塞。

四、影像学及病理学检查

影像学检查是诊断胸腺畸胎瘤的重要方法,其中胸部平片首先发现肿物,胸部 CT 扫描最为重要,MRI 可以显示肿物与大血管的关系。CT 不仅能明确肿瘤是不是存在,而且可以帮助确定位置,显示肿瘤大小、密度,有无钙化以及与周围脏器的关系。大多数胸腺畸胎瘤位于前纵隔,或左或右,有时肿瘤较大可累及双侧前纵隔。肿瘤边缘锐利,界限清晰。密度多不均匀,常常显示肿瘤内存在有低密度区或液化区,提示肿瘤内含有脂肪组织,或者出血、坏死或囊性变。临床常见的纵隔畸胎瘤的典型表现,如骨骼、牙齿。

病理组织学检查,镜下发现肿瘤组织内含皮质腺、毛发、软骨和鳞状上皮,此外,肿瘤包膜内可见胸腺或其周围有胸腺组织,即可诊断为胸腺畸胎瘤。

五、治疗原则

胸腺畸胎瘤的治疗原则为一经发现即应择期手术治疗,外科切除既是诊断性的也是治疗性的,所以治疗原则是一旦诊断成立,只要患者一般情况允许,均应开胸探查手术切除。肿瘤小,手术早,肿瘤容易切除,患者恢复快。当畸胎瘤内存在有不成熟的组织成分,可能恶变,更需及时手术切除,即使为良性畸胎瘤,其并发症较多,为减少对纵隔内脏器的压迫和以后手术困难,亦须尽早手术摘除。

中小型纵隔畸胎瘤手术前不需特殊准备,体积不大,又无合并症的纵隔畸胎瘤,手术切除一般无何困难。巨大纵隔畸胎瘤,特别是有反复感染史及非标并发症的患者,手术前应充分估计手术难度,做好肺叶切除、支气管修补、大血管修补或成形等附加手术的准备。此外,还应准备足够的血液,以防大出血时所需。

巨大的纵隔畸胎类肿瘤,麻醉诱导后摆放体位时,可能出现患者血压突然下降,这是因为侧卧位巨大肿物垂向一侧胸腔,压迫和牵拉腔静脉,影响回心血量所致。为避免麻醉后肌肉松弛,或因体位变化,肿瘤压迫气管和心脏大血管,而引起通气和循环障碍,全麻后患者平卧位时,对巨大囊性肿瘤可先穿刺或引流,尽量引流出肿瘤内容物,然后翻身侧卧位手术。另外的方法是在麻醉诱导时,先不给肌肉松弛剂,在尽量清醒状态下直接插管,等插管成功后或开胸后,由于肿瘤压迫气管导致插管困难,患者发生窒息,后虽经抢救,但由于患者脑缺氧时间太长而处于植物状态,半年后死亡,应引以为戒。麻醉插管的选择,一般单腔插管即可,特别是经胸骨正中劈开切口。若肿瘤侵犯肺或气管,则应选择双腔气管插管。

切口的选择对手术的完成有较大的影响。恰当的切口有利于完整切除肿瘤,提高手术安全性,减少手术创伤和合并症发生。肿瘤较小,与周围组织粘连不重时,选择偏向患侧的侧切开胸切口即可顺利完成手术;肿瘤与周围重要血管关系密切、粘连严重时,正中切口更易处理病变。

位于一侧胸腔内的中小型畸胎瘤一期摘除无特殊困难,囊性畸胎瘤是胸内最大的囊性病变。由于广泛严重的炎性粘连,有时一期完整摘除肿瘤往往有困难,如强行剥离可致创面大量渗血或可能损伤重要脏器。因此,一期手术有困难,可先行引流或部分切除,待囊肿缩小后再做择期手术切除。对于累计双侧巨大囊性畸胎瘤患者,可先切除一侧肿瘤,引流对侧,以后再切除对侧的残腔和窦道,则很容易成功,北京协和医院早年即有 2 例行一期切除两侧胸腔内纵隔巨大畸胎肿瘤,1 例成功,另 1 例术前已有休克,肿瘤破入心包因过重的手术创伤致休克加重最后死亡。因此,对于累及双侧的巨大畸胎瘤,患者一般情况较差的,可考虑行分期手术为宜。

胸腺畸胎瘤属于纵隔良性生殖细胞来源肿瘤中畸胎瘤范畴,本章特别强调胸腺畸胎瘤的重要性在于,它来自胸腺,位于前上纵隔,与周围重要脏器紧密相连,解剖时容易发生大血管或神经损伤,造成严重并发症,甚至威胁生命。故在处理肿瘤与周围脏器粘连时,应耐心、细心、谨慎从事,避免力求完全切除造成大血管或神经损伤。胸腺畸胎瘤完全切除后可达到治愈,但是在技术上可能有一定难度,15％病例可能需要做肺叶切除、心包部分切除。对于不能完全摘除的胸腺畸胎瘤,可将残留的肿瘤内壁上皮剥除干净,并用碘酊涂拭,以破坏其分泌功能,避免术后发生脓胸。Levi's 一组内有 7 例仅能完成肿瘤部分切除,术后肿瘤无复发,唯一的死亡是与外科手术合并症有关。

畸胎瘤破入支气管或肺内时,硬性剥离其粘连浸润部分,往往出血多、创伤大,若肿瘤浸润粘连所致肺功能有明显损害者,或已有肺脓肿、支气管扩张时,可考虑行肺部分切除或肺叶切除。肿瘤长期压迫致肺发育不良通气受阻,特别是巨大纵隔畸胎瘤摘除后,可因复张后肺水肿致呼吸衰竭死亡。此外,术后容易发生肺不张和胸腔积液,故胸管拔除的时间应适当延长,并鼓励患者咳嗽、排痰,早日下床活动,以利肺膨胀,较少术后并发症。肿瘤与心包紧密粘连时,可先剥离肿瘤与心包的粘连,也可先切开囊壁吸净囊内容物,以利暴露,然后于正常心包处切开,将肿瘤与部分心包一并切除。囊肿或心包腔内有感染者,应先引流囊肿和心包,待感染控制后在切除肿瘤及部分心包,以防日后缩窄性心包炎的发生。畸胎瘤破入心包腔产生急性心脏压塞时,应急诊手术,酌情行一期肿瘤摘除和心包切除,或先引流减压再行肿瘤和部分心包切除。畸胎瘤破入胸膜腔,根据有无感染,处理原则同上述破入心包腔的处理。

六、预后情况

纵隔畸胎瘤的预后与肿瘤性质、初诊年龄、肿瘤部位、恶变发生率、治疗结果等因素密切相关。良性畸胎瘤手术可完全治愈,恶性畸胎瘤手术后预后差,多在 2 年内死亡。死因多为侵犯周围组织、器官和远处转移,如侵犯肺、支气管和心包,转移至肺、心脏、骨骼、脑等。完整切除肿瘤、减少术后复发和恶变是畸胎瘤的主要预后因素。即使是恶性畸胎瘤,完整手术切除仍是长期生存的基本保证。有报道认为恶性畸胎瘤完整切除后综合治疗的三年生存率可达 50％,五年生存率 35％。

参 考 文 献

1. Levi's BD, Hurt RD, Payne S, et al. Benign teratomas of the mediastinum[J]. J Thorac Cardiovasc

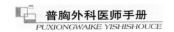
Surg,1983,86(5):727-731.

2. 崔尚玉,梁锡堂,李单青,等.胸腺畸胎瘤[J].现代外科,1999,5:53-54.

3. 李凯,高解春.畸胎瘤的病因和发病机理研究进展[J].中华小儿外科杂志,2001,22(5):311-312.

4. 方文涛.纵隔肿瘤的诊断与治疗[J].中国医师进修杂志(外科版),2006,29(3):1-3.

5. 朱伯锁.孙玉鹗,黄孝迈.纵隔畸胎类肿瘤临床特点和外科治疗[J].中华胸心血管外科杂志,1993,9:325-326.

6. 陈龙奇,平育敏,张合林,等.巨大纵隔肿瘤的临床特点及外科治疗[J].中国肿瘤杂志,1996,18(6):448-450.

第十八章　神经源性肿瘤

一、简介

纵隔神经源性肿瘤是产生于胸腔内周围神经、交感神经和副神经的神经成分来源的肿瘤,每个纵隔神经源性肿瘤都有一种与其神经嵴有关的胚胎来源,依据肿瘤内主要特殊神经细胞类型(神经鞘细胞,神经节细胞,轴突)以及神经细胞的分化程度进行病理学分类,神经特异性烯醇化酶是神经组织最常见的免疫组织化学标志,在所有这些肿瘤当中均能测出神经特异性烯醇化酶。

神经源性肿瘤是纵隔肿瘤中较为常见的肿瘤,占纵隔肿瘤中的12%～21%;在儿童期更常见,约占纵隔肿瘤的50%～60%,居纵隔肿瘤的第二位。其主要发生于后纵隔,占后纵隔肿瘤的75%～90%,位于前纵隔的神经源性肿瘤极少,一般为副神经节瘤(Abdel rahman M. 等,2005)。

神经源性肿瘤的类型与年龄关系密切,国内报道83.6%的成人纵隔神经源性肿瘤为神经鞘来源的神经鞘瘤、神经纤维瘤、神经源性肉瘤,多为良性。儿童纵隔神经源性肿瘤多为交感神经来源的神经节细胞瘤、神经节母细胞瘤、神经母细胞瘤,平均年龄为3岁,大多为恶性。副神经节瘤属于APUD系统肿瘤,多发生在肾上腺髓质,较少发生于胸部或腹部(见表18-1)。

二、病因病理生理及分类

神经源性肿瘤可来源于胸腔内任何神经结构,一般按其细胞来源分为3类:① 来源于外周神经的神经鞘细胞:如神经鞘瘤、神经纤维瘤、恶性神经鞘瘤、神经纤维肉瘤等,绝大多数成人纵隔神经源性肿瘤属于此类;② 来源于交感神经节细胞:如节细胞神经瘤、节细胞神经母细胞瘤、神经母细胞瘤,这类肿瘤多见于儿童及青年人;③ 来源于副交感系统的脊神经节的节细胞:根据有无生物活性可以分为嗜铬细胞瘤和非嗜铬细胞瘤副神经节瘤,临床上较少见。

三、临床表现

1. 症状和体征

纵隔神经源性肿瘤常无症状,缺乏特异性临床表现,相当部分患者系体检行胸部X线摄片偶然发现,约占58%。临床症状可分为肿瘤的局部作用和全身作用,局部作用于肿瘤局部压迫或侵犯周围脏器有关,全身作用则是肿瘤释放的生物氨类或其他生物介质产生的相关症状(见表18-2)。所有的交感神经肿瘤和副神经节细胞瘤都可能分泌生物氨,这些生物介质引发症状的患者在其尿中可以发现儿茶酚胺衰变物量增加。

表 18-1　国内大组纵隔神经源性肿瘤病理分类

肿瘤病理	北京协和医院	河北医大四院
总例数	110 例	125 例
神经鞘瘤	49 例	61 例
神经纤维瘤	38 例	34 例
节神经细胞瘤	13 例	17 例
神经纤维肉瘤	4 例	—
恶性神经鞘瘤	1 例	—
原始神经外胚层肿瘤	2 例	—
副神经节细胞瘤	1 例	—
神经母细胞瘤	1 例	—
嗜铬细胞瘤	1 例	—
其他少见	—	13 例

表 18-2　纵隔神经源性肿瘤的症状

局部症状	全身症状
疼痛：局部,神经性；胸膜疼痛	高血压
脊髓压迫：哑铃形肿瘤	皮肤潮红
臂丛麻醉	出汗
霍纳综合症	腹泻,腹胀
喉返神经麻痹	体重减轻
膈神经麻痹	乏力
呼吸困难	—
吞咽困难	—
静脉充盈：镜面部；上肢	—
上肢缺血	—
脊椎侧凸	—
胸壁畸形	—

2. 影像学检查

因胸腔神经源性肿瘤多数无临床症状,患者多行体检胸部 X 线发现,胸部正侧位片是发现纵隔神经源性肿瘤的最常用的方法。后纵隔的圆形软组织密度的肿物,80％可能是神经源性肿瘤。肿物的轮廓与神经源性肿瘤的特殊组织学类型相关,神经鞘瘤多为圆形,边界清晰,肿瘤的上下都可见到典型的压沟作用。交感神经肿瘤多为卵圆形或长圆形,典型的是沿后侧交感神经链呈长圆形肿物,边缘逐渐模糊不清,看不到明显的压沟,但是可有其他胸膜的改变,如胸腔积液或胸膜结节。神经纤维瘤多见软组织肿瘤的分叶,但是分叶在恶性神经鞘瘤或者恶性交感神经肿瘤发生率更高。神经鞘瘤内可发生囊性变并见到均匀的钙化灶,巨大神经节细胞瘤偶可见到斑点状钙化。

胸部 CT 提高了对纵隔神经源性肿瘤诊断的敏感性和准确性,可以探测肿瘤的部位、性质轮廓特点以及与周围组织的关系。影像学表现为纵隔内光滑、边界清楚、密度均匀一致的圆形或类圆形的阴影,多位于后纵隔脊柱旁或椎旁沟内。部分患者肿瘤可有钙化(神经鞘瘤、神经节细胞瘤和神经母细胞瘤)和囊性变(主要是神经鞘瘤)。完全囊性变的神经鞘瘤临床上容易误诊为纵隔囊肿。良性肿瘤边缘光滑锐利,与周围结构分界清楚,多数为软组织密度,呈中度均匀一致性强化,肿瘤严重压迫邻近骨骼可致骨萎缩,甚至形成边缘光滑的压迹与骨质缺损。恶性肿瘤往往体积较大,多数密度不均匀且不均匀强化,多数轮廓不规则,与周围结构之间的间隙消失,破坏附近骨质。良、恶性纵隔神经源性肿瘤均可累及椎骨内,此时可见椎间孔扩大。

纵隔神经源性肿瘤的 MRI 表现多为后纵隔脊柱旁肿块,边界清晰,SE 序列上多为中长 T_1、T_2 信号,在 T_1 加权像信号与脊髓相似,T_2 加权像信号明显高于脊髓,信号强度多数均匀一致。可能累及脊髓的神经源性肿瘤,尤其是哑铃型肿瘤,MRI 是最好的诊断方法。能准确区分椎管内的脊髓束与其他软组织,评价脊髓受压情况,并且对于血管丰富的副交感神经来源肿瘤,可以提示肿瘤内血管化情况(流空现象)。

3. 创伤检查

根据影像学的特点,大多数纵隔神经源性肿瘤诊断病变困难,但是如果要对某些肿瘤做出确切术前诊断和分类,需要组织学检查,此时可以行超声或者 CT 引导下针吸活检,是一种快速有效安全的诊断方法,对诊断及以后的治疗方法有重要意义。也有报道超声内镜下针吸细胞学确诊的病例。但神经源性肿瘤病理非常复杂,常表现出难以分辨的多形性,而且部分肿瘤可有囊性变、出血坏死等表现导致活检标本诊断细胞过少,诊断阳性率不高,难以分型。此外,各种纵隔神经源性肿瘤,无论良性或恶性肿瘤,都在逐渐生长增大,终将对周围胸内脏器产生压迫,或因其特殊的分泌作用而产生临床症状,因此需要早期诊断和治疗。外科手术切除是最主要的处理方法,它既可以进行诊断分类同时也是一种治疗手段。

四、诊断与鉴别诊断

神经源性肿瘤多无明显症状或临床表现无特异性,临床诊断主要靠影像学检查,胸部 CT 多能明确其部位和性质。一般后纵隔肿瘤大多为神经源性肿瘤,但应注意到非后纵隔部位的神经源性肿瘤,如源于迷走神经的神经源性肿瘤可位于主动脉弓下,源于臂丛神经的神经源性肿瘤可位于胸顶部等。

神经源性肿瘤常需与以下疾病鉴别:

1. 脊膜瘤

需与椎管内脊髓外硬膜下的神经源性肿瘤鉴别。脊膜瘤常见于胸段,女性多见,肿瘤常位于脊髓背侧,钙化多见,一般不呈哑铃形表现,多呈圆形或椭圆形,向椎间孔侵犯者较少,肿瘤信号均匀,增强扫描多呈明显均匀强化。

2. 椎间盘突出

较小的神经纤维瘤还需与严重的椎间盘突出鉴别,增强时,肿瘤呈均质显著强化,而突出之椎间盘组织不强化或周围肉芽组织呈环形强化,通常神经纤维瘤有多发倾向,部分病例强化不明显,形成哑铃状外观更多见。

3. 食管肿瘤

外侵的食管肿瘤,除见软组织肿块外,食管壁环状增厚,其上方管腔扩大,周围有肿大的淋巴结,食管钡餐显示食管黏膜破坏,鉴别不难。食管平滑肌瘤和纵隔神经源性肿瘤鉴别较困难。食管钡餐均显示一食管外压迹,黏膜不中断,食管超声内镜可帮助鉴别。

4. 血管性病变

主动脉瘤、主动脉夹层,尤其是主动脉夹层病变,其上下范围较长,增强时 CT 值明显增高,借此与肿瘤鉴别。

5. 脊柱病变

有其各自不同的椎骨破坏及相应的软组织改变。而神经源性肿瘤以后纵隔及椎旁肿块为主。脊椎病变者以骨质改变为主,软组织改变较轻,而恶性神经源性肿瘤则相反。

6. 肺肉瘤

神经源性肿瘤较大时,与肺肉瘤鉴别有困难。纵隔肿瘤对周围肺组织压迫改变,边缘光滑,无分叶、毛刺,肺门无肿大的淋巴结。肺肉瘤边缘清,往往有分叶,但无毛刺,密度可均匀,亦可有中心坏死,肺内病变中心点在肺内,纵隔病变中心点在纵隔内。

7. 淋巴疾病

纵隔孤立性淋巴结肿大和淋巴瘤等,平扫 CT 值偏低,增强扫描示病变边缘环行强化,结合临床化验和原发病史,不难鉴别。

8. 其他纵隔肿瘤

纵隔囊肿如支气管囊肿密度均匀,CT 值低。成熟囊性畸胎瘤多密度不均匀,液性暗区与钙化共存。神经源性肿瘤可有囊性变和钙化,但以软组织密度为主。

五、治疗与预后

虽然大多数后纵隔神经源性肿瘤不会引起临床症状,而且成人的肿瘤大多数为良性,但延迟治疗可能导致肿瘤恶变,或向椎间孔内生长,为以后的治疗带来困难,所以一经发现,外科手术治疗仍为首选。对于不能完全手术切除的神经肉瘤患者,需要辅助化疗和放疗,但是有报道称辅助的化疗或者放疗并不能影响生存率。对于神经母细胞瘤患者,其治疗方法与分期有关:Ⅰ 期手术可以治愈,Ⅱ 期 Ⅲ 期部分肿瘤切除并术后放化疗。Ⅳ 期则手术有争论。

纵隔神经源性肿瘤完全摘除后预后良好。任何病理类型的良性肿瘤完整切除后,存活率达到 100%,通过剖胸切口摘除良性肿瘤,局部复发率几乎为零。经 VATS 摘除神经源性肿瘤,目前尚未能获得长期随诊的结果。神经源性肿瘤若切除不完整,再行切除又不可能时,辅助放疗可有一定效果,放疗剂量为 20～40 Gy,依据残留肿瘤的大小以及距离脊髓的远近而酌情调整。尽管有肿瘤残留,应用辅助放疗其预后结果还是可以接受的。应用这种方案治疗,已有报告良性神经鞘瘤和交感神经肿瘤的 5 年存活率超过 75%。

恶性神经源性肿瘤,完全切除后也可有较好的预后结果,恶性神经鞘瘤完全切除后的长期结果已有报告。恶性交感神经肿瘤,神经节母细胞瘤的 5 年存活率分别为 88% 和 80%。完全切除的恶性副神经节细胞瘤预后也堪称良好。但是在许多情况下,纵隔恶性神经肿瘤不可能完全切除。一般来说,这些患者预后不佳。神经节母细胞瘤有残留时通过辅助放疗,可取得切除不完全的良性神经源性肿瘤相似的结果。不完全切除或未能切除的神经母细胞瘤,合并放疗和化疗长期存活率可达到30%～40%。未能完全切除的副神经节细胞瘤,对各种辅助治疗的反应均不好,这些患者在症状出现后10年内均死亡。

纵隔神经源性肿瘤手术后主要的并发症是霍纳综合症,部分交感神经切除,喉返神经损伤,肺不张,脑膜炎,截瘫,脑脊液瘘、切口感染等。

六、手术方式

切口的选择是肿瘤完整切除的关键,应按肿瘤的可能性质、大小、部位以及是否侵入椎管等情况选择。对于较小的位于椎旁沟的肿瘤,有术者采用背部胸椎旁倒"L"形小切口,经胸膜外切除肿瘤,不必放置胸腔引流,术后恢复快,但需要术前精确定位,避免损伤胸膜。随着超声刀等辅助器械的发展,电视胸腔镜辅助下切除纵隔神经源性肿瘤已经成为常规手术,优点在于其相对保持胸廓完整性、创伤小、患者易于接受。但对于手术前怀疑为恶性、脊髓、交感神经链压迫症状,或肿瘤最大直径>8 cm时,电视胸腔镜手术被视为禁忌。如无胸腔镜条件,对瘤体不太大的肿瘤可采用腋下小切口,不切断背阔肌、前锯肌的保留肌肉的微创切口更为适合。胸后外侧切口具有显露清晰、操作方便等优点,适用于复杂后纵隔和较大的前、中纵隔神经源性肿瘤的切除。如果肿瘤侵入硬脊膜甚至蛛网膜,此时手术切口多采用后外侧切口加椎旁纵向切口或倒L形切口。位于上纵隔的哑铃型肿瘤,可以采用绕肩胛骨的"U"形切口。

胸顶部的神经源性肿瘤慎选常规胸部后外侧切口,该切口很难显露肿瘤与胸颈血管关系以及肿瘤蒂部,不能直视操作容易损伤臂丛神经导致上肢活动障碍或损伤血管又缝合困难引起致命的出血。可先经颈部切口探查臂丛神经(往往需要神经外科医师协助),然后再行前胸L型径路进胸,即胸骨部分正中劈开后术侧横断,辅以第2或3前肋肋间切口进行手术,优点在于充分暴露胸顶解剖结构,避免误损伤臂丛等重要功能性神经和大血管,如肿瘤与周围组织严重粘连或侵犯血管,该切口也能有良好视野进行操作。

对于突向椎管内的哑铃型肿瘤,可先经俯卧位后径路完成椎管内肿瘤分离和椎间孔扩大,必要时可以切除肋骨横突或部分椎板并使用z板和螺钉行脊柱固定。然后再翻转体位,采用开胸手术切除肿瘤。但对体积较小的肿瘤,可通过适当切除部分后肋,直接经后径路摘除肿瘤。也有术者考虑椎管内肿瘤部分较小,单纯经胸径路完成椎管内和胸腔内手术的报道,其通过扩大椎间孔,直接游离肿瘤,或在硬膜外切断正常的脊神经后根,完整切除肿瘤。但应注意禁忌在椎间孔外过度牵拉肿瘤,以免造成脊髓损伤或椎间孔、椎管内出血,致手术后脊髓休克,甚至永久性截瘫。第4胸椎以上或胸廓出口处神经源性肿瘤如向颈部延伸,多钝性分离后可拉入胸腔并顺利切除,Takeda等提出可通过锁骨上窝辅助按压后帮助肿瘤下移。但术前一定要经过仔细的MRI评估,避免肿瘤与颈丛相连,牵拉后造成脊髓损伤。如有困难,可辅以颈领切口。

胸膜外肿瘤摘除方法为在背部做一纵形切口,长3～4 cm,切开皮肤、皮下组织,解剖椎旁肌,切除一小段肋骨,于胸膜外应用钝性和锐性解剖,将神经源性肿瘤摘除。胸膜外纵隔肿瘤摘除术临床应用多年,效果颇佳。此种切除方法的优点是手术创伤小,术后恢复快,切口疼痛轻,不置引流管,术后次日即可下地活动。若担心切口积血可于皮下置橡皮引流条,术后24小时拔除。胸膜外纵隔肿瘤摘除手术的关键是术前确切定位,纵形切口就做在肿瘤的表面,我们的做法一般于术前一日在透视下定位标记。另外术中应细心解剖,保证在胸膜外切除肿瘤,如术中不慎撕破胸膜,小的裂伤可即时修补,较大的裂伤不能修补可置胸腔闭式引流管。

VATS摘除肿瘤,近十年来,VATS已经用于纵隔神经源性肿瘤的诊断与治疗。典型的神经源性肿瘤术前影像学检查即已显示,VATS可以在直视下解剖游离肿瘤,最后经一小切口将肿瘤移除胸腔。位于胸膜顶后纵隔神经源性肿瘤,VATS可以更好地检视,对此VATS手术有其独到之处。对于大多数患者来说,VATS技术显然比常规开胸手术有更多的优点。任何一种治疗方法均有其确定的适应证和禁忌证,选择VATS应当为局限性、良性纵隔神经源性肿瘤,由具有丰富胸腔镜应用经验的外科医师进行操作,如此方能获得良好的效果。

机器人手术胸腔神经源性肿瘤切除国内外已有报道,但例数较少,缺乏长期效果观察。

七、各类神经源性肿瘤临床特点

1. 神经纤维瘤

神经纤维瘤起源于神经纤维,由无序的纺锤状细胞构成。表现为后纵隔孤立的肿瘤,有时合并神经纤维瘤病。10%～30%的神经纤维瘤可能与von Recklinghausen病有关。大体观察神经纤维瘤无完整包膜,或有假包膜,质地较软,易碎,一般找不到其发源的神经。极少发生囊性变,也很少有囊腔形成或者出血。

2. 神经鞘瘤

神经鞘瘤是最常见的来源于胸腔内任何神经结构的Schwann神经鞘细胞肿瘤,最常见的是肋间神经,另外也可来源于臂丛神经、迷走神经、膈神经等。约占纵隔神经源性肿瘤的40%～65%。大多为良性,生长缓慢,多单发,很少发生恶性变。约占5%的恶性神经鞘瘤具有外侵性,可伸入椎管形成哑铃形肿瘤。大体观察神经鞘瘤有完整的包膜,质地较硬较实,有囊性变时可以为柔软较韧的包块,常压迫邻近组织但不浸润周围脏器。组织学上包括两种组织学形态,包括束状型和网状型。电镜下A型有细小胞浆突而无胞浆,B型具有丰富的胞浆。以上两种结构多同时存在于同一肿瘤中,但多以其中一型为主。

3. 神经源性肉瘤

神经源性肉瘤包括恶性神经鞘瘤和恶性神经纤维瘤。占成人胸部神经源性肿瘤的4%～13%,多由神经鞘瘤和神经纤维瘤恶性变而形成,Leu-7、myelin basic protein(MBP)联合S-100等标记物可以区分其他类型的肉瘤。表现多有局部浸润和远处转移。完全的手术切除是最好的治疗方法;不能手术切除的,需要辅助化疗和放疗。但有报道认为,放疗患者亦有高发倾向,辅助化疗并不能影响生存率。

4. 交感神经节细胞瘤

神经节细胞瘤起源于交感神经,含有神经节细胞和神经纤维,多为良性,包膜完整,多为实性少有囊性,生长缓慢,分化较好,大部分位于后纵隔,也见于腹膜后和肾上腺。主要发生在儿童,女性稍多。如完整切除则预后良好。

5. 交感神经节母细胞瘤

神经节母细胞瘤起源于交感神经干,主要发生在儿童。其生物学特性介于神经节细胞瘤和神经母细胞瘤之间,少有临床症状,多于体检发现,约半数可行手术切除。因病理上其主要有成熟的神经节细胞和未成熟的神经母细胞组成,活检病理易漏诊,确诊需要多处取材石蜡切片检查。

6. 交感神经母细胞瘤

神经母细胞瘤起源于交感神经系统主要为肾上腺内或者交感神经节的恶性肿瘤。胸内神经母细胞瘤只占所有的神经母细胞瘤的 30%。肿瘤无包膜,外形不规则,期内可有囊性变或出血。神经母细胞瘤是一种高侵犯高转移的肿瘤,局部以压迫症状为主,如咳嗽、呼吸困难、吞咽困难、循环障碍,霍纳综合征等;全身转移时刻有消瘦、疼痛、贫血、低热等表现。

7. 副交感神经节起源的肿瘤

属于 APUD 系统肿瘤,根据是否能分泌儿茶酚胺或者其他血管活性物质可以分为有生物活性的嗜铬细胞瘤和无生物活性的非嗜铬细胞瘤。嗜铬细胞瘤多发生在颈动脉体、主动脉弓和腹主动脉。如胸部肿瘤伴严重高血压、尿液中香草扁桃酸水平增高、尿中查出 3 甲氧基肾上腺素就可以诊断嗜铬细胞瘤。因其为儿茶酚胺分泌性肿瘤,可以用 ^{131}I-MIBG 显像示肿瘤位置。免疫组化示嗜铬性阳性及突触素阳性提示为神经内分泌肿瘤副神经节瘤,s-100 阳性代表着良性肿瘤。此种肿瘤多有侵犯性,远处转移率是 19.5%～26.6%。主要的治疗方法是手术。完全切除是最好的治疗方法,据报道完全切除比部分切除联合辅助治疗的生存率要高。因肿瘤富含血管,位置多靠近大血管,气管,脊柱,心脏,手术难度较大,有报道称完全切除率是 76.9%,死亡率是 7.1%。

8. Askin 瘤

周围原始性神经外胚肿瘤(peripheral primitive neuroectodermal tumor, PNET)是在 1979 年由 Askin 首度报道的儿童胸肺区神经上皮来源的恶性小细胞肿瘤,故也被称为 Askin 瘤。其多发生在胸壁软组织,如可表现为椎旁包块,也可位于骨膜,在肺周边较为少见。目前普遍认为该肿瘤可能起源于神经脊的胚移行细胞,纵隔的 Askin 瘤可能发生在肋间神经。虽病因不清,但有关于乳腺癌、淋巴瘤、肺癌放疗后发现此类肿瘤的报告,潜伏期 5～28 年(平均 13 年)。有 22 号染色体的易位,主要是 t(11:22)(q24:p12),病理主要是神经分化的小圆细胞。临床以胸痛和胸腔积液为主要表现。影像学可见胸壁肿瘤伴有肋骨破坏、肺侵犯等征象。治疗主张早期外科切除;术后足够量的化疗药物,主要是环磷酰胺。再行放疗可以去除残留的显微灶。此病预后非常差,2 年生存率是低于 40%,中位存活时间是 8 个月,预后较差的因素可能为早期转移和不能根治切除。

参 考 文 献

1. Fraga JC, Aydogdu B, Aufieri R, et al. Surgical Treatment for Pediatric Mediastinal Neurogenic Tumors[J]. An Thora Surg, 2010,90(2): 413-418.

2. Rekhi B, Ingle A, Kumar R, et al. Malignant peripheral nerve sheath tumors. Cl inicopath0109ical profi le of 63 cases diagnosed at a tertiary cancer referral center in Mumbai[J]. India, 2010,53(4): 611-618.

3. Brown ML, Zayas GE, Abel MD, et al. Mediastinal paragangliomas. The Mayo CIinic experience[J].

Ann Thorac Surg，2008，86：946－951.

4. Ng CS，Wong RH，Hsin MK，et al. Recent advances in video-assisted thoracoscopic approach to posterior mediastinal tumours[J]. Surgeon，2010，8(5)：280－286.

5. Barrenechea IJ，Fukumoto R，Lesser JS，et al. Endoscopic resection of thoracic paravertebral and dumbbell tumors[J]. Neurosurgery，2006，59(6)：195－201.

6. 庞大志,曾伟生,乔贵宾.哑铃型纵隔神经源性肿瘤的外科治疗[J].临床军医杂志,2007,35(1)：45－46.

7. 张志庸,郭峰.现代实用纵隔外科学[M].中国协和医科大学出版社,2008,9：301－312.

第十九章　纵隔淋巴源性肿瘤

一、概述

纵隔淋巴源性肿瘤常表现为纵隔淋巴结肿大,其涉及的疾病较多,包括淋巴瘤、转移癌、结节病、淋巴结核、纵隔巨大淋巴结增生(Castleman 病)等,其中以淋巴瘤最为多见。淋巴瘤(Lymphoma)又称为恶性淋巴瘤(Malignant lymphoma, ML),系由淋巴细胞或其前体细胞恶变而发生的肿瘤,可分布于淋巴结和(或)结外部位的淋巴组织。根据组织细胞形态将淋巴瘤分为两大类:即何杰金氏淋巴瘤(Hodgkin's Lymphoma, HL)及非何杰金氏淋巴瘤(Non-Hodgkin's Lymphoma, NHL)。

HL 是相对少见的恶性肿瘤,在美国不足全部肿瘤发病率的 1%,由于多数病例发生于15～40 岁,对公众健康的危害尤其严重。我国 HL 的发病率明显低于欧美国家,1988—1992年间及 1993—1997 年间几大城市中 HL 的发病率为 0.3/10 万～0.5/10 万,约占全部恶性肿瘤的 0.2%,并且保持稳定,男性发病率高于女性。各年龄组的发病率没有类似欧美的双峰现象,而是随着年龄的增加逐渐升高。NHL 在美国发病率相对较高,2010 年估计有65 540 新发病例,约占年新发肿瘤病例的 4%。不同于 HL,NHL 的年龄—发病率曲线呈指数上升,非霍奇金淋巴瘤在 10 岁以下相对少见,发病率 10～25 岁间缓慢上升,其后开始急剧上升,55 岁之后上升最为显著。我国 NHL 的发病率也明显低于欧美国家,根据全国肿瘤防治研究办公室与卫生部统计信息中心公布的部分试点市县恶性肿瘤的发病情况,大城市中 NHL 约占全部恶性肿瘤的 1.5%～2%,1988—1992 年发病率约为 2/10 万～5/10 万,1993—1997 年间发病率为 3/10 万～6/10 万,有较明显的增加,男性发病率高于女性,各年龄组的发病率随着年龄的增加逐渐升高。HL 的发病率在过去 10 年间基本保持稳定,但NHL 发病率在最近 25 年间有很大程度的上升。发病率的增长一方面与诊断方法的改进有关,还有就是获得性免疫缺陷综合征(acquired immunodeficiency symdrome, AIDS)引起了相关淋巴瘤的增加,尤其是中枢神经系统淋巴瘤的发病率明显提高,但目前研究表明上述原因尚不能完全解释发病率增加。

在组织病理学上,HL 的恶性细胞为 Reed-sternberg 多核巨细胞(简称 R-s 细胞)及其变异细胞;R-s 细胞通常存在于高度反应性细胞的环境中,本身也处于激活状态,提示 HL 是一种慢性免疫刺激性疾病。欧美淋巴瘤分类(Revised European-American Lymphoma Classification,REAL 分类)及世界卫生组织(World Health Organization,WHO)的分类将HL 分为结节性淋巴细胞为主型和经典型,后者又包括混合细胞型、结节硬化型、淋巴细胞消减型和富于淋巴细胞的经典型 HL。NHL 的恶性细胞为恶变细胞增殖形成的大量淋巴瘤细胞,除来源于中枢淋巴细胞的 T 淋巴母细胞淋巴瘤及源于组织细胞的组织细胞淋巴瘤外,NHL 均来源于经抗原刺激后处于不同转化、发育阶段的 T 细胞、B 细胞或自然杀伤

(NK)细胞。因此,NHL有完全不同于HL的病理和临床特点。HL为一单一疾病,经过合理治疗,有较好预后。NHL具有高度异质性,是一组异质性的淋巴细胞异常增殖性疾病。

原发性纵隔淋巴瘤是以纵隔肿块为首发表现而无全身淋巴结肿大的病变,临床不多见,常见的是全身淋巴瘤累及纵隔。纵隔淋巴瘤占纵隔肿瘤的10%~20%,其中多数位于前纵隔或中纵隔,后纵隔淋巴瘤很少见,因此纵隔淋巴瘤需与胸腺肿瘤、生殖细胞肿瘤、胸内甲状腺肿瘤及神经源性肿瘤做鉴别诊断。大多数继发性的纵隔淋巴瘤,即周围型淋巴瘤侵犯纵隔者,多为HL,而原发性纵隔淋巴瘤,在成人以结节硬化型霍奇金淋巴瘤、弥漫B细胞型淋巴瘤为多见,在儿童以淋巴母细胞型淋巴瘤为主。

二、淋巴瘤的病因、病理分类

1. 病因学

淋巴瘤是起源于人类免疫系统细胞及其前体细胞的肿瘤,本质上是一类在体内外多种有害因素的作用下,不同阶段免疫细胞转化或出现调控机制紊乱而发生的异常分化增殖性疾病。目前认为淋巴瘤的发生是多种因素在多种机制共同作用的结果。

(1) 病毒因素

目前流行病学和分子生物学研究认为几种肿瘤病毒与ML的发生有关,包括EB病毒(Epstein-Barr virus, EBV)人T淋巴细胞Ⅰ型病毒(human T-cell lymphotropic virus type Ⅰ, HTLV-I)和人疱疹病毒8型(human herpes virus 8, HHV-8)。EBV是一种疱疹病毒,人群普遍易感,所有国家95%以上的成人都存在有EBV。长期以来,人们怀疑EBV是促成HL及多种其他淋巴和上皮恶性疾病的主要原因之一。EBV感染在器官移植后或HIV感染时发生的NHL中发挥作用,EBV还与地方性伯基特淋巴瘤(Burkitt's lymphoma)的发病明确相关,后者多见于非洲撒哈拉附近地区的儿童。支持EBV对HL有致病作用的最具说服力的依据是,在30%~50%的病例中.可以持续检测到R-S细胞中的EBV DNA或其基因产物。多数EBV基因阳性病例表达病毒潜伏膜蛋白1(latent membrane protein 1, LMP-1),这一蛋白能够激活核因子Kappa B(nuclearfactor-κB, NF-κB)信号级联反应,后者触发多种基因的表达,这些基因涉及免疫应答与炎症反应、细胞生长和阻止凋亡。这些发现提示EBV的LMP-1直接引起HL发展过程中的免疫功能受损和R-S细胞的恶性转化。

HTLV-I是在人类发现的第一个外源性逆转录病毒,于1980年分离自成人T细胞白血病(adult T-cell leukemia, ATL)细胞株。该病毒基因克隆性地整合于ATL细胞中,提示此病毒的参与ATL起病早期途径,分子和血清流行病学的依据也证实HTLV-I可以导致ATL。研究发现HHV-8是所有类型卡波西肉瘤的病因,Chang等从卡波西肉瘤(Kaposi's arcoma)组织中分离鉴定出该病毒。在某些淋巴瘤中,如并发胸腔积液及存在于体腔的淋巴瘤中常常发现HHV-8,此类淋巴瘤主要见于HIV患者多数伴有EBV的感染。

(2) 免疫功能失调

HL发病率在人免疫缺陷病毒(human immunodeficiency virus, HIV)感染的患者中比例较高,HL目前被确认为HIV阳性患者的几种机会性疾病之一。某些原发性免疫缺陷患者患HL的风险也增高,如高IgM综合征等。器官移植患者和异基因骨髓移植患者患HL

的风险亦增高,这些都表明 HL 是一种免疫功能失调和过度刺激性疾病。早期一些学者认为卡介苗(bacillus Calmette-Guerin, BCG)能够预防结核,于是他们提出将此疫苗用来预防白血病和其他恶性肿瘤。但后来的大宗对照试验表明,疫苗接种组比对照组 HL 发病率显著增高。最近有一项病例对照研究也揭示接种 BCG 的患者 HL 发病率增高。BCG 接种患者的 HL 风险增高的原因可能与免疫失调有关,BCG 疫苗对机体长期的抗原刺激,激发了慢性免疫反应,由此可能促成了 HL 的发生。

NHL 的发病与先天性或获得性免疫功能失调亦有关系,NHL 发病率在严重免疫功能失调者中增高,器官移植等医源性免疫抑制者,NHL 的风险可以上升数倍。在 HIV 感染者中,NHL 的风险随着患者生存期的延长而不断增加,发病率较普通人群增加近百倍。NHL 发病率在自身免疫性疾病,如类风湿关节炎、系统性红斑狼疮等患者中上升了数倍,而且随着病情的严重性增加,NHL 的风险会更加明显。这些疾病多数伴随着 T 细胞功能的受损,影响了机体对病毒感染和恶性肿瘤细胞的免疫应答,NHL 的发病率就会随之增加。

（3）遗传因素

HL 的一级亲属中发病风险增加,一个家族中可以出现多个 HL 病例,这些现象都提示 HL 的发生存在遗传易感性。青壮年的同性别兄弟姊妹中 HL 风险比非兄弟姊妹增加了近 10 倍,而不同性别兄弟姊妹中 HL 风险也增加了约 5 倍。一项关于孪生子的研究表明,同卵双生子患 HL 的风险较异卵双生子高很多,该现象支持遗传性因素在 HL 发病风险中起重要作用。NHL 的家族聚集现象已有报道,家族(尤其是兄弟姊妹或父母)中有某种淋巴系统恶性疾病史者 NHL 发病风险可增加约 3 倍,其他恶性肿瘤的家族史未见并 NHL 易患性的增加。

（4）其他因素

有人研究提出某些生活方式可能会增加 NHL 的风险。例如,染发剂曾被认为可以增加 NHL 的发病风险,但最近的荟萃分析结果表明并未增加 NHL 的易患性。在流行病学研究中发现,某些化学物暴露可能与 NHL 风险增高有一定关系,如溶剂、杀虫剂、除草剂、燃料、油、灰尘等,但对这些化学物职业性暴露进行的研究并未得到一致的结论。二氯二苯三氯乙烷(DDT)和 PCB 等有机氯化合物曾是 NHL 患病风险研究的焦点。有学者研究发现 NHL 风险增高与 DDT 在农业上的过多使用有关。

2. 病理分类

淋巴瘤的病理特点是淋巴结正常结构消失,受侵淋巴结结构有不同程度破坏,皮质和髓质分界不清,淋巴窦及淋巴滤泡消失或淋巴结包膜受侵,整个淋巴结呈弥漫性、被不同分化程度的淋巴瘤细胞所代替。这是诊断淋巴瘤的基本条件之一。某些类型淋巴瘤的淋巴结结构可以完整保存,如滤泡淋巴瘤的淋巴结结构貌似正常,淋巴滤泡极度增生,帽带消失,肿瘤性滤泡相互融合,淋巴窦闭锁。大多数 NHL 的瘤细胞形态基本上为不同分化阶段的淋巴细胞,往往以一种类型的细胞为主。在同一病灶中。由于淋巴细胞分化阶段不同,可以出现不同分化程度的瘤细胞;由于结节型向弥漫型转化或结节型和弥漫型并存,所以有的病例可以兼有两种组织学形态。

正常淋巴细胞在其个体分化、发育和成熟的过程中,不同的阶段产生不同的细胞表面分化抗原。所以临床上可以通过免疫组织化学方法来确定肿瘤细胞的来源和类型。常用的免疫组织化学标志有：前体淋巴细胞：Tdt；全 T 细胞：CD2、CD3；辅助 T 细胞：CD4；抑制 T 细胞：CD8；NK 细胞：CD16、CD56；全 B 细胞：CD19、CD20、CD22。有助于确定 R-S 细胞的有 CD15、CD30（Ki-1）以及存在于 B 细胞和浆细胞表面的标志 CD38、CD79α 等。这些都有助于淋巴瘤的诊断、鉴别诊断以及分类。分子生物学研究显示，90% 的 ML 有染色体异常，很多与组织学亚型和免疫表型有关，并在一定程度上与临床诊断、治疗和预后相关。淋巴瘤最常见的染色体结构变异发生在第 14 号染色体，而染色体的断点绝大多发生在 14q32，多数染色体易位涉及的染色体的断点与免疫球蛋白（Ig）基因或 T 细胞受体（TcR）基因有关。NHL 最常见的染色体异常是 t(14;18)(q32;q21) 和 t(8;14)(q24;q32) 易位。

（1）HL 的病理分类

1966 年 Rye 国际会议根据病变组织学特点、淋巴细胞以及 R-S 细胞的数量等，将 HL 分为淋巴细胞为主型、结节硬化型、混合细胞型和淋巴细胞消减型四个亚型。1994 年修订的欧美淋巴瘤分类（Revised European-American LymophomaClassication，REAL 分类）提出了一个新的亚型，即富于淋巴细胞的经典型 HL（暂定型）。按形态学、免疫表型、遗传学和临床特点来定义每一个类型淋巴瘤，并提出可能起源的假定相应正常细胞和分化阶段，每种淋巴瘤都是一个独立病种。2001 年世界卫生组织（World Health Organization，WHO）在这一分类基础上将 HL 分为结节性淋巴细胞为主型 HL 和经典型 HL，共两类 5 型（表 19-1）。

表 19-1 2008 年淋巴组织肿瘤 WHO 分类

肿瘤名称	分 类
前体淋巴组织肿瘤	B 淋巴母细胞性白血病/淋巴瘤,非特指性
	B 淋巴母细胞性白血病/淋巴瘤,伴频发性遗传学异常
	B 淋巴母细胞性白血病/淋巴瘤,伴 t(9;22)(q34;q11.2);BCR-ABL1
	B 淋巴母细胞性白血病/淋巴瘤,伴(v;11q23),MLL 重排
	B 淋巴母细胞性白血病/淋巴瘤,伴 t(12;21)(p13;q22);TEL-AML1 (ETV6-RUNX1)
	B 淋巴母细胞性白血病/淋巴瘤,伴低二倍体
	B 淋巴母细胞性白血病/淋巴瘤,伴超二倍体(低二倍体 ALL)
	B 淋巴母细胞性白血病/淋巴瘤,伴 t(5;14)(q31;q32);IL3-1GH
	B 淋巴母细胞性白血病/淋巴瘤,伴 t(1;19)(q23;p13.3);E2A-PBX1 (TCF3-PBX1)
	T 淋巴母细胞性白血病/淋巴瘤
成熟 B-细胞肿瘤	慢性淋巴细胞性白血病/小淋巴细胞性淋巴瘤
	B 细胞幼淋巴细胞性白血病
	脾 B 细胞边缘区淋巴瘤
	多毛细胞白血病
脾 B 细胞淋巴瘤/白血病,不能分类	脾弥漫性红髓小 B 细胞淋巴瘤
	多毛细胞白血病-变型

肿瘤名称	分　类
淋巴浆细胞性淋巴瘤	Waldenström 巨球蛋白血症 重链病 α 重链病 γ 重链病 μ 重链病
浆细胞骨髓瘤	骨的孤立性浆细胞瘤 骨外浆细胞瘤 结外黏膜相关组织边缘区淋巴瘤（MALT 淋巴瘤） 淋巴结边缘区淋巴瘤 儿童淋巴结边缘区淋巴瘤 滤泡性淋巴瘤 儿童滤泡性淋巴瘤 原发性皮肤滤泡中心淋巴瘤 套细胞淋巴瘤
弥漫性大 B 细胞淋巴瘤（DLBCL），非特指性	富于 T 细胞/组织细胞大 B 细胞淋巴瘤 原发性中枢神经系统（CNS）DLBCL 原发性皮肤 DLBCL（"腿型"） 老年人 EBV 阳性 DLBCL DLBCL 伴慢性炎症
淋巴瘤样肉芽肿病	—
原发性纵隔（胸腺）大 B 细胞淋巴瘤	—
血管内大 B 细胞淋巴瘤	—
ALK 阳性大 B 细胞淋巴瘤	—
浆母细胞性淋巴瘤	—
起自 HHV8 相关多中心性 Castleman 病的大 B 细胞淋巴瘤	原发性渗出性淋巴瘤 Burkitt 淋巴瘤 B 细胞淋巴瘤，不能分类，具有 DLBCL 和 Burkitt 淋巴瘤中间特点 B 细胞淋巴瘤，不能分类，具有 DLBCL 和经典型霍奇金淋巴瘤中间特点
成熟 T 细胞和 NK 细胞肿瘤	T 细胞幼淋巴瘤性白血病 T 细胞大颗粒淋巴细胞性白血病 慢性 NK 细胞淋巴组织增生性疾病 侵袭性 NK 细胞白血病 儿童系统性 EBV 阳性 T 细胞淋巴组织增生性疾病

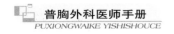

（续表）

肿瘤名称	分类
成熟 T 细胞和 NK 细胞肿瘤	水泡痘疮样淋巴瘤
	成人 T 细胞白血病/淋巴瘤
	结外 NK/T 细胞淋巴瘤,鼻型
	肠病相关性 T 细胞淋巴瘤
	肝脾 T 细胞淋巴瘤
	皮肤脂膜炎样 T 细胞淋巴瘤
	蕈样肉芽肿
	Sézary 综合征
原发性皮肤 CD30 阳性 T 细胞淋巴组织增生性疾病	淋巴瘤样丘疹病
	原发性皮肤间变性大细胞淋巴瘤
	原发性皮肤 γδT 细胞淋巴瘤
	原发性皮肤 CD8 阳性侵袭性亲表皮细胞毒性 T 细胞淋巴瘤
	原发性皮肤小/中 CD4 阳性 T 细胞淋巴瘤
	周围 T 细胞淋巴瘤,非特指性
	血管免疫母细胞性 T 细胞淋巴瘤
	间变性大细胞淋巴瘤(ALCL),ALK 阳性
	间变性大细胞淋巴瘤(ALCL),ALK 阴性
霍奇金淋巴瘤	结节性淋巴细胞为主性霍奇金淋巴瘤
	经典型霍奇金淋巴瘤
	结节硬化经典型霍奇金淋巴瘤
	富于淋巴细胞经典型霍奇金淋巴瘤
	混合细胞经典型霍奇金淋巴瘤
	淋巴细胞消减经典型霍奇金淋巴瘤
组织细胞和树突细胞肿瘤	组织细胞肉瘤
	朗格汉斯组织细胞增生证
	朗格汉斯细胞肉瘤
	交指树突细胞肉瘤
	滤泡树突细胞肉瘤
	纤维母细胞性网状细胞肿瘤
	中间性树突细胞肿瘤
	播散性幼年性黄色肉芽肿
移植后淋巴组织增生性疾病(PTLD)	早期病变
	浆细胞增生
传染性单核细胞增多证样 PTLD	多形性 PTLD
	单核性 PTLD
	单形性 PTLD(B 和 T/NK 细胞型)
	经典型霍奇金淋巴瘤型 PTLD

（组织学表型斜体字是暂定名,WHO 工作小组认为目前尚没有足够证据识别为独立疾病。）

（2）NHL 的病理分类

NHL 的病理分类经历了漫长的历史演变。20 世纪 70 年代以前的分类以细胞形态为基础，例如 Rappaport 分类。此分类根据病理形态，将 NHL 分为结节性和弥漫性病变，并结合肿瘤细胞的大小、形态特点进行分类。Rappaport 分类简单，重复性高，病理类型与临床预后密切相关，曾在国际上得到广泛应用。20 世纪 70 年代，随着免疫学的发展，认识到淋巴系统是由 B 细胞、T 细胞和 NK 细胞组成的，淋巴细胞是终末分化细胞，受到抗原刺激时，可以发生增生和转化，这些淋巴细胞具有不同的生物学行为和功能。据此，提出了多种 NHL 的分类方法，其中具有代表性的是 Lukes-Collins 分类和 Kiel 分类。为了便于病理和临床沟通及临床治疗研究的应用，1982 年在美国国家癌症研究所主持下，提出了根据不同形态学表现、恶性程度、自然病程等预后因素进行归类的工作分类（working formulation，WF）。在此后的 20 年里，WF 主要在北美及其他一些国家应用，而在欧洲仍然广泛使用 Kiel 分类。

近 20 年来，随着对淋巴瘤认识的深化，免疫学、细胞遗传学和分子遗传学的发展，不仅支持和证实了 Kiel 分类中对 T、B 细胞淋巴瘤的分类，而且还发现和认识了以往未能发现的具有独特病理形态、免疫表型、基因特征和临床特点的新的类型淋巴瘤。同时也认识到，单纯形态学分类也不能够反映 NHL 的全貌，有很多 NHL 的类型没有包括在其中。因此，1994 年国际淋巴瘤研究组在 Kiel 分类和 WF 的基础上，采用淋巴瘤研究的最新成果，提出了结合病理形态学、免疫学表型、遗传学特征、肿瘤的相应正常组织细胞来源和临床特点的 REAL 分类。REAL 分类的特点是认为每一种病理类型的 NHL 是一种具有，独特组织形态、免疫表型、基因特征、临床病程及预后等特点的单一疾病。REAL 分类是一个开放的系统.为以后可能发现的新类型的不断补充留出了空间。2001 年 WHO 在 REAL 分类的基础上，制订了新的 WHO 造血和淋巴组织肿瘤分类（WHO 分类），并于 2008 年进行了修订。修订的 WHO 分类原则未变，仍按形态学、免疫表型、遗传学和临床特点来定义每一个类型淋巴瘤，并提出可能起源的假定相应正常细胞和分化阶段，每种淋巴瘤都是一个独立病种。新分类仅对原有类型作必要的修正和补充，并增加了近年来被认识的和明确的新类型。霍奇金淋巴瘤的分型在 WHO 分类中没有变动。

三、临床表现

1. 局部表现

（1）纵隔

纵隔是淋巴瘤的好发部位之一，国外资料 HL 的纵隔淋巴结肿大发生率为 50％，以年轻妇女为最高（70％），国内资料发生于纵隔的恶性淋巴留中最多为 NHL，HL 较少，尤其是儿童。多数患者在初期常无明显症状，随着病变的发展，肿瘤增大到一定程度可引起胸部器官受压引起局部症状。由于本病多发生在前或中纵隔，多为双侧纵隔受侵。因此纵隔内一些生命脏器易受到淋巴瘤的压迫，这些器官包括气管、心脏、大血管、上腔静脉、食管及甲状腺，而纵隔淋巴瘤可压迫一个或几个生命器官。其症状主要包括压迫气管、肺、食管、上腔静脉引起的咳嗽、气短、呼吸困难、吞咽不顺、上腔静脉阻塞综合征等。上腔静脉综合征可表现为头面部水肿、颈部、上胸部浅静脉充盈怒张、呼吸短促等,对于有 SVCS 的鉴别诊断应包括淋巴瘤、胸腺瘤、肺癌、纵隔生殖细胞肿瘤及乳癌纵隔转移。胸膜病变可表现为结节状或肿块或胸腔积液。CT 检查可以发现直径超过 1 cm 的胸膜结节。胸膜受侵引起的胸腔积液为渗出液,多数为淡黄色胸水,也可为血性。胸腔积液细胞学检查可查到幼稚的淋巴细胞,少数可发现恶性细胞。淋巴瘤胸膜受侵所致的胸腔积液应与淋巴管、静脉回流被阻塞所导致的漏出液相鉴别。也有些纵隔淋巴瘤无相关症状,而是由于周围无痛性淋巴结肿大或弥漫性淋巴结肿大进一步检查发现的。

淋巴瘤还可侵犯心肌和心包,引起心包积液,临床症状与积液量明显相关。积液量少时无明显感觉,积液多时可有胸闷、气短,严重时可引起心脏压塞危及生命。心肌受侵时可表现为心肌病变,如心律不齐、心肌缺血等。

（2）淋巴结肿大

淋巴结肿大是淋巴瘤最常见、最典型的临床表现。以颈部、锁骨上窝、腋下淋巴结多见,也可侵及纵隔、腹膜后、肠系膜等部位的深部淋巴结。淋巴瘤淋巴结肿大的特点为无痛性、表面光滑、活动,扪之质韧、饱满、均匀,早期活动,孤立或散在于颈部、腋下、腹股沟等处,晚期则互相融合,与皮肤粘连,不活动,或形成溃疡。淋巴结的肿大多为渐进性,部分患者在确诊之前数月甚至数年即可出现浅表淋巴结反复肿大,少数患者经抗感染治疗后肿大的淋巴结可以消退,但不久再次肿大。

（3）腹部和盆腔

腹部和盆腔的淋巴结也是淋巴瘤常见的侵犯部位,包括腹膜后、肠系膜、髂窝等部位淋巴结,单纯的淋巴结肿大一般很少有局部症状,临床上不易早期发现,过去经剖腹探查获得诊断,目前采用 CT 等影像学检查可获得较高的检出率。

胃肠道是 NHL 最常见的结外受侵部位,约占全部结外淋巴瘤的 50％,胃淋巴瘤早期多无症状,此后可出现消化不良,饱胀不适,上腹部包块。小肠淋巴瘤可表现为腹痛,腹部包块,容易出现肠梗阻、肠穿孔、出血等急症。

（4）结外组织和器官

HL 中 90％以上侵犯淋巴结,仅 9％可为结外侵犯。NHL 结外侵犯常见,占 20％～50％,报道结外受侵部位常见胃肠道,其次是皮肤。有些结外受侵是原发性的,多数为继发性改变。

2. 全身表现

（1）全身症状

淋巴瘤的全身症状常见的有发热、盗汗、体重下降、皮肤瘙痒及乏力等。约 10％的 HL 以全身症状为首发临床症状,发热可表现为午后低热,或周期性发热。严重的全身瘙痒更常见于 HL,多出现在确诊前的数月和数年,首先为局部皮肤瘙痒,可逐渐发展为表皮脱落、色素沉着和其他皮肤继发改变。饮酒诱发的受累淋巴结疼痛在临床上比较少见,但其出现对 HL 有诊断意义。持续发热、多汗、体重下降等可能标志着疾病进展、机体免疫功能衰竭,预后不佳。

（2）全身非特异性表现

淋巴瘤可伴有一系列的皮肤、神经系统非特异性表现。皮肤病变发生率为 13％～53％,

可表现为皮疹、色素沉着、鱼鳞癣、剥脱性皮炎、带状疱疹、荨麻疹、结节性红斑、皮肌炎等免疫性改变。神经系统病变多为运动性周围神经病变、多发性肌病、进行性多灶性脑白质病、亚急性坏死性脊髓病等。

（3）免疫、血液系统表现

约15%的淋巴瘤患者在诊断时合并贫血，一些患者在就诊时即有贫血，甚至发生于淋巴结肿大前几个月，晚期患者更常出现贫血，贫血的原因可能为多因素所致，可能继发于骨髓受侵、溶血和脾功能亢进。进行性贫血和血沉加快是临床判断淋巴瘤发展与否的一个重要指标，均是不良预后因素。部分患者有白细胞、血小板增多、血沉增快，个别患者可有类白血病反应，中性粒细胞明显增多，这在 HL 中更为常见。肿瘤负荷增加时可表现为血乳酸脱氢酶的升高。有些晚期患者表现为免疫功能异常，如自身免疫性溶血性贫血、Coomb 试验阳性等，细胞免疫功能受损包括淋巴细胞转化率、巨噬细胞吞噬率降低等。

淋巴瘤的不同亚型在临床表现上大致相同，但有些差别，而这些差别可能对某些类型的诊断有提示意义。与 HL 相比，淋巴母细胞型淋巴瘤和大细胞型淋巴瘤往往更能引起上腔静脉阻塞综合征。有些淋巴瘤如 HL 和大细胞型淋巴瘤多无临床症状，在偶然胸片检查中发现的纵隔肿块。全身严重的瘙痒则提示 HL，这可能与 R-S 细胞产生的细胞因子有关。患者如在组织学上为一高度恶性肿瘤，如儿童常见的淋巴母细胞淋巴瘤，临床进展可能非常迅速，有些甚至在几小时到几天内出现症状。

四、诊断

1. 初步诊断

如果出现无痛的单个或多发浅表淋巴结肿大，应该考虑到恶性淋巴瘤，如果肿大的淋巴结具有无痛、饱满、质韧等特点，就更加支持恶性淋巴瘤，需进一步进行病理检查。有的患者浅表淋巴结不大，但较长期有不明原因的发热、盗汗、体重下降等症状，或者出现发展迅速的面颈部肿胀、呼吸困难，经检查可发现有纵隔或腹膜后淋巴结肿大等情况，也应考虑到恶性淋巴瘤的诊断。纵隔淋巴瘤表现为纵隔淋巴结肿大，临床上较易误诊，应注意鉴别。纵隔淋巴瘤的诊断主要依据病史、临床表现、影像学特点及病理组织诊断，应与纵隔下列疾病鉴别：淋巴结反应性增生、慢性淋巴结炎、淋巴结结核、结节病、假性淋巴瘤、巨大淋巴结增生、淋巴结转移癌等。

（1）淋巴结结核

也可表现为纵隔淋巴结肿大，伴有低热、盗汗、乏力、消瘦等全身症状，有时与淋巴瘤难以鉴别。淋巴结结核的肿大淋巴结可有钙化，结核菌素试验有助于鉴别诊断。但需要注意的是淋巴结结核与淋巴瘤可以并存，或先后发生。

（2）结节病

是一种原因不明，以多系统的非干酪性肉芽肿为主要病理改变的疾病。纵隔是该病变最常侵犯的部位。轻者无症状，病变局限，可自然消退；重症者缓慢进展，预后不佳。对以肺门、纵隔淋巴结肿大者应注意与淋巴瘤鉴别，需要病理证实。

（3）淋巴结转移癌

早期肿大的淋巴结孤立，晚期转移淋巴结增大，相互融合，与淋巴瘤较难鉴别，多数可查见原发灶,确诊需要病理诊断。

(4) 纵隔巨大淋巴结增生(Castleman 病)

为一种病因不明的淋巴结肿大,主要侵犯纵隔淋巴结,也可侵犯肺门淋巴结及肺实质,其他部位如颈部、腹膜后亦有侵犯,但少见。患者常被偶然发现,有时出现胸部压迫症状。有时合并有发热、贫血等全身症状。巨大淋巴结增生为良性病变,多认为感染所致特殊炎症反应,手术切除预后良好。

以上各病与淋巴瘤的临床特点和影像检查虽有诸多不同之处,可进行鉴别诊断,但关键是应尽早取得病理或细胞学证据,明确诊断。与这些疾病的鉴别最终应依靠病理诊断。

2. 病理学诊断

病理学诊断和分型是制定治疗原则和判断预后的重要依据,因此病理学检查是淋巴瘤不可或缺的手段。对于临床上怀疑淋巴瘤的患者,均应考虑取得病理以明确诊断。

在 CT、X 线透视或 B 超引导下经皮细针针吸活检或切割针针吸活检,虽然创伤小,但由于获取的组织少,有时仅能区别淋巴瘤与非淋巴瘤,难以确立淋巴瘤的类型,从而难以制定合理的方案影响治疗计划的开展。当发现纵隔肿块在高度怀疑淋巴瘤时,为确定诊断、获得足够的组织,只能应用较为有创的诊断方法,如纵隔镜、纵隔切开活检,有时可采用开胸探查、胸腔镜下活检或者胸骨正中劈开术等。这些方法可以取得大块的组织供光镜、电镜、免疫组化检查,更有助于确切的肿瘤分型以指导治疗。

纵隔镜活检在获取纵隔组织方面安全、有效、微创,在临床应用广泛。Elia 等对经纵隔镜检查与前纵隔切开活检诊断纵隔淋巴瘤进行了对比研究,将 95 例患者分成 4 组,22 例前纵隔肿块行前纵隔镜检查,19 例中纵隔肿块行颈纵隔镜检查,余下 54 例随机行纵隔镜检查或前纵隔切开术。整个颈纵隔镜检查诊断正确率为 80.43%,而前纵隔切开术诊断正确率为 95.91%,有统计学意义。其中 9 例行颈纵隔镜检查者,由于诊断不明确需行正中胸骨切开术或胸骨切开术以获诊断。而行前纵隔切开术者未见进一步活检。两种方法对获得诊断均有较高的准确率,对前纵隔肿块而言前纵隔切开术可能较好一些,但二者差别不大。在有些情况下,纵隔镜或纵隔切开活检无法取得满意组织时,应该考虑开胸手术、胸骨劈开手术。在技术条件允许的情况下,胸腔镜手术也可以应用于纵隔活检,在大的医疗中心,该技术已取代大多数的开胸探查手术。

一旦获得活检组织,应尽快进行病理检查以明确诊断。若确诊淋巴瘤则不宜进一步手术切除。为了能够正确进行病理组织学诊断和分型,在活检中应注意避免挤压组织,手术中应保证获取尽量多的组织,应保持标本的新鲜,一般置于生理盐水中送病理科进行冰冻检查,避免放在纱布上破坏了组织结构。

3. 分期检查

淋巴瘤,尤其是 NHL,属于全身性疾病,一旦病理确诊,均要进行全面检查,了解深部病变的侵犯程度及范围,为进行分期、制定治疗计划、判断预后能提供依据。

（1）详问病史

特别要注意询问发热、盗汗、乏力及消瘦等症状的持续时间、类型，体重下降的多少等。

（2）体格检查

检查浅表淋巴结受侵的范围、多少，评价患者的一般状况。

（3）实验室检查

淋巴瘤患者通常有血清学指标的异常，如血沉、血常规、血清乳酸脱氢酶（LDH）碱性磷酸酶、尿酸、尿素氮、肌酐等。

（4）影像学检查

全面了解肿瘤的侵犯部位、程度，对临床分期、治疗、判断预后、分析治疗效果及随访等有重要意义。胸部 X 线平片检查、B 超、CT 断层或增强扫描、核磁共振（MRI）胃肠造影及肾盂静脉造影等检查均可根据病情选择应用。胸部 X 线平片上一般可以发现位于前上纵隔软组织影，表现为圆形、卵圆形或分叶状，为肿大或融合的淋巴结。胸部 CT 可显示肿块的部位、大小以及周围临近脏器的受侵情况，还可以显示胸腔积液的存在。根据情况选用腹部、盆腔 CT 扫描，有利于鉴别诊断和临床分期。PET 可以全身显像能够较好反应肿瘤的分布情况，与 CT 结合可以更加准确地对淋巴瘤进行临床分期。MRI 扫描也可用来评估纵隔情况，尤其是对碘造影剂过敏不适用的患者，当病变在后纵隔扩展到椎管时 MRI 的成像则优于 CT。B 超检查由于检查方便、经济的特点，可用于发现颈部、腹部较大的淋巴结和器官占位性病变，可以反复使用，作为观察病情和随访治疗效果的手段。对吞咽困难的患者考虑食管病变或怀疑受侵时，应进行胃肠造影检查，了解腔内、腔壁的情况。由于有活力的肿瘤细胞可摄取放射性核素，对治疗后纤维化和肿瘤残存或复发的鉴别可应用放射性核素扫描。

（5）其他检查

如骨髓穿刺及活检、脑脊液细胞学检查等。

五、分期

和其他恶性肿瘤一样，在治疗开始时对淋巴瘤要进行分期，以便选择合适的治疗方案，也有利于对其治疗进行评价。但与上皮细胞不同，淋巴细胞通常是在迁移的，不能像实体肿瘤那样能够确定淋巴瘤的原发部位，所以不能使用类似于实体肿瘤的 TNM 分期来进行淋巴瘤的分期。

目前淋巴瘤的分期系统有 Ann Arbor 分期、Cotswolds 分期、AJCC 分期等。恶性淋巴瘤最早采用 1965 年 Rye 会议制定的分期，于 1971 年 Ann Arbor 会议进行修改，将淋巴瘤分为 Ⅰ～Ⅳ 期，根据有无发热、盗汗、体重减轻分为 B 或 A，脾脏侵犯为 S，结外侵犯为 E（表19-2）。1989 年在英国 Cotswolds 会议上对 Ann Arbor 分期作了进一步修订，目前仍然是广泛采用的简单易行的分期方法。AJCC 和 UICC 也把 Ann Arbot 分期作为适用于描述 HL 和 NHL 的解剖学疾病范围的正式分期系统，并针对一些具体情况做了较详细的定义（表19-3）。由于 NHL 不同于 HL 的沿邻近淋巴结播散的特点，该分期用于 NHL 有一定的局限性，但目前尚无更好的分期系统来替代。

表 19-2　Ann Arbor 临床分期(1971)

分期	临床表现
Ⅰ期	病变侵及一个单独淋巴结区(Ⅰ),或单一结外器官或部位(ⅠE)。
Ⅱ期	病变侵及横膈同一侧的 2 个或更多淋巴结区(Ⅱ)或外加局限侵犯一个结外器官或部位(ⅡE)。
Ⅲ期	病变侵及横膈两侧的淋巴结区(Ⅲ)或外加局限侵犯一个结外部位(ⅢE),或脾(ⅢS),或两者均受侵(ⅢSE)。
Ⅳ期	弥漫性或播散性侵及一个或更多的结外器官,伴有或不伴有淋巴结的侵犯。

每期根据有无症状分为 A 组和 B 组。全身症状包括:原因不明的发热(>38℃)连续超过 3 天,夜间盗汗,体重下降 6 个月>10%。

(Ann Arbor 分期能够较好反应淋巴瘤的预后,尤其是 HL。由于 NHL 类型复杂,尤其是某些特殊部位如皮肤的淋巴瘤,该分期不能准确的反映其预后。随着诊断技术的进步以及对淋巴瘤生物学行为的研究深入,相信会出现更切合疾病实际的分期系统,以指导临床治疗。)

表 19-3　AJCC 分期第七版(2009)

分期	临床表现
Ⅰ期	单一的淋巴部位受侵(如淋巴结区,韦氏环,胸腺或脾)(Ⅰ);或单一淋巴结外器官的局限受侵,并且不伴淋巴结受侵(ⅠE)。
Ⅱ期	膈肌同侧的两个及以上淋巴结区受侵(Ⅱ);或膈肌同侧的单个淋巴结外器官局限受侵伴有区域淋巴结受侵,伴有或不伴有其他淋巴结区受侵(ⅡE)。受侵淋巴结区的数目另外注明,如Ⅱ3。
Ⅲ期	膈肌两侧的淋巴结区受侵(Ⅲ),可伴有与受侵淋巴结区邻近的淋巴结外病变(ⅢE),或伴有脾受侵(ⅢS),或二者均有(ⅢE,S)。
Ⅳ期	弥漫性或播散性的一个或多个淋巴结外器官受侵,伴有或不伴有相应的淋巴结受侵;或孤立的淋巴结外器官受侵,没有邻近的淋巴结受侵,但伴有远处部位的受侵。Ⅳ期包括肝、骨髓、肺(由其他部位直接浸润而来者除外)或脑脊液受侵。

分组:E:结外 S:脾。

A 和 B 分类:A:无症状;B:症状:发热,盗汗,体重下降。

六、治疗与预后

由于淋巴瘤常浸润周围重要的器官,完整摘除纵隔淋巴瘤往往十分困难,最多只比活检做得更彻底一些,无法达到根治目的,因此纵隔淋巴瘤明确诊断后不宜积极的外科处理,而应该选择放疗和(或)化疗作为根治的手段。

单独放疗可以作为早期无全身症状的 HL 的根治性治疗手段。在设计放疗照射野时应注意既要保证胸内肿块能够接受足够的照射量以免复发,又要做好肺的保护,避免其受量过多。根据受累淋巴结的情况,选择合适的放射野,包括次全淋巴结照射和斗篷式照射。由于因放疗引起的继发性肿瘤及心脏毒性不断增多，对中晚期 HL 应该联合应用化疗和受累野照射放疗(IFRT)。化疗是治疗胸腔外隐匿病变的有效方法，化疗方案以 MOPP 方案(氮芥、长春新碱、甲基苄肼及泼尼松)ABVD 方案(阿霉素、博来霉素、长春花碱及达卡巴嗪)最为有效和常用，后者由于急性副反应少，可能略优。联合应用化疗和放疗可以使 HL 的无进展五年生存率达到 94% 以上。如果纵隔肿瘤巨大，无法保证肺的安全受量，可先行化疗，待肿瘤体积缩小后再行纵隔放疗，但总体治疗效果较差。

联合化疗是治疗 NHL 的基本手段，其中 CHOP 方案(环磷酰胺、多柔比星、长春新碱及泼尼松)为第一代联合化疗方案，能够治愈 30% 的中晚期中-高度恶性 NHL，是目前治疗该病的最佳方案。恶性程度较高的 NHL，如淋巴母细胞淋巴瘤对一般联合化疗反应较差，人们推出了诸如 MACOP-B 方案(环磷酰胺、多柔比星、长春新碱、甲氨蝶呤、博来霉素及泼尼松)ProMACE-CytaBOM 方案(环磷酰胺、多柔比星、依托泊甙、泼尼松、阿糖胞苷、长春新碱、博来霉素及甲氨蝶呤)等强化化疗方案，它们的治疗效果较好，但适用于那些能够耐受强烈化疗的患者。新近发现的针对 CD-20 的西妥昔单抗与 CHOPP 方案联合(R-CHOPP)，能使纵隔大细胞淋巴瘤的无病五年生存率达到 47%～79%。对于化疗后是否应用巩固性放疗，目前尚存在争议。

经过联合治疗后，64%～88% 的 HL 及相当比例的 NHL 仍有纵隔残留肿块。进行活检发现多数为纤维组织或坏死组织，但有 20% 左右为残存肿瘤。准确判断这些组织的性质成为下一步治疗的关键。既往多采用活检的方法，放射性核素镓也可以用于治疗后的评价手段，但需要治疗后 1 周应用，且有假阴性。PET 的出现提高了诊断的准确性，临床上仅仅需要对 PET 检查阳性的患者进行活检证实，患者的创伤明显减少。

由 23 个肿瘤中心组成的国际协作组分析了 5 141 例晚期 HL 患者的预后因素，提出了国际预后评分(International Prognostic Score, IPS)。该评分将以下 7 项作为晚期 HL 的预后不良因素，每项记为 1 分：年龄≥45 岁，男性，Ⅳ期，血清蛋白<40 g/L，血红蛋白<105 g/L，白细胞≥15×10⁹/L，淋巴细胞计数<0.6×10⁹/L 或白细胞分类淋巴细胞<0.08。积分越高，患者预后越差。国际 NHL 预后因素研究组用多因素回归方法分析了 2 031 例侵袭性 NHL 的预后，建立了一个适用于侵袭性 NHL 的预后预测模型，称为 NHL 的国际预后指数(International Prognoitic Index, IPI)。该指数将以下每项不良预后因素记为 1 分：年龄>60 岁，LDH>正常，一般状况(ECOG)≥2 级，临床分期(Ann Arbor 分期)Ⅲ或Ⅳ期，结外受侵器官>1 个。根据得分情况将患者分为四组，每组生存率均有明显差异(表 19-4)。

表 19-4 IPI 评分与患者五年生存率

危险因素得分	危险程度分组	五年生存率(%)
0 或 1	低危组	73
2	低中危组	53
3	中高危组	43
4 或 5	高危组	26

七、结语与展望

对于淋巴瘤来说,外科只能是一种诊断技术,为淋巴瘤的诊断提供病理组织标本。在极少数情况下,外科医生能做的就是部分切除化疗后没有变化的巨大肿块以期提高放疗效果。另外,手术可以切除化疗后残余肿块来明确有无肿瘤存在,亦仅为诊断之用。

近20年来由于免疫学和分子生物学的发展,对淋巴瘤的免疫学分型和功能有了较深入了解,各类基因在淋巴瘤发生发展的作用也逐步阐明。既往以IPS和IPI为代表的预后评价系统对淋巴瘤的预后判断及治疗方案的选择上有重要意义,但IPI在NHL中的应用却不尽如人意,原因可能与NHL的疾病异质性有关。各种生物学标志为临床预后预测系统提供了有益的补充,但各种生物学标志预测模型用于临床还有一定距离,这需要临床上开展大样本、前瞻性的研究来提供更多的临床应用依据。

随着单抗类药物逐渐应用于临床,淋巴瘤的治疗已经进入了免疫化学治疗的新时代,而放疗、高剂量化疗等治疗手段的地位正受到冲击。但放疗技术也在不断地发展,而高剂量化疗也在不断吸收其他治疗方法。淋巴瘤,尤其是NHL的异质性要求治疗方案的个体化,可能需要各种不同的治疗手段各种方式的结合。相信随着生物学研究的不断进步,淋巴瘤的发生机制将会逐步阐明,就会出现新的更为有效的治疗方案,治愈全部淋巴瘤将成为可能。

参 考 文 献

1. Jemal A, Siegel R, Xu J, et al. Cancer statistics[J]. CA Cancer J Clin, 2010, 60(5): 277-300.

2. Jacobson CA, LaCasce AS. Lymphoma: risk and response after solid organ transplant[J]. Oncology (Williston Park), 2010, 24(10): 936-944.

3. Elaine S. Jaffe, Nancy Lee Harris, Harald Stein, et al. Classification of lymphoid neoplasms: the microscope as a tool for disease discovery[J]. Blood, 2008, 112(12): 4384-4399.

4. Hehn ST, Grogan TM, Miller TP. Utility of fine-needle aspiration as a diagnostic technique in lymphoma[J]. J Clin Oncol, 2004, 22(15): 3046-3052.

5. Seam P, Juweid ME, Cheson BD. The role of FDG-PET scans in patients with lymphoma[J]. Blood, 2007, 110(10): 3507-3516.

6. Seam P, Juweid ME, Cheson BD. The role of FDG-PET scans in patients with lymphoma[J]. Blood, 2007, 110(10): 3507-3516.

7. Mikhaeel NG, Timothy AR, O'Doherty MJ, et al. 18-FDG-PET as a prognostic indicator in the treatment of aggressIVe Non-Hodgkin's Lymphoma-comparison with CT[J]. Leuk Lymphoma, 2000, 39(5-6): 543-553.

8. Markova J, Kobe C, Skopalova M, et al. FDG-PET for assessment of early treatment response after four cycles of chemotherapy in patients with advanced-stage Hodgkin's lymphoma has a high negatIVe predictIVe value[J]. Ann Oncol, 2009, 20(7): 1270-1274.

第二十章　结　节　病

一、概述

结节病是一种原因不明的以非干酪性肉芽肿为病理特征的系统性疾病,好发于 20～40 岁,女性多见。结节病可侵及多个脏器,90％以上的病例累及肺及胸内淋巴结,其次为皮肤、眼睛、神经系统、心脏及外周淋巴结等。该病由 Hutchinson 于 1869 年首先报道,并于 1940 年在国际结节病学术会议中命名为结节病。我国于 1958 年始有报道.随着科技的发展、医疗诊治水平的不断提高,近年来结节病的检出率不断增多。

二、病因及病理生理过程

结节病的病因及发病机制至今尚未完全阐明,可能与环境因素、遗传因素及免疫因素有关。

环境因素分为感染性因素和非感染因素。结核分枝杆菌、非典型分枝杆菌、丙酸杆菌、伯氏疏螺旋体、立克次体、衣原体、病毒等微生物的感染被认为与结节病的发病有关,但是由于各地的研究结果不尽一致,所以以上因素是否结节病的病因尚需进一步研究证实。非感染因素包括木屑、金属粉尘、硅、滑石粉等,但从 ACCESS 的研究结果分析,非感染性因素导致结节病的可能性较小。空气细颗粒物(particulate matter 215,PM215)与健康和疾病关系的研究近年来引起了广泛的关注,有研究发现在结节病肉芽肿细胞内观察到 PM215,提示 PM215 与结节病有关。

许多研究表明结节病可能是一种多基因遗传病,目前公认人类白细胞抗原(HLA)基因与结节病有关,有研究表明血管紧张素转化酶(ACE)基因、T 细胞抗体(TCR)基因、免疫球蛋白(Ig)基因等也与结节病的发病有关。

近年来对结节病肉芽肿的形成较为一致的看法是机体对病变部位持续存在的抗原所发生的迟发型变态反应。这一反应包括三个过程:1. 免疫活性细胞在病变部位的聚集 2. 抗原递呈细胞递呈抗原激活 T 细胞 3. 细胞因子的释放并发生一系列炎性反应。在某些致结节病抗原的刺激下,局部 T 细胞和巨噬细胞被激活,激活的巨噬细胞释放 IL‐1,使淋巴细胞聚集于局部,并激活 CD4$^+$的辅助细胞,促使 T 细胞表达 IL‐2 受体和分泌 IL‐2、IL‐2 进一步促使 T 细胞分裂增生,同时这些激活的 T 细胞分泌单核细胞趋化因子和巨噬细胞游走抑制因子,使单核细胞在局部聚集,从而形成以 T 细胞、单核细胞、巨噬细胞浸润为主的早期病变,随着病变的进展,上述细胞成分逐渐减少,而上皮样细胞逐渐增多,在肉芽肿激发因子的作用下,形成典型的结节性肉芽肿病变。后期巨噬细胞分泌纤维结合素,纤维母细胞生长因子,促使纤维母细胞聚集和增生,而炎症细胞和免疫效应细胞逐渐减少以至消失,导致纤维化。

三、临床表现

1. 症状及体征

结节病可累及全身多个系统,临床表现取决于受累的部位和严重程度。50%的患者可无症状,在胸部 X 线检查时被发现。

2. 肺部表现

90%的病例累及肺组织,早期病变可有咳嗽,咳少许白黏痰或无痰,偶有痰中带血者,胸痛,病变广泛时可出现活动后胸闷、气促及呼吸困难。肺部体征较少,可有湿啰音或捻发音。胸膜肺结节病(PPS)患者会出现胸膜增厚及胸腔积液(主要是以淋巴细胞为主的渗出液),可有相应的症状和体征。

3. 肺外表现

(1) 皮肤

25%的患者会出现皮肤损害,以结节性红斑型和斑块型结节病最为常见,还包括冻疮样狼疮型、大小结型。

(2) 眼部

眼部受累者可有角膜-结膜炎、虹膜睫状体炎、急性色素层炎,还可有严重的玻璃体炎和继发性青光眼。

(3) 外周淋巴结

常见于颈部、锁骨上、腹股沟、腋窝淋巴结肿大,无压痛及粘连,活动度良好。

(4) 骨关节

急性结节病性关节炎呈对称性、游走性,常累及大关节及近端指(趾)关节。慢性结节性关节炎可隐袭发病。骨受累最典型的改变是 X 片上见到手和足的骨改变,特别是远端指(趾)骨的囊样病变。

(5) 心脏受累

可出现心律不齐、束支传导阻滞、心包积液等。

(6) 神经系统

中枢神经受累可表现为多种类型,如脑膜炎、颅内占位性病变,最常见是脑神经麻痹(特别是面神经瘫痪)。

(7) 消化系统

可有腮腺炎、唾液腺炎、肝脾无痛性肿大,消化道亦可受累。

(8) 内分泌系统

可引起尿崩症及甲状旁腺功能亢进。

实验室检查活动进展期结节病可出现白细胞减少、贫血、血沉增快、高钙血症、高尿钙、血清血管紧张素转换酶(sACE)活性增加、血清碱性磷酸酶增高、血清白介素-2 受体(IL-2R)和可溶性白介素-2 受体(sIL-2R)增高。支气管肺泡灌洗液(BALF)中淋巴细胞比例及 $CD4^+/CD8^+$ 升高。其中,sACE 活性的测定是结节病辅助诊断、判定活动性以及激素治疗是否有效的一个重要指标。一般认为 BALF 中淋巴细胞增多$>20.5\%$、$CD4^+/CD8^+>3.5$ 是结节病诊断的重要参考指标,亦是活动性判定及治疗是否有效的指标。

Kveim 试验及 PPD 试验 Kveim 试验曾用于结节病的诊断,但因试验周期长、无标准抗原及试验结果缺乏标准使其应用受到限制,近年来逐渐被淘汰。目前认为结节病患者的结核菌素试验(PPD 试验)阴性或弱阳性,但是也有一些文献报道部分结节病患者的结核菌素试验阳性,某些地区的阳性率甚至较高(60%),因此在临床上结核菌素试验阳性的结节病患者不一定合并有结核病,慎联合应用抗结核药物。

影像学检查胸部异常的 X 线表现常是结节病的首要发现,约有 90% 以上的患者伴有胸片改变。

四、影像学分期

1. 依据 X 线胸片表现,结节病分为 5 期

0 期:肺部清晰,无异常。

Ⅰ期:两侧肺门和(或)纵隔淋巴结肿大,肺内无异常。

Ⅱ期:肺门和(或)纵隔淋巴结肿大,伴肺内浸润。

Ⅲ期:仅有肺内浸润性病变,无肺门淋巴结肿大。

Ⅳ期:肺纤维化、蜂窝肺等改变。

2. 影像学特点

(1) 胸腔内淋巴结病变

双侧对称性肺门淋巴结肿大为本病的典型表现,或伴有纵隔淋巴结肿大。亦有不典型表现,常见的表现形式为伴或不伴纵隔淋巴结增大的一侧肺门淋巴结增大及仅有纵隔淋巴结增大而无肺门淋巴结增大。

(2) 肺部病变

① 网状结节病变:为最常见的肺部病变,结节大小不一,轮廓尚清。② 肺门模糊:部分病例在肺门淋巴结开始缩小或消退过程中,浸润病变从肺门开始向肺野延伸使肺门模糊不清。③ 慢性肺泡炎性病变:表现为密度均匀,边缘稍浅淡的圆形病变,或表现为阶段性或小叶性浸润,类似肺部炎性病变。④ 单纯性粟粒性病变:似粟粒性结核,较少见。⑤ 纤维性病变。

(3) 胸膜病变

见于 PPS 的患者,表现为胸腔积液及胸膜增厚。

3. CT 表现

CT 及高分辨率 CT(HRCT)的应用发现了较胸片更多的淋巴结肿大和肺内病变,进一步提高了本病影像诊断的准确性和可靠性。同时,增强 CT 扫描在鉴别淋巴结的病理性质方面有重要价值,可作为鉴别诊断的依据。

(1) 纵隔淋巴结增大

常多组同时发生,以中纵隔淋巴结增大最常见,累及前、后纵隔淋巴结者较少。多发生在主动脉弓旁,上腔静脉后及支气管分叉上下间隙内,以 2、4、5、7、10 区淋巴结为主。肿大的淋巴结边缘清楚,密度较均匀,淋巴结之间没有融合,无浸润性改变,呈中至高度的均匀一致性强化。少数病例淋巴结可出现钙化。

(2) 肺内病变

① 肺内结节及支气管血管束增粗:肺内多发结节为肺内改变最常见的形式,结节小而

外形不规则,沿淋巴管周围分布,多在两肺外围、胸膜下和肺门区的支气管血管束的两侧,导致支气管血管束、小叶间隔、胸膜和叶间裂增粗,呈串珠样。② 肺磨玻璃影(GGO):其病理为广泛分布的大小在 CT 分辨率以下的间质性肉芽肿或炎症细胞贮留在肺泡腔和肺泡间隔内引起的肺泡炎,亦有学者经病理证实为肺间质广泛分布的上皮样肉芽肿性结节,未见肺泡炎性改变。肺磨玻璃影经治疗后可以消失,CT 上表现为斑片状的密度增高影,其内可见肺纹理。③ 肺实变影:为边缘模糊的密度增高影,其中可能有支气管充气征,少数出现空洞。肺实变影多位于肺周围部,发生于两肺各叶,以上叶多见。边缘模糊。④ 肺纤维化,显示病变肺体积缩小,结构变形,可有小叶间隔增厚,影像表现为与胸膜垂直的细线,在下肺野胸膜下分布较多,还可见胸膜下弧线影,甚至可发展到蜂窝肿。

（3）支气管病变

发生于支气管内的结节病可引起大叶肺不张,PPS 患者可伴有胸腔积液。

4. ^{67}Ga(镓)全身扫描

^{67}Ga 肺扫描可显示受累的双侧泪腺、腮腺和肺门淋巴结,其积聚程度和病变范围与疾病活动性显著相关,特征性表现为"熊猫脸"和肺门"λ"征,可作为协助诊断及判断活动性的参考指标。

5. ^{18}F-FDG 符合线路显像

^{18}F-FDG 符合线路显像通过对 ^{18}F-FDG 的摄取和磷酸化并滞留于细胞内而显像,结节病可摄取 ^{18}F-FDG,SUV 升高,同时融合的 PET-CT 更能特异性反映结节病代谢变化。与CT 比较,PET-CT 可通过 SUV 变化对其代谢进行半定量分析,活动期 SUV 明显高于非活动期。^{18}F-FDG 符合线路显像对监测症状严重活动期结节病治疗疗效有价值。也有报道认为,PET-CT 诊断结节病的灵敏性更高,且有助于识别合适的活检部位。

6. 肺功能检查

肺功能检查可了解肺受损程度并为评价疾病改善或恶化提供帮助。早期肺功能可正常,随着疾病的发展可出现限制性通气功能障碍和弥散功能障碍。如并发阻塞性肺气肿时,可出现混合性通气功能障碍。

五、诊断

1. 结节病的诊断

应符合 3 个条件:患者的临床表现和 X 线表现与结节病相符合;活检证实有非干酪样肉芽肿;除外其他原因引起的肉芽肿性病变。其他重要的参考依据有:Kveim 试验阳性,PPD 试验阴性或弱阳性,sACE 活性增高,IL-2R 和 sIL-2R 增高,BALF 中淋巴细胞增多(>20.5%)及CD4$^+$/CD8$^+$ 升高(>3.5),高钙血症,高尿钙,碱性磷酸酶升高,血浆免疫球蛋白增高等。

2. 病理组织的获取部位和方法

活检证实有非干酪样肉芽肿是诊断结节病的基本条件,因此取得病理学证据很重要,目前常用的有以下几种取材方法。

（1）浅表淋巴结及受累皮肤活检

浅表淋巴结活检以颈部、腋窝等部位最常用,如无浅表淋巴结肿大,也可取前斜角肌脂肪垫活检。浅表淋巴结和受累皮肤活检是一种安全、简便的诊断手段。但是由于结节病累及外周淋巴结及皮肤的比例较低,因此应用受到一定的限制。

（2）支气管镜活检

通过支气管镜检查获得病理组织是诊断结节病的重要手段，因具有较高的阳性率和特异性，因而得以广泛的应用。支气管镜下改变有：隆突或气管嵴变宽或变钝；支气管黏膜充血水肿、血管纹理模糊；气管支气管腔轻度狭窄或局限性隆起；黏膜下小结节改变。支气管镜检查包括支气管镜黏膜活检（EBB）经支气管镜肺活检（TBLB）支气管针吸术（TBNA）及支气管内超声引导下支气管针吸术（EBUS-TBNA）。

1）支气管镜黏膜活检（EBB）：结节病多累及支气管，镜下可见支气管黏膜增厚、充血、水肿，黏膜下有小结节，即使支气管黏膜镜下无明显改变，也应进行黏膜活检。EBB诊断的阳性率各家报道差异较大，19％～75％，EBB联合TBLB检查可提高20％的阳性率。

2）经支气管肺活检（TBLB）：这是目前确诊结节病较为简便、安全的活检方法，Ⅰ期结节病患者TBLB的诊断率为40％～66％，Ⅱ、Ⅲ患者的诊断阳性率最高可达90％以上。

3）支气管针吸术（TBNA）及支气管内超声引导下支气管针吸术（EBUS-TBNA）：当EBB和TBLB不能获得阳性的标本，应设法取得胸内淋巴结组织。TBNA对Ⅰ、Ⅱ期结节病患者可达83％。尤其在Ⅰ期患者TBNA优于TBLB。EBUS-TBNA是近年来应用于临床的新技术之一，由于具有实时超声图像显示的功能，与传统的TBNA相比，穿刺定位更加精确，显著提高了穿刺的准确性及安全性。有报道认为，EBUS-TBNA诊断肺内结节病的阳性率可达85％～92％。

（3）纵隔镜、电视辅助胸腔镜（VATS）及开胸活检

尽管支气管镜技术发展很快，但限于自身缺点（获取病理组织较少）和各地技术水平发展的不平衡，仍不能完全取代外科技术在结节病诊断中的应用。当以上检查手段不能诊断结节病时，应考虑外科介入活检。外科技术包括纵隔镜、电视辅助胸腔镜（VATS）及开胸活检，均能获取较大的组织，提高诊断率。颈部纵隔镜技术主要用于气管周围、隆突下及双侧主支气管旁淋巴结及肿物的活检，主肺动脉窗和主动脉旁则为其盲区，胸骨旁纵隔镜技术则弥补了颈部纵隔镜技术的不足，主要用于5、6组淋巴结的活检。对于Ⅰ、Ⅱ期结节病患者，纵隔镜检查是公认的"金标准"，阳性率可达95％～100％。且相对胸腔镜来讲，纵隔镜无须单肺通气，可检查双侧纵隔淋巴结。随着电视辅助胸腔镜（VATS）的发展，其在胸部疾病诊断及治疗上的应用越来越广泛。VATS视野清晰、创伤小，不仅可以对胸内淋巴结进行活检，也可对周围型肺结节、胸膜及纵隔肿物、淋巴结等进行诊断。VATS的优点是可以活检肺组织和多个区域的淋巴结，适合于纵隔镜难以达到或同时需要胸膜腔内多处活检的患者。对于以胸腔积液为首发表现的胸膜肺结节病（PPS）患者，VATS更体现了其独到的优势。开胸活检因其创伤大，并发症相对较多，近年来已逐渐被VATS所取代，但在VATS技术不成熟的地区仍不失为一种确诊率较高的活检方法。

六、鉴别诊断

1. 肺门淋巴结结核

患者较年轻，有结核中毒症状，PPD试验阳性，Kveim试验阴性。痰中可找到结核杆菌。

X线检查肺门淋巴结肿大,常为单侧,有时钙化,肺内可见原发灶。CT可见淋巴结中心坏死,增强扫描可见环状强化。

2. 淋巴瘤

常见的全身症状有发热、消瘦、贫血等,嗜酸粒细胞增多,淋巴细胞减少。胸内淋巴结肿大常为一侧或两侧不对称,常累及前上中纵隔、隆突下等处的淋巴结。其肿大的淋巴结常相互融合,部分淋巴结内可有囊变,并可侵犯局部血管与气管外脂肪间隙及相邻组织器官。增强扫描中,结节病的增大淋巴结多为中至高度的弥漫型强化;而淋巴瘤多表现为轻至中度强化。

3. 肺门转移肿瘤

肺癌和肺外肿瘤转移至肺门淋巴结,皆有相应的症状和体征。多表现为单侧肺门和(或)淋巴结肿大,可发现有原发病灶。

4. 癌性淋巴管炎

结节病肺内多发的小结节应与癌性淋巴管炎进行鉴别。两者的病灶均沿淋巴管分布,使支气管血管束、小叶间隔和胸膜出现串珠样增厚,但癌性淋巴管炎的小结节多为光滑的小圆形,而结节病的小结节是不规则形的。且结节病的纤维性变及肺结构变形等是淋巴管癌所没有的。

5. 粟粒性肺结核

结节病肺内多发小结节还应与粟粒性肺结核进行鉴别。粟粒型肺结核粟粒结节以三均为主(分布均匀,大小均匀,密度均匀)边缘模糊,全身中毒症状重,常伴有高热。

6. 其他肉芽肿性疾病

如外源性过敏性肺泡炎、铍肺、硅沉着病、感染性、化学性因素所致的肉芽肿,应与结节病相鉴别,结合临床资料及有关检查综合分析判断。

七、治疗

结节病尚无特异性疗法。糖皮质激素是首选的治疗药物,能抑制结节病炎性反应,促进病变吸收,从而达到控制症状的目的,但目前对其疗效仍存在争议。因部分结节病患者可自行缓解,所以一般认为在出现以下情况时才考虑给予治疗,并首选糖皮质激素,这些指征包括:累及眼(局部用药无效时)肾脏、心脏、神经系统及高钙血症,有症状或进展的胸内结节病(表现为肺功能进行性下降)。而对于病情稳定、无症状及肺功能正常的Ⅰ、Ⅱ、Ⅲ期结节病无须立即治疗,每3月复查胸部X线片及肺功能,如有进展则进行治疗。糖皮质激素的用法一般为泼尼松20～40 mg/d 或 1 mg/(kg·d)。治疗1～3个月后应进行评价,如果有效则缓慢减量至5～10 mg/d,治疗一般应维持至少1年。合并重要脏器损害者需应用更高的剂量。

此外,硫唑嘌呤、甲氨蝶呤作为二线药物用于对激素耐药和不能耐受激素副作用的慢性结节病患者。环磷酰胺主要用于难治性结节病,而严重肺纤维化者可考虑肺移植。

八、预后

结节病的预后与病情有关。部分患者可自行缓解,经过糖皮质激素治疗的患者大多数病情稳定或得到改善,但亦有部分患者在药物减量或停药后复发。有 1‰～5‰ 结节病患者死亡。死亡的原因常为呼吸功能不全或心脏、神经系统受累。

九、评语

结节病是一种以内科治疗为主累及多系统的肉芽肿性疾病,常因临床医师认识不足及其有不典型的表现而被误诊结核、肿瘤、淋巴瘤等其他疾病。在临床工作中,需用外科技术获取病理组织以明确诊断的结节病患者并不罕见,因此临床医师特别是胸外科医师应提高对此病的认识,结合外科技术早期明确诊断,减少误诊误治。

参 考 文 献

1. Lynch JP, Kazerooni EA, Gay SE. Pulmonary sarcoidosis[J]. Clin Chest Med, 1997, 18(4): 755 - 760.

2. Judson MA. The Diagnosis of Sareoidosis[J]. Clin Chest Med, 2008, 29(3): 415 - 427.

3. Chevalet P, Clement R, Rodat O, et al. Sarcoidosis diagnosis in elderly subjects: retrospective study of 30 cases[J]. Chest, 2004, 126(5): 1423 - 30.

4. 孙永昌,姚婉贞,沈宁,等.结节病胸膜病变分析并文献复习[J].中华结核和呼吸杂志,2006,29(4): 243 - 246.

第二十一章 纵 隔 囊 肿

一、纵隔囊肿分类

纵隔囊肿(cyst of mediastinum)属纵隔肿物中的一类,发病率占纵隔肿物的 20% 左右。

纵隔囊肿种类繁多,如支气管囊肿、食管囊肿、心包囊肿、胸腺囊肿、胃肠囊肿、皮样囊肿、胸骨后甲状腺囊肿、肿瘤性囊肿、囊性淋巴管瘤(囊性水瘤)假性胰腺囊肿、感染性囊肿、包囊虫性囊肿、血肿囊性变等。纵隔囊肿 6% 在左前上纵隔,60% 在中纵隔,34% 在后纵隔。原发性纵隔囊肿中支气管源性囊肿、心包囊肿及肠源性囊肿较多见。一般支气管源性囊肿及心包囊肿常位于中纵隔,而肠源性囊肿多位于后纵隔。纵隔囊肿绝大多数为良性病变,大多数无临床症状。本文主要介绍几种较常见的纵隔囊肿。

Kornstein 根据组织学特点及一般特点将纵隔囊肿分类如下(表 21 - 1):

表 21 - 1　纵隔囊肿与分类

类型	组织学特点	一般特点
胸腺囊肿	胸腺组织存在囊壁内,囊壁衬以扁平、立方形、柱状移形或鳞状上皮,可有纤毛,也可显示假上皮瘤样增生,胆固醇裂隙/肉芽肿以及囊壁内常见炎症	通常位于前/上纵隔,单房或多房,罕见,有报告可伴有鳞状细胞癌
支气管源性囊肿	纤毛柱状上皮,常有鳞状化生;软骨,支气管腺体,平滑肌及纤维组织	常在中或后纵隔(气管旁、隆突下或肺门);也可连于食管壁或在食管壁内;单房,薄壁,菱形/球形,有 1 例报告在支气管囊肿内发生平滑肌肉瘤
食管囊肿	纤毛柱状及/或鳞状上皮;双层平滑肌;可有横纹肌;食管腺体	常位于上/后纵隔;单房;罕有食管囊肿内发生腺癌
胃肠囊肿	上皮可为胃(主/壁细胞)及脂肪来源;黏膜肌层;有二或三层平滑肌;神经纤维/神经节;十二指肠腺体;胰腺/唾液腺体组织	常位于后纵隔;大部分发生在婴儿,男性突出;大部分单房;伴有脊柱异常;常有症状;在胃型常分泌胃酸可导致溃疡/穿孔;有 2 例囊内腺癌的报告
有胰腺组织的肠源囊肿	内衬以柱状上皮;囊壁有胰腺组织的病灶;无其他组织的成分	
心包囊肿	纤维囊壁衬以间皮细胞	大部分位于心膈角;常发生于成人,多无症状
间皮囊肿	组织类型与心包囊肿一致	无心包,也不位于心膈角;常在纵隔较高部分

类型	组织学特点	一般特点
胸导管囊肿	囊肿衬以扁平内皮细胞；囊壁由纤维组织及平滑肌组成	位于胸内不同部位，源自胸导管，通常由手术证实，术后可发生乳糜胸，外伤可为本病发生原因之一
甲状旁腺囊肿	囊肿衬以立方形上皮；囊壁有甲状腺组织；也可有胸腺组织	位于上纵隔；多数患者在 30～50 岁；少数患者伴有甲状腺机能亢进
肿瘤性囊肿	胸腺瘤，畸胎瘤，精原细胞瘤，淋巴瘤（包括霍奇金病），转移瘤	根据各种肿瘤有其好发部位
囊性淋巴管瘤（囊性水瘤）	衬以内皮细胞的间隙，纤维壁伴一些平滑肌，淋巴样组织的积聚	常位于上纵隔；多为房性
假性胰腺囊肿	炎性胰腺组织	由腹部经由食管裂孔或主动脉裂孔穿透到后纵隔
感染性囊肿	棘球蚴囊肿，组织胞质菌病，结核病	

二、气管支气管囊肿

气管支气管囊肿（tracheal bronchial cyst）是纵隔先天性发育异常性囊肿中最常见的一种，占 40%～50%。纵隔气管支气管囊肿多位于中后纵隔，其中大多数位于隆突周围，多有蒂与大气道相连。

纵隔内气管支气管囊肿的临床表现主要与其部位有关，位于隆突周围的囊肿可以在体积尚不大时即引起明显的临床症状，而其他部位的囊肿可以长到很大而仍无明显的临床表现。气管支气管囊肿如无并发症，在成年中引起症状较少。但在小儿则可产生呼吸道及食道压迫症状。如果囊肿破入支气管，即可因继发感染而出现发烧、咳嗽，咳出多量黏液等症状。部分囊肿并发感染，虽无发热，可伴有胸背部疼痛。

X 线可见支气管囊肿多位于中、后纵隔，为长椭圆形，密度均匀，边缘光滑整齐，少数患者可见肿物随吞咽动作而上下移动，极少数病例可有壳状钙化。见图 21-1。

胸部 CT 扫描可显示病变为囊性，其内为水样密度。见图 21-2。

较大的气管支气管囊肿一般应行手术切除治疗。对于无临床症状而手术耐受性较好的患者可行择期手术；呼吸道压迫症状明显者（多见于小儿患者）有时须行急诊手术；囊肿继发感染者可先予抗生素和局部引流治疗，感染控制后再行手术切除。

手术方法可分为胸腔镜手术和开胸手术两种。胸腔镜下囊肿切除术适用于大部分患者。对于部分囊肿巨大或合并感染者开胸手术较安全。根据囊肿所在部位选择左或右后外侧切口第五或六肋间进胸，但对于囊肿位于奇静脉水平者建议经右胸手术为好。暴露囊肿后逐层解剖，避免误伤气管、支气管膜部或食管，连同囊壁完整切除。

手术治疗效果良好，但个别患者术后囊肿可复发。

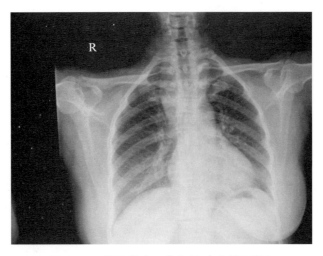

图 21-1 纵隔囊肿 X 线表现，右上纵隔增宽

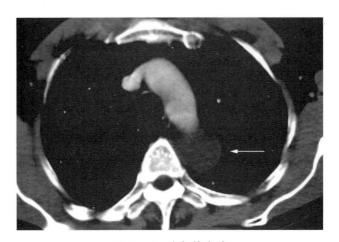

图 21-2 支气管囊肿

注：后纵隔与支气管紧密相连的囊性肿物，密度均匀，边缘光滑。

三、食管囊肿

食管囊肿(esophageal cyst)来源于胚胎期前肠，为食管发育过程中未能形成正常管腔的结果。食管囊肿多位于食管旁。多数患者无症状，少数因压迫食管而出现吞咽困难。部分患者可因慢性咳嗽而误诊为哮喘或慢性支气管炎。

食管囊肿均发生在后纵隔内，沿食管走行分布，为圆形和椭圆形，密度均匀，边缘光滑整齐，无特征性 X 线征象。食管吞钡检查可见食管明显受压，但黏膜皱襞完整。如囊肿发生溃疡而与食管相通，囊肿内可见气体，吞钡检查时可见钡剂进入囊肿内。食管囊肿与位于食管旁的支气管囊肿其 X 线表现完全相同，胸部 CT 可见食管旁囊性肿物。见图 21-3。

食管超声内镜能准确区分食管内占位病变及壁外压迫，区别出黏膜下肿物的来源，准确测定肿物大小，能显示黏膜下肿物的回声强弱，它对食管囊肿具有确诊价值。

手术切除是本病的唯一治疗方法。

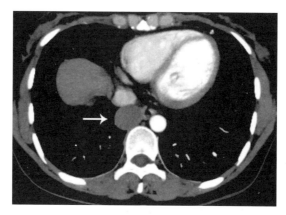

图 21 - 3　食管囊肿

四、心包囊肿

心包囊肿(pericardial cyst)为发生在心包附近的一种单纯囊肿,多数为先天性。多位于右后侧心膈角处。心包囊肿一般呈梭形或卵圆形,壁薄内含清液;囊壁内为一层间皮细胞组织;除少数外,大部分与心包不通。儿童少见,多见于成人,心包囊肿为良性病变。

心包囊肿很少产生症状,有些患者有轻度胸闷痛感。仅于常规体检或因其他原因行胸部 X 线检查时被发生。胸部 X 线检查见心包囊肿通常位于前纵隔心膈角区,但也有位置较高者,多为单发,极少数可有多发。胸部 CT 检查有助于明确阴影的囊性结构,对位于不典型部位者诊断价值更高。见图 21 - 4。

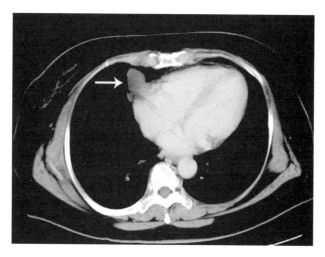

图 21 - 4　心包囊肿

一般不需处理,症状明显者可手术切除。

五、肠原性囊肿

肠原性囊肿(enterogenous cyst)亦称重复囊肿或胃囊肿,是在胚胎发育时由神经肠管的残存组织发育而形成的囊肿,可发生在脊髓的腹侧、背侧或脊髓内。本病男性较常见。肠原性囊肿多见于婴幼儿时期,常有程度不同的呼吸困难。有的囊肿壁发生溃疡,如溃破入食管则可引起呕血、肺炎等并发症。本病易并发其他畸形,如脊柱畸形、内脏转位、肺隔离症等。

胸部 X 线检查见囊肿位于纵隔脊柱旁,圆形或椭圆形,轮廓清楚光滑,密度均匀。食管造影囊肿多通过蒂与脊膜及胃肠道相连接。随囊肿内容不同,胸部 MRI 对其形态观察比较清楚。

外科手术切除是本病的唯一治疗方法。为避免发生气管支气管瘘、食管瘘、胸椎破坏等并发症,应争取早期明确诊断、早期手术治疗。

六、胸腺囊肿

胸腺囊肿(thymic cyst)较为罕见,仅占全部纵隔肿物的 $1\%\sim2\%$。大多数为来自胸腺咽管上皮的先天性囊肿,可发生于从颈部到前纵隔的胸腺下降线的任何地方;也有个别报道与手术创伤、炎症等有关者。

患者多为儿童和年轻人,大多无临床症状,仅于因其他原因行胸部 X 线检查时被发现。少数囊肿过大者可出现胸部疼痛或胀闷感、咳嗽、呼吸困难、吞咽困难、声嘶等症状。

胸部 X 线检查无特异性表现,囊肿边缘光滑,圆形或卵圆形,位于前纵隔。胸部 CT 和磁共振检查有助于明确囊性特征。

手术治疗既可切除囊肿,也有助于明确组织学诊断。胸腺囊肿切除后不复发,预后好。

参 考 文 献

1. Kornstein MJ. Pathology of the thymus and mediastinum[J]. Chest, 1995, 115(2): 210-216.

2. Davis RD. Primary cysts and neoplasms of the mediastinum: recent changes in clinical presentation medhods of diagnosis, management, and results[J]. Ann Thorac surg, 1987, 44(3): 229-237.

3. Shilds TW. Primary tumors and cysts of the mediastinum[J]. General Thoracic Surgery, 1983, 44(2): 927-957.

第二十二章　胸骨后甲状腺肿

一、概述

胸骨后甲状腺,顾名思义,是全部或部分位于纵隔内的甲状腺,常被误认为是原发于纵隔的肿瘤。但其实质是来源于颈部向下延伸入纵隔的甲状腺,多为单侧,少数为双侧,通常是由于结节性甲状腺肿所致,少数是甲状腺腺瘤,甲状腺癌很少见。由于纵隔肿瘤种类繁多,其发病率各家报道不一致。国外文献统计胸骨后甲状腺约占纵隔肿瘤的 5.2%,而据国内不完全资料统计,胸骨后甲状腺占的比例约 6.6%。多数胸骨后甲状腺患者为 60 岁以上老年人,女性是男性的 2~4 倍。

胸骨后甲状腺的定义存有争议。1940 年 Wakeley 和 Mulvany 将胸骨后甲状腺肿大分为三类:① 小部分位于胸骨后,而大部分位于颈部;② 大部分位于胸骨后;③ 完全位于胸骨后的甲状腺肿。

后来的文献报告约 80% 的胸骨后甲状腺只是一小部分位于胸骨后,属于上述 1 型,15% 属于 2 型;只有 2%~4% 全部位于胸骨后。

另外还有一种较少见的真性胸内甲状腺肿,多数位于纵隔内,在大血管的内后方与气管相接近,此类胸内甲状腺肿与颈部甲状腺仅有血管相连或无任何相连。无任何相连者亦可称为迷走型胸内甲状腺肿,是患者胚胎时期在纵隔内残存的甲状腺组织,后渐发展为甲状腺肿瘤,其血供来源于胸内血管,多位于中、后纵隔,下纵隔仅占 10%~15%,少数可接近膈肌水平。肿物与气管的关系密切,有时甚至位于食管的后方。

二、病因

因甲状腺自身重力的作用,使其渐下坠。最后发展到进入胸廓入口,后受到胸腔内负压的吸引,使正常的或肿大的甲状腺部分或完全坠入胸骨后间隙内,肥胖短颈者易发。

三、病理生理

1. 胚胎学

甲状腺原基起源于中线上的一个息室状突起。第 1,2 咽囊之间咽壁这一部位后来发育成舌的盲孔。甲状腺原基发育成双叶结构,其末端下降到喉原基水平。成人甲状腺下级通常达到第一气管软骨环水平。主要异位甲状腺组织来自腺体上极到舌根部。

2. 解剖部位

如果将纵隔分为前中后,前纵隔前界为胸骨后面,后界为心包主动脉及头壁血管。中纵隔后界为心包背侧,包括有心包,心脏,升主动脉,主动脉弓,上下腔静脉,气管,主支气管,肺血管起始部等。后纵隔后界为后胸壁,包括食管,降主动脉,奇静脉等。

大部分胸骨后甲状腺位于中纵隔或看似包括前纵隔。胸骨后甲状腺本质上是颈部甲状腺向下的延伸,因此一般不会突破气管前筋膜而和气管前的血管发生密切关系,此也是决定了手术的切口和方式的决定性原因(下文手术方式会详细提及)。那些看似位于前纵隔的甲状腺肿实际上只是一部分突向前纵隔,但并未突破气管前筋膜。当然,如果曾经有甲状腺手术史,破坏了前中纵隔之间互相封闭的结构,甲状腺肿则可部分或完全下降到前纵隔血管前间隙。甲状腺恶性肿瘤由于生长方式的原因可浸润生长入前纵隔。

胸骨甲状腺和气管关系密切,大多数胸骨后甲状腺肿位于气管偏右前侧,大血管的后面,可能和左侧主动脉弓的阻隔有关系。少数可位于气管后甚至食管后。下降的位置一般主动脉弓以上,部分可降至主动脉弓水平,个别甚至可达膈肌水平。

胸内甲状腺血供多数由来经颈部发出的甲状腺下动脉,极个别可由来自胸内的血管供应。由于甲状腺肿位置的改变,少数正常位于其后面的甲状腺下动脉及喉返神经可位于甲状腺肿前面,因此手术需仔细辨别。

3. 病理

胸骨后甲状腺肿多数为非毒性结节性甲状腺肿,毒性甲状腺肿少见。其次为甲状腺腺瘤。少数为恶性甲状腺肿瘤。上海市胸科医院 1996 年 2 月至 2010 年 3 月手术治疗的 69 例胸骨后甲状腺肿进行统计病理示结节性甲状腺肿 26 例、甲状腺瘤 36 例、钙化甲状腺 1 例、甲状腺癌 5 例、异位甲状腺 1 例。5 例甲状腺癌中,2 例为乳头状腺癌,3 例为腺瘤伴局部癌变。

四、临床表现

胸骨后甲状腺肿如果体积不大可无症状,由于是良性肿瘤居多,一旦瘤体较大表现出来的即多为压迫症状。

1)颈部饱胀感,可在颈部触及随吞咽上下活动的肿块。

2)咳嗽,肿块压迫刺激气管可致干咳。

3)进食梗阻感,这和肿块压迫挤压食管有关。

4)声音嘶哑,一般良性肿瘤不会侵犯神经,但肿瘤较大而长期压迫喉返神经亦可导致声音改变甚至声音嘶哑。不过如果一旦有声嘶可能是肿瘤为恶性的一种标志。

5)呼吸困难,肿瘤如果巨大或有腺瘤囊内出血而压迫致气管变形,管腔明显狭窄则可出现明显的气促、呼吸道梗阻症状,这种症状危险可致死需立即紧急处理,气管插管及手术切除。

6)突然疼痛,前面提的肿瘤内出血。

7)上腔静脉综合征,甲状腺肿压迫头臂静脉引起头面部及胸壁静脉回流受阻,可见患者面部肿胀,颈部及前胸部静脉曲张。

8)心律失常,毒性甲状腺肿甲亢引起。

上海市胸科医院 1996 年 2 月至 2010 年 3 月手术治疗的 69 例胸骨后甲状腺肿,无症状体检发现 31 例,有临床症状者 38 例(55.1%),无症状者 31 例(44.9%),其中间断咳嗽 12 例(17.4%),声音嘶哑 1 例(1.4%),胸闷 12 例(17.4%),吞咽困难 2 例(2.9%),颈部不适 1 例(1.4%),胸部隐痛不适 7 例(10.1%),右上肢疼痛不适 2 例(2.9%),和甲亢 1 例(1.4%)

五、诊断及鉴别诊断

1. 病史

详细询问病史及颈部触诊对初步判断本病非常重要。

2. 无创检查

（1）胸部 X 线检查

可见上纵隔影增宽或块状阴影,边缘光滑,其上源与颈部相连,气管均有不同程度的受压、移位、狭窄。侧位片显示肿物位于胸骨后,部分阴影内可见钙化斑。见图 22-1。

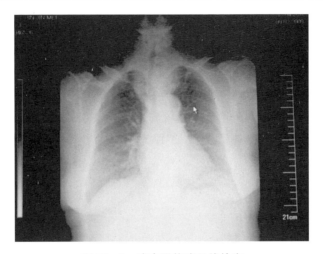

图 22-1 胸内甲状腺 X 线检查

（2）CT 扫描

特别是增强 CT 是胸骨后甲状腺肿的最佳检查方式,不仅能够显示肿块的大小、位置,还能清楚显示肿块与颈部甲状腺相是否连续,并明确肿块与周围组织、脏器的关系。表现为胸骨后甲状腺肿是颈部甲状腺的向下延伸,肿块有明显的边界,向肿块四周推挤血管,气管甚至食管等;肿块密度不均,对比平扫 CT 注入造影剂后可有明显增强;肿块密度不均,可有坏死液化区域,有时可有钙化点。见图 22-2,22-3,22-4。

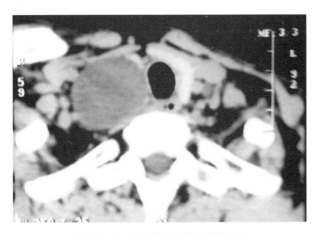

图 22-2 胸内甲状腺 CT 横断面

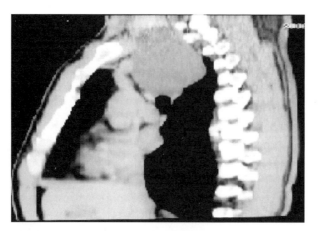

图 22-3　胸内甲状腺 CT 矢状面

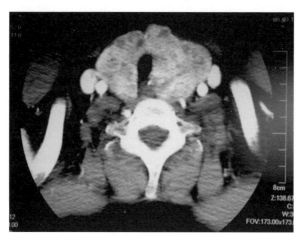

图 22-4　双侧甲状腺肿大

（3）颈胸部 B 超检查

尤其是彩色多普勒超声检查可明确胸骨后甲状腺的大小，并对病变的性质作出初步判断。

（4）同位素扫描

同位素检查有助于证实胸骨后肿物的来源，确诊异位甲状腺及有无继发甲亢的热结节，可采用碘-131。一般 CT 检查可完全明确判断，但在完全性胸骨后甲状腺较难明确时可用。

3. 穿刺活检

只有当肿瘤怀疑是恶性时可采用，一般情况下不建议。

4. 与血管瘤鉴别

胸内甲状腺肿如向右上突出时，应与无名动脉瘤、奇静脉叶鉴别；向左纵隔突出时，应与主动脉瘤相鉴别。

1）无名动脉瘤在患者做吞咽动作时，无向上移动现象，在透视下有时可见搏动。记波摄影检查，其搏动与主动脉波同步。有些病例可造成肋骨破坏，必要时应行动脉造影鉴别。

2）奇静脉叶内仍可见肺纹理，在近肺门处可见倒逗点状的奇静脉，气管无受压现象。必要时行气管支气管造影鉴别。

3）主动脉瘤常使主动脉弓抬高,向上移位;而胸骨后甲状腺肿则使主动脉弓向下向左移位。主动脉瘤常伴有其他部分主动脉扩张和心脏增大。必要时可行记波或主动脉造影检查。此外,主动脉瘤或无名动脉瘤以梅毒性为多见,如华-康氏反应阳性者,均应首先考虑为动脉瘤。

4）胸骨后甲状腺需与其他纵隔肿瘤相鉴别。比较容易混淆的,与胸腺瘤及生殖源性肿瘤相比,胸骨后甲状腺的增强颈胸部 CT 可观察到为颈部甲状腺向下延伸,造影对比有明显增强,与周围组织界限明确。

六、治疗

临床无症状,肿瘤较小无明显压迫表现且明显良性患者可暂时不予手术并行随访,其余的则需手术治疗。术前明确为毒性甲状腺肿或高功能腺瘤合并甲亢的患者需行严格的术前准备,先用硫脲类药,待甲亢症状得到基本控制后改服碘剂 2 周,再进行手术;亦可开始即用碘剂,2～3 周后甲亢症状得到控制,便进行手术。但少数患者服用碘剂 2 周后,症状减轻不明显,可加服硫脲类药物,直到症状得到基本控制,停用硫脲类药物,继续单独服用碘剂 1～2 周再进行手术;对常规服用硫脲类药物或碘剂不能耐受或无效者,可单独用普萘洛尔或普萘洛尔与碘剂合用做术前准备。

1. 手术方式

最重要的是手术切口的选定。当前手术切口多样,既有颈部横切口,也有胸骨劈开,胸骨部分劈开,颈胸联合切口,后外切口,前外切口,多家各执一词。笔者认为,良性的胸骨后甲状腺肿完全可以通过低位颈部横行切口切除。原因前文已提及,不管肿瘤位于纵隔内的任何位置,其本质是颈部甲状腺向下的延伸,不会突破气管前筋膜,因此和气管前的大血管只是一种紧密地贴靠和压迫,经验丰富,手感灵敏的外科医生完全可以依靠钝性和非直视下游离肿物下极。胸骨的部分或完全劈开会发现肿瘤其实位于血管后方,完全起不到帮助。后外或前外切口需打开纵隔胸膜且较难暴露甲状腺下动脉,一旦损伤出血,视野差,操作空间小而难以控制。

2. 手术步骤

全麻气管插管后,做颈部低位横行切口,暴露患侧胸锁乳突肌并向外侧牵拉。颈前肌群横断后分别向上下两侧牵拉,暴露出患侧甲状腺。游离并切断患侧甲状腺下动脉,注意保护甲状旁腺及甲状腺背面的喉返神经。此时颈部甲状腺已完全游离,用手指沿着患侧甲状腺外科包膜侧面伸入纵隔内,触及下极后往胸腔外钩拉,此时动作需避免暴力。如遇阻力,可用手指在甲状腺肿周围作钝性分离。完整牵出胸内甲状腺肿后,向上翻起继续游离,切断甲状腺上动脉,按常规作次全切除或患侧全切除。

上海市胸科医院 1996 年 2 月至 2010 年 3 月 69 例胸骨后甲状腺肿患者中女性 49 例(71%),男性 20 例(29%),女性与男性比例为 2.45：1。平均年龄(63±10.33)岁(39～84 岁)。52 例(75.4%)经低位颈部横切口切除,11 例(15.9%)行胸骨劈开,6 例(8.7%)采用右胸后外侧切口。11 例胸骨劈开患者中 5 例为低位颈部横切口附加部分胸骨切开、4 例为低位颈部横切口附加全部胸骨切开、2 例为单纯正中胸骨劈开。颈横切口组 52 例患者中仅 1 例为甲状腺癌,胸骨劈开组中 3 例为甲状腺癌,右胸后外侧切口组中 1 例为甲状腺癌。

3. 并发症

常规颈部甲状腺手术并发症在这里同样成立。喉返神经损伤,声音变低,嘶哑;气急,气道梗阻症状,主要是气管扭曲打折或气管软化或术后气管周围血肿所致;甲状旁腺功能减退,误损甲状旁腺所致,不过多为暂时性。本院前述统计的患者术后并发症共 4 例,颈横切口组 3 例,分别为气管软化、双侧喉返神经损伤和一过性甲状旁腺功能低下;右胸后外侧切口组 1 例,为气管软化合并单侧喉返神经损伤和一过性甲状旁腺功能低下。气管软化是其中比较严重的并发症,需及时发现并立刻行气管插管,一般气管周围组织纤维化形成支撑需要 14 天以上,但情况因人而异,可以试探性的拔管并严密观察。各组中甲状旁腺功能低下均为一过性,未发现有永久性甲状旁腺功能低下。

七、预后

1) 胸骨后甲状腺良性病变者,手术切除后效果良好,术后复发的机会小。

2) 胸骨后甲状腺,如恶性者影响预后的主要因素为能否彻底切除以及肿瘤病理性质和类型。手术切除彻底预后一般情况良好,5 年生存率 64.7%,10 年生存率 46.7%。乳头状腺癌预后较好,5 年和 10 年生存率无明显差别;手术切除不彻底有残留者,则术后复发转移机会大,行补充放疗后,预后仍良好,少数病例可长期生存。

八、评语

因为手术切口选择完全不同,胸骨后甲状腺术前确诊非常重要,因为一旦误诊为胸内甲状腺,颈部切口对于位于气管旁的纵隔肿瘤完全没有帮助。良性者完全不需要胸骨劈开。术后需要严密观察患者的呼吸状况,需防止血肿压迫气管以及气管软化造成气道塌陷而致的严重呼吸窘迫。一旦发生,需立刻处理,常备气管插管。

九、附录

病例 1:患者,男,45 岁,因"咳嗽、咳痰、胸闷、气促 1 月余入院。"行胸部 CT 提示前纵膈占位,穿刺活检示低分化癌。见图及手术视频(光盘)

手术步骤:

1) 患者麻醉成功后取肩背部太高仰卧位,常规消毒铺巾手术区域,沿胸骨正中致剑突做正中切口。逐层切开皮肤、皮下及肌层,电锯纵形劈开胸骨,骨蜡止血,撑开后暴露纵隔区域。打开右侧胸膜探查示肿瘤位于前纵膈偏向右侧(见图 22-5),质硬、固定,约 15 cm×10 cm×9 cm 大小,侵犯右侧膈神经及右肺中上叶,胸腔内未见播散。

2) 先于上纵隔电刀分离逐渐暴露左右无名静脉的起始部,向下沿左右无名静脉血管表面钝锐性分离肿瘤组织发现,肿瘤侵犯左无名静脉,无法分离,后从左侧沿肿瘤下缘心包表面电刀分离肿瘤组织,发现肿瘤侵犯心包,打开心包,保护左侧膈神经,进一步游离肿瘤同时切除部分心包,仔细将肿瘤与升主动脉及其分支分离,至上腔静脉处可见肿瘤侵犯左右无名静脉及上腔静脉交汇处,无法分离,决定行上腔静脉置换术,POSE 钳钳夹右侧无名静脉起始部,剪断右侧无名静脉,另一把 POSE 钳钳夹右心耳,剪开右心耳,4-0 CORONYL 线连

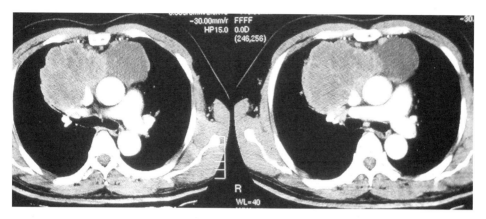

图 22-5 CT显示前纵隔巨大肿物

续缝合右心耳及人造血管收紧,再将人造血管与右无名静脉远端连续缝合,向人造血管内注入淡肝素水,松右心耳的POSE钳,排气后收紧右无名静脉缝线同时松右无名静脉处POSE钳,查吻合处无渗血,结扎左侧无名静脉,闭合器切断上腔静脉近端,将肿瘤组织分离,依次结扎中上肺静脉、动脉及气管,将右肺中上叶切除,肿瘤组织完整切除,送病理,松解右下肺韧带。

3) 严格电凝止血创面,置纵隔引流管及右侧胸腔引流管各一根,钢丝缝合拉拢胸骨,逐层缝合肌层、皮下及皮肤。

血管置换完成(见图22-6):

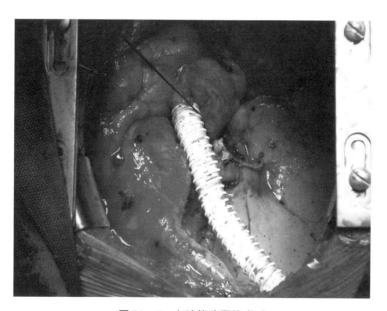

图 22-6 上腔静脉置换术后

病例2:患者,男性,46岁,因胸背部疼痛行胸部CT提示前纵隔占位,穿刺提示低分化癌,曾行放化疗,效果不佳。见图22-7,22-8及手术视频(光盘)

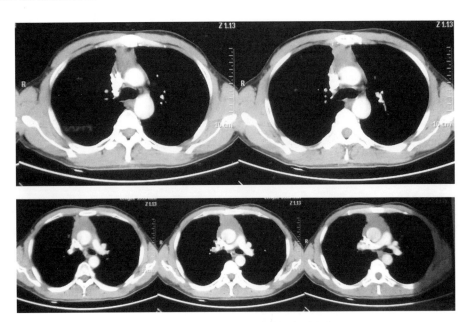

图 22－7　CT 所示前纵膈肿物术后图片

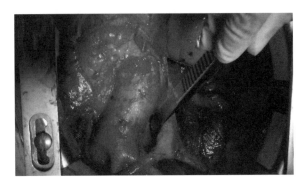

图 22－8　手术后创面情况

参 考 文 献

1. Hashmi SM, Premachandra DJ, Bennett AM, et al. Management of retrosternal goitres: results of early surgical intervention to prevent airway morbidity and a review of the English literature[J]. J Laryngol Otol, 2006,120(8): 644-649.

2. Katlic MR, Wang CA, Grillo HC. Substernal goiter[J]. Ann Thorac Surg, 1985,39(4): 391-399.

3. Haller A. Disputationes Anatomica Selectae[J]. Göttingen, Germany: Vendenhoeck, 1749: 96.

4. Klein F. Veber die Austrotting verschiedener geschwulste, besonders jener der Ohrspercheldruse under Schiddruse; Aussachalung der Schilddruse[J]. J Chir Augenlleilk, 1820,12: 106-113.

5. White ML, Doherty GM, Gauger PG. Evidence-based surgical management of substernal goiter[J]. World J Surg, 2008,32(7): 1285-1300.

6. Foroulis CN, Rammos KS, Sileli MN, Papakonstantiou C. Primary intrathoracic goiter: a rare and

potentially serious entity[J]. Thyroid，2009，19(3)：213 - 218.

7. Ben Nun A，Soudack M，Best LA. Retrosternal thyroid goiter：15 years experience[J]. Isr Med Assoc J，2006，8(2)：106 - 109.

8. Rios A，Rodriguez JM，Balsalobre MD，et al. The value of various definitions of intrathoracicgoiter for predicting intra-operative and postoperative complications[J]. Surgery，2010，147(2)：233 - 238.

9. Huins CT，Georgalas C，Mehrzad H，Tolley NS. A new classification system for retrosternal goitre based on a systematic review of its complications and management[J]. Int J Surg，2008，6(1)：71 - 76.

10. Ríos A，Rodríguez JM，Canteras M，et al. Surgical management of multinodular goiter with compression symptoms[J]. Arch Surg，2005，140(1)：49 - 53.

11. Mönkemüller K，Poppen D，Feldmann K，et al. Downhill varices resulting from giant intrathoracic goiter[J]. Endoscopy，2010，42(Suppl 2)：E40.

12. Grodski S，Brown T，Sidhu S，et al. Increasing incidence of thyroid cancer is due to increased pathologic detection[J]. Surgery，2008，144(6)：1038 - 1043.

13. Utiger RD. The multiplicity of thyroid nodules and carcinomas[J]. N Engl J Med，2005，352(23)：2376 -2378.

14. Ríos A，Rodríguez JM，Canteras M，et al. Risk factors for malignancy in multinodular goitres[J]. Eur J Surg Oncol.，2004，30(1)：58 - 62.

15. de Perrot M，Fadel E，Mercier O，et al. Surgical management of substernal goiters：when is sternotomy required? [J]. Thorac Cardiov Surg，2007，55(1)：39 - 43.

16. Hardy RG，Bliss RD，Lennard TW，et al. Management of retrosternal goitres[J]. Ann R Coll Surg Engl，2009，91(1)：8 - 11.

17. Grainger J，Saravanappa N，D'Souza A，et al. The surgical approach to retrosternal goiters：the role of computerized tomography[J]. Otolaryngol Head Neck Surg，2005，132(6)：849 - 851.

18. Moschetta M，Ianora AA，Testini M，et al. Multidetector computed tomography in the preoperative evaluation of retrosternal goiters：a useful procedure for patients for whom magnetic resonance imaging is contraindicated[J]. Thyroid，2010，20(2)：181 - 187.

19. Cichoń S，Anielski R，Konturek A，et al. Surgical management of mediastinal goiter：risk factors for sternotomy[J]. Langenbecks Arch Surg，2008，393(5)：751 - 757.

20. Casella C，Pata G，Cappelli C，et al. Preoperative predictors of sternotomy need in mediastinal goiter management[J]. Head Neck，2009，32(9)：1131 - 1135.

21. Cohen JP. Substernal goiters and sternotomy[J]. Laryngoscope，2009，119：683 -688.

22. Rathinam S，Davies B，Khalil-Marzouk JF. Marzouk's procedure：a novel combined cervical and anterior mediastinotomy technique to avoid median sternotomy for difficult retrosternal thyroidectomy [J]. Ann Thorac Surg，2006，82：759 - 760.

23. Grondin SC，Buenaventura P，Luketich JD. Thoracoscopic resection of an ectopic intrathoracic goiter [J]. Ann Thorac Surg，2001，71(5)：1697 - 1698.

24. Podgaetz E，Gharagozloo F，Najam F，et al. A Novel Robot-Assisted Technique for Excision of a Posterior Mediastinal Thyroid Goiter：A Combined Cervico-Mediastinal Approach[J]. Innovations (Phila)，2009，4(4)：225 - 228.

第四部分
肺　移　植

朱　强

第二十三章　肺移植简介

一、肺移植的历史

肺移植是治疗良性终末期肺实质疾病和晚期肺血管疾病的唯一有效办法。临床上肺移植主要有 4 种方式：单肺移植、双肺移植、肺叶移植和心肺联合移植。从广义上讲，这几种手术方式都可达到肺移植的目的，但从狭义上讲，临床上肺移植主要指单肺移植、双肺移植及肺叶移植。在人类大器官移植中，肺移植成功最晚，但近几年来的发展异常迅速。目前全世界共完成单、双肺移植 20 000 多例，且每年以 1 500～2 000 例的速度增长。总体来说，随着时代的进步，肺移植患者的存活情况也得到了较大的提高。在 1988—1994 年期间，肺移植的中位生存期在 3.9 年，2000—2006 年期间中位生存期提高到 5.5 年，其中一年生存率为 81.4%，五年生存率为 53.5%。而且数据还显示，双肺移植的患者存活优于单肺移植。另外，年轻肺移植患者存活优于高龄患者。这与年轻肺移植患者的构成中很大一部分为囊性肺纤维，这部分患者行双肺移植后降低了移植物感染发生相关。BOS 是肺移植术后 1 年和 5 年内死亡的主要原因之一，另外与术后 1 年死亡的相关因素为静脉血管活性药物的使用和机械通气。

1912 年诺贝尔医学和生理学奖获得者——美国芝加哥大学的 Alexis Carrel 教授，他在血管吻合和器官移植方面做出了杰出的贡献，为临床器官移植打下坚实基础。之后，随着免疫学研究的快速进展，以及免疫抑制剂环孢霉素的成功应用于临床，才使得临床器官移植成为现实。

1946 年，俄罗斯的学者 Demikov 首先进行了犬类心肺移植的实验。在之后的几年里他完成了单独的肺脏移植，但是移植犬最终死于支气管吻合口的断裂。20 世纪 60 年代，法国学者 Metras 成功地在实验狗身上进行了肺脏移植，包括实施了支气管动脉和左心房的吻合。同期 Negro 在实验狗上实施了成功的单肺再移植。Benfield 在威斯康星大学利用血管造影和对动物进行尸检的过程中发现了心房吻合口技术上的失败能够直接导致肺动脉高压。这一时期是肺移植的探索和准备阶段。

首例成功的人肺移植手术是 1963 年美国密西西比大学医学中心 James D、Hardy 等教授报道的。这例患者是左肺肺癌合并左全肺不张的慢性梗阻性肺病患者，肺功能不允许行左全肺切除。尽管该患者术后 18 天死于肾功能衰竭，但是这个短期的成功使人们看到了肺移植技术上的可行性，并在世界范围内引起了对人类肺脏移植的关注。此后许多国家的医学中心竞相开展临床肺移植手术。我国的辛育龄等在多年动物实验基础上，于 20 世纪 70 年代做了 2 例人肺移植，开创了我国肺移植的先河。至 20 世纪 80 年代初，全世界共性肺移植 40 余例。由于医学条件所限，除 2 例生存期超过半年外，其余病例均因感染、排异反应、肺水肿及支气管吻合口并发症等，或者再次手术切除移植肺，或者死于术后数小时或数周内，无例外的全部失败。正因为如此差的长期生存时间，美国国立卫生研究院（National Institutes of Health，NIH）在 20 世纪 70 年代后期暂停了肺移植的临床开展，直至 80 年代中期,世界范围内肺移植又重新兴起。虽然这个时期的肺移植尝试以失败告终,但此时期的经验教训为以后的成功奠定了基础。

第一例成功的人体肺移植是以 Cooper 教授为首的多伦多肺移植组于 1983 年完成,该例患者为一名男性特发性肺纤维化患者,进行了单肺移植手术,该患者术后生存 6.5 年。随后加拿大多伦多肺移植组 G. Alexander Patterson 教授为一名 COPD 患者进行了双肺移植手术并获得成功。1986 年多伦多肺移植组发表了标志肺移植划时代意义的文章,报告了 5 例晚期肺纤维化患者肺移植的长期观察结果,4 例患者恢复正常生活。此后他们举办了多期讲习班,向世界各地积极传达技术和信息。1988 年下半年 Cooper 教授来到美国,主持密苏里州圣路易斯的华盛顿大学医学院肺移植和非官方的国际肺移植登记处的工作,继续在肺移植方面起带头人作用。多伦多的成功离不开免疫抑制剂环孢霉素的应用、外科技术的改进、严格受体的入选标准、供肺保存技术和术后管理的进步。

二、肺移植手术方式的演变

值得一提的是,肺移植成功开展离不开免疫抑制剂环孢霉素成功的临床应用。多伦多肺移植组在最初的肺移植工作中,经过几年潜心研究,他们最终证实当时作为主要免疫抑制剂的大剂量激素的使用是导致支气管吻合口瘘的主要原因之一。恰在此时,环孢霉素问世。环孢霉素具有强大的免疫抑制作用而又不影响支气管吻合口的愈合。于是他们将环孢霉素引入肺移植临床中,并获得巨大成功。

随着肺移植技术的不断成熟和人们对于疾病特点认识的深入,手术方式的选择也出现了相应的改变。由于全球性供体短缺,而且从逻辑上讲,为一个心功能尚好的晚期肺病患者行心肺联合移植是不合理的。为肺病患者移植心肺,实际上减少了心脏移植的供体来源。因此,1998 年多伦多肺移植组推出整体双肺移植技术(en bloc double-lung transplantation)用于肺气肿及其他合并慢性肺部感染的患者,获得临床成功。1989 年法国 Beaujon 医院的 Herve Mal 等成功地为 2 例肺气肿患者做了单肺移植。术后一般情况良好,通气血流比例无明显失衡,患者出院后基本恢复正常生活,从而打破了 COPD 不适合单肺移植的疑虑,大大拓宽了肺移植适应证,为肺移植事业做出了重大贡献。1990 年多伦多肺移植组将单肺移植用于治疗 Eisenmenger 综合征,华盛顿移植组将单肺移植用于治疗原发性肺动脉高压。目前单肺移植的适应证越来越广,至少 10 余种。近年来,双肺移植也有重大的技术进步。整体双肺移植是由心肺联合移植技术演变而来,需要体外循环,心脏停搏,手术技术复杂,死亡率和并发症较高,尤其是气管吻合口并发症可高达 50%。于是有人放弃气管吻合,改行双侧支气管吻合。1990 年华盛顿和法国 Foch 医院 ABisson 等同时开展顺序式双侧肺移植,即双侧单肺移植。这种手术方式较整体双肺移植明显优越,基本上避免了使用体外循环,简化了手术操作难度和创伤,减少了并发症,尤其减少了吻合口及体外循环并发症,死亡率大大减低。现在已几乎成为普遍接受的双肺移植的常规手术方式。近年来,双肺移植的数量明显增多,到 2002 年它已经取代单肺移植成为肺移植的主要术式。2010 年 ISHLT 的统计数据显示自 1994 年起,每年单肺移植的数量基本不变,而双肺移植的数量逐年增多,约占每年肺移植总量的 71%。这可能是因为远期生存时间和生活质量治疗优于单肺移植。根据国际心脏和肺移植协会 2009 年登记报告,肺移植患者的中位生存时间大约为 5.4 年,其中双肺移植的中位生存时间优于单肺移植(6.6 年 *vs* 4.6 年)。对于年龄大于 60 岁的高龄患者,双肺移植手术的围手术期风险及病死率较高,所以对于高龄患者双肺移植的这个优势很难体现出来。就目前而言,单肺移植和双肺移植是主流手术方式。心肺联合移植以往被认为是治疗终末期肺病伴随心脏功能衰竭的首选手术方式,但是现在认为对肺移植患者早期实施肺移植手术能够防止心脏功能的衰竭。因此,心肺联合移植目前只适用于同时存在原发性肺部疾病和原发性心脏疾病的患者,比如先天性心脏病。近年来,国际心肺移植协会登记的联合心肺移植病例更是呈逐年减少趋势,也证明了心肺联合移植手术指征更加严格。

肺叶移植始于 20 世纪 60 年代。1992 年斯坦福组报道了 3 例儿童肺叶移植的病例,其中 2 例供体肺叶来自父母。1993 年 Watson 也报道了 1 例 4.5 岁女孩移植了母亲的右肺下叶,术后 2 年已经开始上学。目前对于肺叶移植仍有不同的观点尤其是儿童肺叶移植。成人供体肺叶的肺泡数目已不能再增多,而儿童随着发育胸腔逐渐增大,成人的肺叶只能以过度膨胀来适应胸廓的发育,发生肺气肿。但在供体短缺的情况下,肺叶移植仍不失为一种救命的措施,将来必要时还可以再行其他形式的肺移植。也有学者受劈离式肝移植的启发,发明了劈离式双侧肺叶移植,将左肺下叶用于左肺移植,而左肺上叶用于右肺移植,主要适用于供体较大、受体较小的病例。

尽管肺移植在最近几十年取得了长足的进步,但是供肺短缺、长期免疫抑制带来的并发症及供体器官和受体的生物组织不相容性始终是影响肺移植发展的最大瓶颈,仍需要医务工作者付出巨大艰辛去研究和攻克这些困难,以及大量遗体器官志愿捐献者的参与。

参 考 文 献

1. Trulock EP, Edwards LB, Taylor DO, et al. Registry of the International Society for Heart and Lung Transplantation: twenty-second official adult lung and heart-lung transplant report-2005[J]. J Heart Lung Transplant,2005,24(7):956 - 9.

2. Christie JD, Sager JS, Kimmel SE, et al. Impact of primary graft failure on outcomes following lung transplantation[J]. Chest,2005,127(4): 161 - 5.

3. Prekker ME, Nath DS, Walker AR, et al. Validation of the proposed International Society for Heart and Lung Transplantation grading system for primary graft dysfunction after lung transplantation[J]. J Heart Lung Transplant,2006,25(8):371 - 5.

4. Daud SA, Yusen RD, Meyers BF, et al. Impact of immediate primary lung allograft dysfunction on bronchiolitis obliterans syndrome[J]. Am J Respir Crit Care Med,2007, 175(6):507 - 511.

5. Huang HJ, Yusen RD, Meyers BF, et al. Late primary graft dysfunction after lung transplantation and bronchiolitis obliterans syndrome[J]. Am J Transplant,2008,8(5):2454 - 58.

6. Meyers BF, de la Morena M, Sweet SC, et al. Primary graft dysfunction and other selected complications of lung transplantation: A single-center experience of 983 patients [J]. J Thorac Cardiovasc Surg, 2005,129(5):1421 - 9.

7. Amital A, Shitrit D, Raviv Y, et al. Development of malignancy following lung transplantation[J]. Transplantation,2006(6), 81:547 - 552.

8. Vasiliadis HM, Collet JP, Poirier C. Health-related quality-of-life determinants in lung transplantation [J]. J Heart Lung Transplant,2006, 25(5):226 - 9.

第二十四章 肺移植的手术标准和手术步骤

一、肺移植的适应证和禁忌证

肺移植的疾病主要有以下几类：阻塞性肺疾病（如肺气肿和 α 抗胰蛋白酶缺乏症）感染性肺疾病（如囊性肺纤维化、双肺弥漫性支气管扩张）肺纤维化疾病（各种肺纤维化）肺血管性疾病（原发性肺动脉高压）和其他疾病（肺淋巴管平滑肌瘤病、弥漫性肺泡细胞癌等）。

1. 单肺移植

据文献报道，可行单肺移植的疾病多达 20 余种，其中包括特发性弥漫性肺纤维化、石棉肺、矽肺、毒气中毒性肺纤维化、慢阻肺 COPD、肺气肿、肺大泡、抗胰蛋白酶缺乏症、先天性支气管肺发育不全、结节病、淋巴管平滑肌瘤病、闭塞性细支气管炎、原发性或继发性肺动脉高压、嗜酸性肉芽肿、Eisenmenger 综合征、硬皮病、外源性过敏性肺泡炎、纤维化纵隔炎、移植肺功能衰竭等。最多的是特发性弥漫性肺纤维化和 COPD。从原则上讲，凡是肺功能良好或移植后心功能可以恢复的各种晚期肺病，无论是先天的或后天的、无论是肺实质病或肺血管病，只要不合并肺部感染，均可行单肺移植。

（1）具体适应证

1）终末期肺纤维化：是单肺移植最理想的适应证。原因是保留的自体肺顺应性差，血管阻力高，这促使通气和灌注都更多的转向移植肺。而且纤维化患者无慢性肺部感染，保留一侧自体肺也就无内在感染的风险。终末期肺纤维化的标准是患者的生活质量因呼吸道疾病而严重受损，如果不做肺移植手术，估计生存时间不超过 12～24 个月。① 第一秒用力呼气量（FEV1）小于 30％；② 12 分钟行走距离小于 500 米；③ 休息时心动过速、动脉血氧饱和度减低、两侧疾病加重期间体重不能恢复、频繁住院且住院时间延长、充血性心力衰竭等。有研究表明，双肺移植者术后 6 分钟步行距离及 FEV1 无明显差异，由于单肺移植手术操作较为简单，手术耗时较短，并且年龄在 60 岁以上的受者术后早期及中存活率要高于双肺移植，因此，年龄在 60 岁以上的肺纤维化患者应首选单肺移植术。还有的研究证明术后存活的受者中，双肺移植者的远期存活率较单肺移植者高，因此对于 60 岁以下的肺纤维化患者尽可能行双肺移植。

2）慢性阻塞性肺病：包括特发性肺气肿和继发于 α1 -抗胰蛋白酶缺乏症的肺气肿，尤其适合于年龄大于 50 岁的者，因为该类患者接受双肺移植风险较大。国际心肺移植学会（ISHLT）资料显示，1995—2009 年期间终末期 COPD 患者占所有肺移植患者的 36％，其中在单肺移植中占 48.0％，双肺移植中占 26.4％，其术后存活率较理想。目前 COPD 已成为单肺移植的主要适应证。虽然由于自体肺存在一定的气体潴留，在一定程度上有通气-灌注失衡的情况，但肺移植后患者的肺功能和生活质量仍可明显改善。推荐肺移植，BODE 指数

＞5 列入肺移植名单；BODE 指数 7～10 之间；情况加重（PCO_2＞50 mmHg）；氧疗后仍有肺高压和肺源性心脏病；FEV1＜20％或者 D_{LCO}＜20％；均质性肺气肿。

BODE 指数（body mass index，airflow obstruction，dyspnea，and exercise capacity index，BODE index）是 2004 年由 Celli 等提出的一个预测 COPD 患者病情及预后的新的多维分级系统，包含四个变量：体质指数（the body mass index，B）气流阻塞程度（the degree of airflow obstruction，O）呼吸困难（dyspnea，D）及运动能力（exercise capacity，E）。近年来的研究发现，BODE 指数可以有效预测 COPD 患者的病情及预后，提供更多有价值的预后信息，并能评估肺康复、肺减容术、肺移植术等的治疗效果，评价 COPD 患者的生活质量（见表 24-1）。

表 24-1　BODE 指数计算方法

变　　量	分　　数			
	0	1	2	3
FEV1％	≥65	50～64	36～49	≤35
6MWD(m)	≥350	250～349	150～249	≤149
MMRC(scal)	0～1	2	3	4
BMI(kg/m²)	＞21	≤21		
FEV1％	≥65	50～64	36～49	≤35

（2）特发性肺动脉高压或继发性肺动脉高压

患者肺动脉压力大于 60 mmHg。推荐肺移植的情况：① NYHA 心功能Ⅲ级或者Ⅳ级；② 短期急速进展。列入肺移植名单的情况是：① 尽管内科治疗，但是 NYHA 心功能Ⅲ级或者Ⅳ级；② 6 分钟步行低于 350 米；③ 静脉使用前列腺素治疗无效；④ 心脏指数低于 2 L/（min·m²）；⑤ 右心房压力超过 15 mmHg。

确定哪一侧做肺移植，主要由下列因素决定：① 取决于供肺的来源；② 如果患者有一次开胸史，移植应选择对侧；③ 当一侧肺的通气或灌注明显减少时，移植应选择在该侧；④ 如果预计需要体外循环，移植应选在右侧；⑤ 慢性阻塞性肺病患者，选在右肺移植，而限制性肺病，如果供肺明显受者胸腔，则左侧移植由于右侧；⑥ 如果无上述特殊情况，可考虑左肺移植。因为左侧支气管较长，同时左肺静脉与左心房内缘之间的距离较大，于其间切断后分别在左肺和心脏上留下较宽的心房袖，所以左肺移植在技术上较为方便。

2. 单肺移植禁忌证

① 双侧肺化脓症，② 严重的冠心病，③ 左心功能不全，④ 不可逆的右心衰竭，⑤ 肝肾衰竭等。

3. 双肺移植

（1）适应证

可行双肺移植的疾病包括支气管扩张症、肺囊性纤维化、COPD、α1-抗胰蛋白酶缺乏症、弥漫性肺纤维化、嗜酸性肉芽肿、闭塞性细支气管炎、肺泡显微结石病、双侧大泡性肺气肿、毒气中毒性肺纤维化、组织细胞病、原发性肺动脉高压、Eisenmenger 综合征、移植肺功能衰竭、移植肺支气管软化等。从原则上讲，凡是合并肺部感染的各种晚期肺实质或肺血管

疾病,只要心功能尚好,或右心功能可以恢复,不合并严重的冠心病或心瓣膜病,均可行双肺移植。具体适应证如下:

1)双侧肺化脓症,如囊性肺纤维化、支气管扩张症等。患者经常住院来控制急性肺部感染,不能维持体重,需要吸氧,FEV1 小于 30%,$PaCO_2$ 升高。其中,囊性肺纤维化推荐肺移植的情况是 FEV1<30% 的预计值,或者快速下降(特别是在年轻女性患者);肺部疾病恶化需要入住 ICU;疾病加重的频率增高,需要入住 ICU;难治性或者复发性气胸;反复咯血经内科治疗无效。而列入肺移植名单的情况是不能脱离氧气;高碳酸血症;肺动脉高压。

2)年龄小于 50 岁的慢性阻塞性肺病患者,特别是继发于抗胰蛋白酶缺乏症者。

(2)手术禁忌证

1)晚期的右心室纤维化或顽固的右心功能不全是双肺移植的绝对禁忌证。但是如果患者有储备的右心室收缩性,仅由于肺动脉高压引起右心室扩张、射血分数下降,则不是双肺移植的禁忌证。

2)年龄超过 50 岁,实施双肺移植风险较大,属于相对禁忌证。

3)其他同单肺移植禁忌证。

尽管双肺移植的数量和占比逐年上升,但是单肺移植仍然具备手术时间较短、患者恢复较快,较少采用体外循环辅助以及最大程度地利用供体肺脏等优点。如何选择手术方式,需要综合评估患者的基础疾病、年龄状态、恢复潜能、手术风险等方面。

4. 肺移植供者的选择标准如下

符合脑死亡标准;年龄小于 55 岁;ABO 血型相符;胸部 X 片提示肺野清晰;吸入纯氧、呼气末压 5 cmH_2O 时,动脉氧分压超过 300 mmHg;气管镜检查无脓胸分泌物;供肺大小与受者胸腔大小相近,容积大小最好控制在 15%~20% 的范围之内,供体肺脏的大小可以依据年龄、性别、种族和身高作出估计,供肺过大可以导致心脏压迫和肺不张,而较小的供体可以在较大的受体胸腔内良好工作。若不符合上述标准,则不适于用作供体。供体的细菌学培养和药敏试验对于指导术后用药非常关键。由于目前供体肺脏非常短缺,供体的接受度相比以往有较大的提升,稍许的影像学浸润性改变在许多移植中心也能接受。供体病毒血清学检查非常重要,需要排除供体丙肝(+),会造成肝炎传播。巨细胞病毒(CMV)对供体和受体都会产生一定的影响,巨细胞病毒感染与患者急性排异、慢性排异和急性病毒性肺炎密切相关。供体(-)/受体(-)的血清学组合患者预后最佳。EB 病毒(Epstein-Barr virus)血清学检查结果影响到受体的围手术期处理,EBV 供体(+)/受体(-)组合存在发生淋巴组织增生性疾病(PTLDS)的风险。

5. 肺移植受者的选择标准如下

美国胸外科协会和国际心肺移植协会联合制定的受体选择标准为:合适年龄(心肺移植 55 岁、单肺移植 65 岁、双肺移植 60 岁)临床和生理功能上的严重疾病、药物治疗无效、预期寿命有限、理想的营养状态、良好的社会心理状态和控制情绪能力、足够的经济实力能够承担手术及后期的治疗费。绝对禁忌证:不能控制肺外感染、恶性肿瘤未愈、其他重要脏器的存在严重功能障碍、没有戒烟、药物或者酒精依赖、存在心理疾病或者不能配合治疗、HIV 感染、活动性乙肝或者丙肝。相对禁忌证:不理想的营养状态(体重指数小于 17 或者大于 35)骨质疏松、长期大剂量激素、广泛耐药细菌、真菌等的定殖。长期机械通气和既往胸膜手术史并不是肺移植的绝对禁忌证。

二、肺移植的术前准备

（1）受者术前准备

术前检查包括心导管检查、冠状动脉造影、放射性核素右心室造影、组织分型、病毒培养和定量通气-灌注扫描等，并请心内科、肺内科、精神病科和牙科医师会诊。然后把资料登记注册，寻找合适的供体肺。每一个等待肺移植的患者都有个人的肺移植分配（LAS）评分。与以往的模型有所不同，新的评分系统不仅根据患者的等待时间，而且须结合患者以下的几种情况：

1）疾病严重程度。

2）疾病进程。

3）在一年内得不到供体死亡的概率。

4）在移植后的 1 年患者存活的可能性。

据文献报道，列入肺移植名单的患者在等待供体期间的死亡概率大约为 15%。

术前康复训练包括在 SPO_2 监测下骑固定自行车和踩踏车。

（2）供者的准备

脑死亡、气管内插管的供体容易患肺部感染、肺水肿及其他异常情况，因此在准备中应该：① 用定容型呼吸机、40% O_2 和 5 cmH_2O 呼气末正压通气；② 控制液体的输入，维持中心静脉压小于 10 cmH_2O、平均动脉压 70～80 mmHg；③ 经常吸痰；④ 胃肠减压。

三、供体肺的保存和获取

1. 供肺的保存技术

供肺保存一直是肺移植研究的热点。最初多伦多移植组采用肺脏萎陷和低温保存的相关技术，经过几十年的发展，肺脏保存技术也有了非常大的提高。主要体现在以下几个方面：

（1）供体获取前肺保护性通气

供肺的保护需要从供肺获取之前开始。脑死亡的患者在监护室中使用机械通气维持生命体征，此时就需要考虑到肺脏的保护性通气策略。潮气量 6～8 mL/kg，PEEP＝5 mmHg，FiO_2＜0.5，是最基本的通气策略。在获取供体之前，需要非常注重呼吸道的管理，及时清除气道分泌物。由于脑死亡患者大量细胞因子的释放，可以使用 15 mg/L 甲强龙冲击以改善移植的预后。为了防止肺水肿，需要监测中心静脉压，并控制补液量，维持 CVP 4～10 mmHg。

（2）供体获取过程中肺保护

保护性肺通气策略应当贯穿于整个供肺获取的过程中。具体要求为：潮气量 6～8 mL/kg，PEEP＝5 mmHg，FiO_2＜0.5。肺动脉灌洗目前使用的是 60 mL/kg Perfadex 与 500 μg 前列腺素 E1，灌洗液的温度在 4～8℃。肺动脉灌洗的压力维持在 30 cm 左右，不能过高，一般情况下需要灌洗 20 分钟左右。肺动脉灌洗之后，移除心脏，开始逆行灌注，16Fr Foley 导管插入肺静脉，用 250 mL 的 Perfadex 液灌洗每个肺静脉口。在移除供肺之前，用 50% 浓度的氧气和 20 cm 的峰压使肺脏充气，然后切除，放于肺保存液中运输。

（3）无心跳供体的肺保护

肺移植合适供体的缺乏以及肺移植需求量的日益增加导致越来越多的潜在肺移植受者在等待供肺的过程中死去。缺乏合适的供体已经成为限制肺移植广泛开展的最主要制约因素。无心跳供肺的利用无疑成为最具前景的一个供肺来源。在第一次无心跳供体（NHBD）国际研讨会上，人们将无心跳供者分为4类，即马斯特里赫特分类：Ⅰ型——到院时已死亡；Ⅱ型——心肺复苏失败后死亡；Ⅲ型——等待心脏停搏；Ⅳ型——脑死亡患者心脏停搏。其中Ⅰ型和Ⅱ型称为不受控的无心跳供者，Ⅲ型和Ⅳ型称为受控的无心跳供者。不同类型的无心跳供者对于供肺的保存、供肺功能的评估都提出了不同的要求。对无心跳供体来说，在循环骤停和开始原位低温灌洗之间总会存在一定的延迟，对于非受控的无心跳供体来说尤其如此。征得家属的同意以及组织器官获取都需要时间进而延长热缺血时间，又由于此时 NHBD 的准备过程排除了开放性外科操作的可能，因此世界各地的研究组尝试了各种微创，甚至无创的 HNBD 供肺保存方法。

1）通气保存与低温保存：2003年的国外的一项实验研究就对 NHBD 供肺热缺血期间是通气保存还是表面冷却保存的争议给出了答案。该研究中实验者以肺动脉灌洗、低温保存4小时的有心跳供体为对照，比较了热缺血1小时，通气保存3小时或表面冷却3小时对无心跳供肺的保存效果。实验证实通气保存组在肺血管阻力（PVR）氧合指数及湿干比（W/D）等方面均显著差于表面冷却组及有心跳组。而国内学者在指出表面冷却和气管内高流量冷湿气体通气不足的基础上，提出在无心跳供体经历4小时热缺血期间，单独经气管给予低浓度（250×10^{-6}）CO 机械通气即可显著改善移植肺功能，减轻肺水肿及缺血再灌注损伤。

2）表面冷却（topical cooling）：表面冷却的实施主要是通过两根胸腔引流管持续不断地向胸腔内灌入低温盐水或器官保存液，然后再通过另外两根引流管引出。为了使供肺能够更好地浸在低温溶液中，流出道引流管常连接一个 $5\,cmH_2O$ 压力的流出系统。此后围绕着表面冷却这一主体，又有了许多改进和补充。

3）LPD 液与冰盐水：有研究发现，在经历3小时的原位热缺血后，以 LPD 液行表面冷却较以冷盐水行表面冷却能显著降低 PVR 及氧合指数，提高氧合水平，降低支气管肺泡灌洗液中炎症因子的浓度。而对于经历1小时热缺血的实验组来说，使用 LPD 液或冰盐水进行表面冷却并未对上述参数产生显著影响。这说明对于需经历较长时间热缺血的供肺以 LPD 液行表面冷却更具优势。LPD 液的这种优势可能在于在表面冷却过程中，LPD 液可以透过脏胸膜，通过调节胶体渗透压减轻肺水肿，并通过改善肺血管收缩降低 PVR。

4）供肺灌洗及灌洗途径：国外有学者先后研究了 NHBD 供肺热缺血后直接获取以及经历1小时原位热缺血和2.5小时表面冷却后获取供肺时，是否需要灌洗以及灌洗的途径。在这两组实验中，研究者均发现经左心房逆向灌洗组的肺血管阻力要显著低于顺向灌洗组及无灌洗组。逆向灌洗组在肺氧合能力、顺应性以及气道平台压等方面也都表现出优势，但无显著性差异。在灌洗开始的最初阶段，逆行灌洗组灌洗液中血红蛋白的浓度要显著高于顺行灌洗组，意味着可以更有效地冲洗残余血块和微血栓。研究者认为这些现象直接相关，更有效地冲洗出残余血块及微血栓导致了再灌注时较低的 PVR。同时认为低温顺序灌洗可能对收缩的肺血管系统产生不利影响，从而建议 NHBD 供肺在表面冷却之后行逆行灌洗获取供肺。

5）高流量冷湿气体通气：虽然表面冷却已被众多的实验研究和临床 NHBD 肺移植所

采用,并证明是在原位热缺血期间保存无心跳供肺较好的办法,但仍有学者认为此方法需要外科干预并对支气管的保护不足,进而导致随后的支气管吻合口愈合不良,后者曾被认为是NHBD肺移植的一个弱点。用低温气体通气,通过支气管树而非外科切口来原位冷却NHBD供肺代表了一种无创的供肺保存方法。持续支气管内高流量冷湿气体通气,同时克服了因比热差异及低温气体复温而导致冷却效果不佳的问题,显著降低供肺支气管内、肺表面及肺核心温度。此方法简单易行而且无创,能尽早开始对无心跳供肺的保存,也可作为热缺血时表面冷却开始前的过渡,改善对支气管的保护并降低可能存在的NHBD肺移植后气道并发症的发生率。

6)抗凝及纤溶:心脏停搏后微血栓的形成以及肝素和纤溶剂对保存NHBD供肺的潜在效用也被广泛研究。国外的研究者在猪的体外再灌注模型中观察了尿激酶对NHBD肺移植后功能的影响。他们发现在再灌注液中加入尿激酶可显著改善移植肺功能,降低肺水肿程度。证实循环停止后肝素化的优势以后,进一步指出肝素化的最佳时机应该在心脏骤停后30分钟。

(4)肺脏移植过程中的肺保护

在种肺之前,肺脏处于冷却和充气状态,而且在此低氧、低温保存的过程中可以采用的其他保护性手段相对较少。减少热缺血时间和肺萎陷时间是种肺过程中肺保护的关键。通常在种肺过程中,我们使用冰冷的灌注液浸泡的湿纱布覆盖于供肺表面,以避免肺脏复温。另外在肺脏种植完毕之后,肺动脉开放是一个逐步的过程,松开阻断钳到完全开放控制在10分钟左右,研究表有利于改善移植物的功能。

(5)肺灌注液

合适的肺保护液、存储温度、肺膨胀程度、氧浓度和一些特殊药物能够增加移植物存活的机率。低温灌注的原则是冷却肺组织,排出肺血管床的血液,从而防止微循环血栓和内皮损伤。目前实验的结果和临床的数据显示:细胞外液比高钾、低钠的细胞内液能够达到更好的保护效果。最为常用的LPD细胞外液为Perfadex液,另外还有cambridge液、celsior液和papworth液等。而Euro-Collins液及Wisconsin液为细胞内液。LPD液的主要成分是低分子右旋糖酐和低钾。有许多研究显示,细胞外液能够减少移植物失功能、减少呼吸机依赖时间和降低30天死亡率。

(6)药物添加剂

两种药物在肺保护中广泛应用,即前列腺素和糖皮质激素。前列腺素 E_1 和前列环素能在冷保存中主要是由于其扩张微循环的作用能够抵消低温引起的血管收缩。文献还报道PGE1还能够降低前炎症细胞因子的表达,这在改善缺血再灌注损伤中非常重要。大剂量的甲强龙的应用主要是由于其明显的抗炎效果,15 mg/kg的甲强龙通常在肺供体获取之前和肺动脉开放之前应用。此外,氧自由基清除剂,如别嘌呤醇、甘露醇、还原型谷胱甘肽、低分子右旋糖酐、超氧化物歧化酶等已成为灌注保存液的基本组成成分,这些成分可作用于氧自由基形成的不同环节,改善移植肺的功能。

(7)新的肺保存技术(体外常温肺灌注)

传统的肺脏冷保存技术主要针对年轻且质量较好的供体肺脏。然而随着供体需求不断提高,一些年龄较大的供体肺脏和受损的供体肺脏也被临床应用。如何对这部分肺脏进行保存和修复是一个新的研究领域。传统的冷保存方法抑制了细胞代谢，同时也关上了供肺修复的大门。近年来，常温(37℃)或者接近常温(25～34℃)肺灌注技术在肾脏和肝脏供体保护中已经得到应用。目前利用体外肺灌注技术(EVLP)进行肺保存和评估后的肺脏，也能够被顺利用于临床肺移植中。多伦多肺移植团队开展了人类离体肺灌注的研究，尽管总灌注保存时间比较长，达6～17小时，然而经过灌注保存之后，肺功能不仅没有下降，甚至较供肺刚取下时还有明显提高。加上使用IL-10对"损伤肺"进行基因治疗，并利用基因芯片检测供肺的多细胞因子mRNA表达水平，从而预测患者肺移植术后的存活情况。研究表明，使用经离体肺灌注处理的部分既往被认为是"不合格"供肺的受者，其远期存活率与常规肺移植后存活率差异无统计学意义。其使用的灌注液是瑞典的steen液(vitrolife)。EVLP技术的发展为供体肺脏的质量控制、基因药物修复打开了通道。

我们在供体全身肝素化和阻断循环之前，应用肺血管扩张剂——前列腺素 E_1 500 μg 直接肺动脉注入，在肺脏处于中度膨胀和氧浓度高于室内空气(通常情况100%)的情况下进行肺动脉灌洗。经典的灌注液为细胞内成分灌注液 Euro-Collins 和 Wisconsin 液。目前，我们较多采用 Perfadex 液，是一种细胞外成分灌注液。主要原因是细胞内高钾液增加原发性移植物失功能和缺血再灌注损伤的发生率。将供肺取出后放置于冰冷的晶体液，并且在运输过程使其处于半膨胀状态，这样能使供肺缺血时间在6小时之后仍然正常工作。在序贯式双肺移植中，有时第二个肺脏缺血时间达到8～10小时，仍旧获得满意的效果。肺动脉灌洗的温度一般情况下维持在1～4℃，保存和运输维持在1℃左右。

有研究建议对供肺在移植前再灌注一次，称为晚期再灌注。目的是为了清除供肺保存期间产生的炎症介质等有害成分。晚期再灌注可清除氧自由基、激活的炎性介质和补体等细胞毒性成分，减轻肺血管内皮细胞和肺泡细胞的损伤。

2. 供肺的获取

供者取仰卧位，取胸骨正中劈开切口，游离主动脉和上、下腔静脉，解剖供侧肺动静脉。肺动脉注入0.5 mg前列腺素E1，以消除肺血管对冷灌注的收缩反应，使灌注更为有效。在阻断主动脉前，结扎上腔静脉，切断下腔静脉，切除左心耳尖，以便灌注液外溢，防止左右心膨胀，减轻肺水肿。于升主动脉插灌注针，灌入心脏停搏液，同时于肺总动脉灌入3升冷灌液。在上述顺行性灌注的基础上，增加自肺静脉的逆行灌注，可使灌注液的分布更加均匀。同时如果肺动脉有血栓，亦可以清除。灌注期间肺处于中度膨胀状态，心肺表面放置盐水冰屑。抬高心脏，显露供侧肺静脉，距肺静脉5 mm处切开左心房，自心脏上分离肺静脉。保留5 mm宽的左房袖在肺静脉上。在肺总动脉分叉处切断供侧肺动脉，常规移除心脏。近隆突处切断主支气管，摘除肺脏，以中度膨胀状态置入冷晶体液体中。

四、肺移植的麻醉管理

肺移植的麻醉要求非常苛刻，麻醉师需要有丰富的普胸和心脏外科麻醉经验、对支气管镜以及体外循环、心肺的生理过程都有深入的认识。麻醉中每一例患者进行全血流动力学监测，包括中心静脉导管、Swan-Ganz导管、桡动脉导管，如果使用体外循环，再放置一根股动脉导管。术中常规使用经食管心脏超声监测，对于容量的控制和血管吻合口的检查价值巨大。手术常规使用左侧双腔气管插管麻醉，对于感染性疾病，在双腔管插管之前先插入单腔管吸净气道分泌物。对于感染性疾病胸腔存在严重感染的患者,可使用抑肽酶,能够有效减少围术期的出血。

麻醉医生还需要掌握每一个肺移植疾病的特点,比如 COPD、肺纤维化、原发性肺高压、囊性肺纤维化、支气管扩张等,疾病本身的特点影响着手术方式的选择,也影响着术中的麻醉决策,以及是否应用体外循环(CPB)。

麻醉前要仔细观察病历记录、化验报告,评估手术风险并制定麻醉计划。患者在术前等待时通常不用镇定药物,因为患者的危重状态往往使他们对麻药产生过度反应,从而产生低氧或者高碳酸血症抑制呼吸。当患者进入手术室后,扣上氧气面罩、连接心电和氧饱和度检测,开放静脉通路和动脉监测。麻醉诱导是患者经历的一段高危险时段,一些文献报道在此时出现血流动力学不稳定能够导致患者心跳骤停的可能。诱导麻醉前的患者往往肺动脉压力增高,出现低氧或者高碳酸血症,从而导致肺血管阻力增加,诱发右心功能衰竭。因此充分的氧合、防止高碳酸血症在麻醉诱导的时间段内非常重要。经食管心脏超声监测(TEE)在肺移植手术中非常重要,它在评估心脏容量、心室功能、观察吻合口情况及观察血流通畅情况有着极其重要的作用,另外也能观察血栓形成和排气情况。

对于阻塞性疾病的麻醉通气策略主要借鉴成人呼吸窘迫综合征的通气策略,主要包括:潮气量 $6\sim8\ \mathrm{mL/kg}$,及小心使用 PEEP。因为过高的 PEEP 会降低静脉回流,增加肺血管的阻力和增加右心负荷。对于肺纤维化患者由于肺脏顺应性低,在机械通气时可能会造成气压伤,因此对于此类患者建议使用压力控制来替代容量控制。移植后的肺脏通气有如下特点:移植肺复张的早期,肺脏会有一段时期顺应性较低,但是随着之后顺应性的升高,原先的压力设置导致潮气量的增加,和肺脏过度膨胀。通常来说,机械通气的目的是最低的气道压力维持正常的二氧化碳水平和防止低氧血症。

疾病的特点在一定程度上决定着手术方式,COPD 患者和肺纤维化患者通常需要单肺移植,囊性肺纤维化等感染性疾病的患者需要双肺移植。

无需体外循环辅助的患者术中需要单肺通气,通常选用左侧单腔气管插管通气。右侧支气管插管也可用于左侧单肺移植,但是右侧插管常常会影响右上叶的通气,因为右上叶开口变异较多,而且右侧插管不易固定位置。插管完成后用纤维支气管镜进行最后定位。双腔气管插管相比支气管阻塞导管更加容易进行呼吸道吸引。手术结束之后,需要再次更换为单腔管并洗净气道分泌物。如果术前有气道困难插管的患者,可以保留双腔管。

单肺通气的起初可能会产生血流动力学的不稳定。分流会加重低氧、高碳酸血症、酸中毒,从而增加肺血管阻力,进一步影响右心功能。术中对付低氧的对策包括通气肺的 PEEP 和非通气肺的 CPAP 使用,但是两者都有一定的缺点。非通气肺 CPAP 的使用会导致术侧肺暴露不佳,PEEP 的缺点在上文也有描述。除此之外,术侧肺脏 PEEP 过高会加重低氧导致的肺血管收缩,所以在增加 PEEP 时需要循序渐进,以避免其副作用的产生。术中在切除单侧肺脏阻断一侧肺动脉干时会改善肺内分流,然而这也会增加右心室的后负荷。经食管心脏超声能够帮助判断是否能够耐受一侧肺动脉的阻断,如果此时患者出现血流动力学不稳定,需要及时进行体外循环辅助。

在一侧的吻合口完成,肺动脉开放灌注之时,需要轻柔地鼓肺通气。肺脏的过度膨胀会导致肺水肿和气压伤。对于术前肺高压的患者,此时可以吸入一氧化氮(NO),其可以显著降低肺动脉的压力而对体循环压力不产生影响，从而可以降低右心符合，增加心室的灌注。灌注液和代谢产物从缺血心脏进入循环，或者空气进入冠脉时可能会发生低血压。由于解剖原因，空气容易进入右冠状动脉，从而容易损伤右心功能。在此阶段往往需要应用血管活性药物来增加灌注压力，例如去甲肾上腺素和苯甲肾上腺素。多巴胺也是常用的药物，因为能增加心肌收缩力（尤其右心）和升高血压。

肺移植手术是否需要常规应用体外循环辅助曾经引起很多争论。支持者认为 CPB 能够稳定患者的循环状态，特别是有部分患者不能耐受单肺通气，这时 CPB 能够给患者很好的保护。反对者认为 CPB 会增加术后的带管时间，增加输血的概率，增加肺水肿的概率和早期移植物失功能的可能。最近有研究表明 CPB 辅助的 COPD 移植患者生存期延长，而且没有副作用。不过以往的文献缺少随机对照的研究，基本都是小样本量的回顾性研究，而且患者本身存在很大的异质性。因此 CPB 是否对患者有利，是否会导致到早期移植物失功能还处于争议之中。通常，CPB 作为肺移植中最基础的循环支持方式之一，尤其适用于血流动力学不稳、单肺氧合功能较差、肺动脉压急剧升高、术中出现右心功能不全以及胸腔较小致暴露困难等情况下使用。ECMO(extracorporeal membrane Oxygenation)作为一种循环支持方式，可用于术前患者等待肺移植的过渡、肺移植术中的循环支持以及 PGD 的治疗。ECMO 对血流影响小，不需全身肝素化，可减少围手术期的出血，对炎症介质的影响小，也可作为 PGD 和缺血再灌注损伤的防治措。在肺移植手术中，ECMO 能否作为常规替代 CPB 目前还无定论，但其优越性已经显现。

对于麻醉师来说，如果术中采用 CPB 辅助，在处理上就会有很多不同。如果手术计划就需要体外循环辅助，就不必采用双腔气管插管通气。但是也有机构常规采用双腔气管插管，因为术中如果发生肺部出血，单腔管很难完成气道的隔离。另外如果术前就决定使用体外循环辅助，则硬膜外麻醉的策略就应该相当慎重。如果术前没有打算使用 CPB 辅助，则体外循环则必须常规准备，以防止麻醉、术中可能出现的循环不稳定。

不少文献报道了肺移植的麻醉方案，绝大部分都采用大剂量的苯二氮卓类和麻醉药物的使用。Myles 报道了静脉异丙酚和吸入麻醉药的联合应用，Raffin 并不采用吸入麻醉药，因为存在吸入麻醉剂能够增加缺血再灌注损伤的报道。如果采用的 CPB 辅助，麻醉师需要考虑体外循环管路对麻醉药物药代动力学的影响。CPB 的建立起初会大大降低麻醉药物的血浆浓度，另外病肺移除之后，移植肺开放时药物浓度也会降低。因此在这些时间点需要补充麻醉药物的剂量。移植术后硬膜外镇痛的使用能够使患者早期拔管、改善疼痛。但是如果患者出现术后低血压等循环不稳定的情况，则需要暂停硬膜外镇痛直至血压稳定。硬膜外留置管的拔除可以等到患者拔除胸管之后。

术中血流动力学不稳定可以在任何时间点发生。通常情况下肺移植患者的左心功能基本正常，但是右心功能都有降低，特别心脏后负荷增加的时候（如肺动脉钳夹）。多巴胺和多巴酚丁胺的静脉输注能够增加右心收缩力、同时增加体循环的压力。磷酸二酯酶抑制剂能够增加心肌的收缩力，同时降低肺血管阻力。一氧化氮的作用在前面已经讨论，能够降低肺血管阻力，减低右心室的工作负荷，而对体循环影响甚微。

低血压不及时纠正会引起心肌灌注不足，从而进一步损害右心室功能。由于左心功能通常情况下正常，使用去甲肾上腺素和苯甲肾上腺素能够增加体循环的阻力和全身血压。

除了保护性通气策略之外,限制液体的输注非常重要,文献报道其能够降低肺部并发症。中心静脉压的增加与术后器械通气时间延长和死亡率相关。近来的文献报道术中胶体输注的容量与早期移植物失功能相关。然而,过分限制液体的使用必然导致升压药物的使用,因此需要平衡液体和升压药物的使用,保证脏器的关注。

患者尚未离开手术室时就要着手于术后的处理措施,麻醉师在手术结束后需要进行以下一系列处理:更换双腔管为单腔管、麻醉状态的维持以方便气管镜进行呼吸道的评估、准备转入 ICU 的各项工作。更换气管插管时,麻醉师需考虑麻醉前的插管条件。如果术前为困难插管,可以使用人工气管更换导管,操作时必须非常小心,避免对吻合口造成损伤。另外,万不得已的情况下也可以保留双腔气管插管直至顺利拔除,当然要与 ICU 医师有效沟通,因为 ICU 医师对于双腔管的熟悉程度不及单腔管。患者在肺移植手术结束后保留气管插管状态,神经肌肉阻滞药物和镇静药物的使用可以直至拔管前。

总之,肺移植的麻醉是对综合能力的考验,心脏及普胸外科的麻醉经验和对循环呼吸生理知识的掌握将对患者麻醉期间的正确处理起到非常重要的作用。

五、单肺移植手术步骤

1. 受者自体肺的切除

（1）切口

取标准后外侧切口经第五肋间进胸。如果存在严重的肺动脉高压,需要建立体外循环则选择第 4 肋间,便于升主动脉插管。当然前外侧切口也能对单肺移植达到良好的显露。

（2）游离肺动静脉

围绕肺静脉打开心包,游离肺静脉和肺动脉。在右侧,切断奇静脉,于上腔静脉后解剖右肺动脉;在左侧,切断动脉导管韧带,可使肺动脉显露良好。暂时阻断肺动脉,观察对侧肺动脉压、体动脉压、心率和动脉血氧饱和度的变化。阻断肺动脉前,根据肺动脉压的水平和术前测定的肺血管对硝普钠的反应,可酌情静滴硝普钠。应用经食管超声心动图监测术中右心室功能,有助于确定是否需要体外循环。如果阻断肺动脉后发生上述指标的明显紊乱,则需要进行体外循环。在右肺移植可经主动脉和右心房插管;左肺移植可以采用股动静脉转流。如果阻断肺动脉后各项指标稳定,则可以切除受者肺脏。

（3）移除肺脏

细胞外切断肺静脉。分别切断肺动脉的第一分支和降支,保留较长的肺动脉,以便随后可酌情修整。尽量不解剖主支气管周围的组织,在上叶开口的近端切断主支气管。移除肺脏后,于肺静脉近侧钳夹左心房。拆除肺静脉残端结扎线,连接上下肺静脉开口,形成一个宽大的左心房袖。

（4）手术要点

1）受体肺脏的切除通常在供体到达手术间时才开始进行。

2）在切除病肺时一定要充分游离胸腔粘连,并彻底止血。特发性肺纤维化和感染性肺疾病胸腔粘连往往非常严重,而肺气肿和原发性肺动脉高压大多没有严重的粘连。

3）分离粘连时注意不要损伤肺门前方的膈神经,在游离下肺静脉、解剖肺门、阻断血管和进行牵拉的时候都存在损伤膈神经的可能。

4）注意不要损伤肺门后方的迷走神经,尤其是左侧迷走神经绕过肺动脉韧带发出喉返神经。左侧喉返神经在解剖左肺动脉干时容易受损,注意电刀功率不要设置过高。

5）肺动脉和肺静脉的处理尽量在远端切断。通常结扎和切断上叶动脉的各个分支并不困难,这有利于增加肺动脉的长度和缩小肺动脉口径。右肺动脉可以选择在上叶第一支动脉远端1 cm处切断,左肺动脉可以选择在左上叶第二支动脉的远端切断,对肺动脉高压的患者减小肺动脉口径非常重要。用缝合器或者用丝线结扎并切断肺静脉以后,再要打开心包暴露左心房,以利于心房吻合。支气管的离断在上叶与主支气管分叉处用电刀切断,注意不要过分游离隆突下淋巴结和周围组织,切除完毕后创面充分止血,出血的支气管动脉用钛夹仔细处理止血,如果在完成吻合后再进行止血则暴露相对困难,而且容易损伤吻合口。一旦取出病肺后用刀片和剪刀修剪支气管,大约保留支气管长度为据隆突3～4个软骨环水平。

2. 供肺的植入

（1）修整供肺

仔细比较供者与受者之间心房袖和肺动脉的大小,适当修整使两者相适应。于上叶支气管开口近端2个软骨环处切断供肺主支气管。

（2）吻合支气管

支气管吻合技术最为重要的部分为进行吻合前切除主支气管缺血的部分,切除后吻合口不论是套叠缝合或者端端吻合都能在最大程度上保证愈合。受体支气管在纵隔胸膜处切断,供体支气管断离水平不超过上叶支气管开口近段2个软骨环。支气管吻合技术的首要要求就是不漏气。支气管的吻合方法有很多种,我们一般从环膜交界部开始吻合,采用4-0单股可吸收缝线（PDS）连续缝合膜部,前方的软骨部用单股可吸收缝线间断缝合。膜部一般由于血供良好而较少产生狭窄和裂开,除非膜部吻合后存在很大的张力。如果受体供体支气管口径相差较大,也可以采用8字缝合方法把相对较细的支气管套入相对较粗的支气管中。缝合完毕后,我们常选用心包、肋间肌、纵隔脂肪等组织包绕支气管吻合口周围可减少相关吻合口裂开、支气管周围脓肿、支气管血管瘘等并发症的发生。吻合心房袖：用湿冷纱布包裹供肺,置于受试者胸腔后,局部用冰屑降温。

（3）肺动脉吻合

受体的肺动脉总干用Satinsky钳阻断,钳夹的时候注意勿将Swan-Ganz导管夹住。修剪供肺肺动脉和离断受体肺动脉时,注意吻合处的肺动脉口径相仿。供体肺动脉和受体肺动脉要进行充分修剪,保证肺动脉长度不要过长和扭曲,避免产生血栓。肺动脉吻合时用5-0聚丙烯丝线连续缝合,肺动脉吻合时进针距离动脉边缘的距离不能过远,否则会引起吻合口狭窄。

（4）吻合肺静脉(心房袖)

把肺静脉残端往外牵拉,用Satinsky钳夹住受体的左心房,切除上下肺静脉的残端,用剪刀剪断上下肺静脉的脊,以形成受体的心房袖口,然后用丝带固定以减少后面牵拉钳子造成的移位和脱落。心房的吻合用4-0聚丙烯丝线连续缝合,内翻褥式缝合有利于内膜对合良好,并利于减少术后栓塞的风险。在前壁最后完成吻合打最后线结之前,使肺轻微充气,同时暂时略微半松开肺动脉钳,经开放的左房吻合口排气。半松开心房阻断钳,确认吻合满意没有明显漏血时松开阻断钳,否则在吻合不满意处加针缝合。静脉吻合口技术上的相关并发症要多于肺动脉,如供体留取的肺静脉长度过短或者吻合口发生一定程度的扭转都会增加肺静脉回流的阻力,因此移植患者即便是仅仅存在心房吻合不满意也足以引起严重的肺水肿。如果患者在离开手术室之前或者术后 4～6 小时之内就出现严重的肺水肿,首先需要考虑肺静脉的吻合不佳引起。因此在吻合结束后要用经食管心脏超声观察吻合口情况。

3. 术中注意要点

1) 受者的手术时机应与供肺的获得密切配合,以尽量缩短肺缺血的时间,肺缺血时间以少于 6 小时为宜。

2) 供肺切取时要注意肺保护,如肺灌注前注射前列腺素 E_1,可使灌注更为有效。切断下腔静脉和左心耳,切实防止心脏膨胀,减轻肺水肿。

3) 切除受者肺脏时应避免解剖主支气管周围的组织,以防止支气管动脉血液供应的破坏而导致支气管缺血。

4) 修整供肺时,供者支气管应靠近肺门切断;肺静脉采用左房袖吻合,可减少肺静脉血栓形成。

5) 支气管吻合技术:目前支气管吻合方法以套入式(telescoped bronchial anas tomos is)和端-端式(end-to-end bronch ial anastom os is)吻合流行最广。前者连续缝合支气管膜部后,再水平褥式间断缝合软骨部。这种方法能减轻气道吻合口的缺血,不易发生瘘,但支气管的套叠导致易发生支气管吻合口狭窄。而端端式支气管吻合法则连续缝合支气管膜部,其后单纯间断缝合软骨部,可保证黏膜的准确对合,从而将气道并发症发生率降至 3% 左右。但这种方法的技术要求高,术者需对技术细节拿捏精确。

此外,也有学者采用改良的套入式吻合法,即采用 4-0 prolene 连续缝合膜部,用 4-0 单乔"8 字"缝合与褥式缝合交替吻合软骨部。改吻合方法从理论上分析,用两种光滑的细线将内翻和外翻的缝合术的交替进行,即保证了吻合口对位一致,又减少了供受体支气管套入重叠的部分,减轻了支气管腔内皱襞的形成,有利于供体和受体内膜的爬行生长和完整覆盖,为吻合口的愈合与血供再建立提供了更好的结构平面,而且由于减轻了支气管腔内皱襞的形成,从而减少了气管分泌物在吻合口的滞留,有助于预防吻合口的感染、肉芽过长和瘢痕狭窄的恶性循环。还有学者采用单纯连续缝合,同样取得了较好的效果,其研究中早期愈合良好率达 97.4%,234 例中仅 2 例(0.9%)需要放置支架,有 4 例发现轻微愈合缺陷无须处理。该吻合方法简单省时、利于掌握,术后异物留存少,可适合不同大小开胸切口和不同口径的支气管吻合。

6) 随着对肺移植的深入研究,手术后大量使用激素引起气道并发症的作用不可忽视。有实验证明激素并没有防止早期排斥的作用,故有作者建议避免术前使用激素,最好推迟到术后 2～4 周以后,或改用小剂量(15 mg/d),改善肺的再灌注损伤。我们使用激素(强的松)的起始剂量为每天 0.5 mg/kg,并逐渐减量。

六、双肺移植手术步骤(双侧序贯式肺移植)

1. 供肺的获取

(1) 供肺的保护(详见第二十四章三、供体肺的保存和获取)

(2) 移除心脏

自右心房解剖房间沟,以显露右肺静脉近侧的左房壁 1～3 mm。于主动脉灌注点横断升主动脉,于总肺动脉中点横断肺动脉,切断上下腔静脉。左心房的处理方法是先从左肺静脉汇合处与冠状窦中间切开左房壁,然后牵引心脏,向上下延长切口,最后于先前解剖的房间沟处切断左房壁。此法既在左右肺静脉口保留了足够的左房袖,又在心脏上保留了完整的右房,心肺可以分别用于双肺移植和心脏移植。

（3）双肺大块切除

移除心脏后,沿脊柱前解剖后纵隔,下至膈肌平面,上至主动脉弓上气管中点,气管和两端食管用缝合器夹闭,于胸顶切断主动脉弓的分支,膈上切断胸主动脉,将双肺连同食管和主动脉一起整块切除,这样便于快速而安全地摘除肺脏。如需运输,可将双肺组织放入盛有4℃生理盐水的塑料袋中,再置于冰桶中,围以冰屑。

（4）分别摘取左右肺

供肺抵达手术室后,仍置双肺组织于冷盐水中,去除食管和主动脉,在总肺动脉分叉处切断两侧肺动脉,自中线纵行切开左心房右壁,分别在左右肺静脉上留下足够的心房袖。于上叶支气管开口近端2个软骨环处切断两侧主支气管。避免过多的解剖支气管残端周围的软组织,以尽量保留支气管动脉的侧支循环。

2. 受者大网膜蒂的游离

取上腹正中切口,自横结肠游离大网膜,并将其纵行分成两个网膜蒂,仔细保留每个蒂的血管。将网膜蒂的尖端置于剑突下,待以后放入胸腔。缝合腹部切口。

3. 受者自体肺的切除

（1）切口

传统上双肺移植常选用clamshell切口（双侧前外侧开胸＋胸骨横断）,能够提供良好的暴露,但是有引起胸骨不愈合的风险,我们现在较少选用clamshell切口,而采用双侧前外侧第四或者第五肋间切口,不横断胸骨。也有的肺移植中心采用正中切口。

（2）切除右肺

分离右肺与胸壁、纵隔和膈肌之间的粘连,游离肺动静脉。解剖房间沟,以便于放置左心房夹。将Swan-Ganz导管推入左侧肺动脉,应用左侧单肺通气（左侧胸膜腔可先不打开,以利于通气）。如果患者不能耐受,则需要建立体外循环,以维持肺动脉收缩压低于30 mmHg为度。此时,肺门的解剖和粘连分离要在全身肝素化和体外循环之前进行。肺动脉和肺静脉的解剖和游离需要留有足够的长度以利于吻合。在解剖和游离肺血管并建立体外循环之后进行肺血管的离断。支气管的离断之处在上叶开口处水平,移除右肺。对于囊性肺纤维化的患者需要用抗菌素和抗真菌药进行彻底清洗胸膜腔。

4. 供肺的植入

我们采用的吻合顺序一般为由后向前,即支气管-肺动脉-心房袖依次吻合。

（1）吻合支气管

置右侧供肺于受者有胸腔内,4-0单股可吸收缝线（PDS）连续缝合膜部,前方的软骨部用单股可吸收缝线间断缝合。吻合完毕后用支气管周围组织、带蒂心包或胸腺脂肪覆盖支气管吻合口,也可使用大网膜包裹。操作要点是移植过程中要随时注意低温保护供肺,将冰盐水湿纱布卷包裹的供肺放入胸腔;可以用丝线在受体支气管前壁缝针作为牵引线牵拉,把支气管壁从纵隔里面迁出以充分暴露;供体和受体后壁的支气管周围组织连续缝合,这样有利于供体和受体前后壁对位,然后从环膜交界部开始连续缝合支气管膜部,前壁软骨部可以间断缝合或者"8"字缝合。

（2）肺动脉吻合

夹住受者右肺动脉近心侧,酌情修整血管,使之与供肺动脉口径相适应,然后用 5-0 Prolene 线连续缝合肺动脉。

（3）吻合心房袖

于受者静脉近侧左心房上夹一把血管钳,拆除肺静脉残端结扎线,连接上下静脉开口,形成一个适当大小的左房袖,与供者右肺静脉的心房袖用 4-0 Prolene 线连续缝合。

（4）用网膜蒂包绕支气管吻合口

钝性分离胸骨后隧道,下到剑突,取大网膜入胸腔。用网膜蒂自肺门后向前完全包绕支气管吻合口。有的作者认为不必用大网膜包绕支气管吻合口。

（5）关胸

放置胸腔闭式引流管,分层缝合胸廓切口。横断胸骨者,用 3 根胸骨钢丝固定胸骨断端。

5. 受者左肺的切除和供肺的植入

将 Swan-Ganz 导管退至总肺动脉内,在推入右肺动脉中。用新移植的右肺通气。打开左侧胸膜腔,如同右肺切除和植入技术一样,完成左肺移植手术。

6. 术中注意要点

1）本文介绍的双侧序贯式肺移植实质上就是对同一个患者依次做两个单肺移植,旨在用两侧支气管吻合来代替原整块双肺移植的气管吻合,减少气道并发症;并避免使用体外循环,防止心功能不全。

2）如果受者两肺灌注扫描有较大的差别,应该先移植灌注差的一侧,保留相对好的一侧肺通气;然后再用移植侧肺来通气,切除另外一侧肺,以尽量避免体外循环。

3）用大网膜包绕支气管吻合口,能够迅速恢复供肺的支气管动脉循环,改善吻合口的愈合。如果支气管吻合口未能完全愈合,可以起到防止裂开的作用。

七、肺叶移植

活体肺叶移植由于牵涉到受体的安全,一直受到器官移植伦理争议的困扰,因此只在少数国家小规模的开展。一般情况下只有在受体病情非常危重,不能等到供肺时才考虑活体肺叶移植。活体肺叶移植的手术包括三个同时进行的手术:两个供体的肺叶切除、受体的双侧全肺切除和供体肺叶植入。手术要求尽量避免受体出现并发症和死亡,同时为受体移植吻合提供足够的吻合组织边缘。

1. 供体肺叶的切取

（1）供体右肺下叶切除

一般选择右后外侧切口体位,第四肋间或者第五肋间进胸。仔细检查以排除可能存在的疾病。游离下肺静脉后,打开肺门周围的胸膜,对叶裂进行解剖确定血管是否存在变异情况以及确定右下肺动脉和右中叶动脉,下叶背段动脉和中叶动脉须彻底暴露。通常存在两支中叶动脉,较细的一支通常在下叶背段动脉的远端,在这种情况下这支中叶动脉需要结扎处理。理想的情况下中叶动脉和下叶动脉间能够有足够的距离,(至少有一把血管钳钳夹的距离)这样才能为之后吻合提供足够血管吻合距离以及为供体处理血管提供安全距离。打开右下肺静脉处的心包,确认中叶静脉,游离足够的距离,保证供体有足够的血管袖口以利于之后的静脉吻合。在血管解剖游离完毕之后,叶裂用切割器进行处理。在静脉注入 5 000～10 000 IU 肝素及 500 mg 的甲强龙之后,肺立刻进行复张和维持通气 5～10 分钟以利于药物充分进入肺循环,然后肺再次瘘陷。接下来开始摘取肺脏,为了防止移植物静脉淤血,首先钳夹肺动脉,然后钳夹肺静脉,动静脉要留有足够的袖口以利于吻合,而且保证供体的安全距离。然后暴露右下肺支气管,支气管周围的组织不要游离以保存周围血供。确认右中叶支气管后,切断右下叶支气管,切断的方向沿着右下叶背段支气管的上缘向着右中叶支气管开口的下方。对于肺血管和支气管的解剖和游离必须非常熟练,尽量减少热缺血时间。当供肺取下后立刻用冷的湿纱布包绕后进行保存。供体的肺动脉和肺静脉连续缝合以关闭,支气管用间断可吸收缝线关闭,缝合支气管时避免中间支气管和中叶支气管的狭窄和闭塞。支气管残端用胸膜覆盖并与肺动脉隔离。术后胸腔常规放置上下胸管各一根。

(2) 供体左下肺切除

切口选择在左后外侧切口,第四或者第五肋间进胸。同样仔细检查肺脏以确认是否存在潜在病变。游离下肺静脉,打开肺门处胸膜,然后从叶裂确认肺动脉,仔细辨认左下叶背段动脉和左上叶下舌段动脉之间的关系,如果下舌段动脉过细并且与背段动脉距离过远则可以牺牲并结扎处理。左下肺动脉解剖游离长度最好使其能够在背段动脉近端留有放置血管钳的足够距离。左下肺静脉周围心包环形打开充分游离,叶裂最好用切割器处理以避免漏气和漏血。当解剖游离完毕后,如前面所述,肺重新复张通气 5～10 分钟,同时应用肝素和甲基强的松龙。然后再次瘘陷供肺,切断肺动脉和肺静脉,暴露确认舌端支气管,支气管切断的水平从舌段支气管的下方向左下叶背段支气管的上方,取下肺叶后进行保存。

2. 受者的全肺切除

(1) 体位和切口

术者仰卧位,选择 clamshell 切口以利于暴露和心脏的插管。一般都选择体外循环辅助情况下进行移植。一方面是由于患者病情严重,另一方面可以减轻肺水肿,特别是当一侧肺叶移植后肺动脉开放时,这一侧的肺叶负担整个心脏的血供,而在体外循环辅助下可以同时开放双侧肺动脉以减轻肺水肿程度,还也可以控制灌注流量。肺门的解剖和粘连分离要在全身肝素化和体外循环之前进行。对于囊性肺纤维化的患者需要用抗生素和抗真菌药进行彻底清洗胸膜腔。肺动脉和肺静脉的解剖和游离需要留有足够的长度以利于吻合。在解剖和游离肺血管并建立体外循环之后进行肺血管的离断。支气管的离断之处在上叶开口处水平。

(2) 支气管和肺动静脉的吻合

吻合的顺序是支气管-肺静脉-肺动脉。肺支气管吻合口用 4-0 的 PDS 线连续缝合,注意不要过多游离支气管周围组织。支气管吻合后供体的肺叶静脉与受体的上肺静脉互相贴近,静脉的吻合口用 5-0 聚丙烯缝线连续缝合。肺动脉的吻合亦用 5-0 的聚丙烯缝线连续缝合。吻合完毕后肺动脉缓慢开放,当肺静脉有灌注液流出后打紧肺静脉缝线的线结,然后进行通气。麻醉过程中持续使用 NO 吸入及间断性使用支气管扩张剂。吻合口完成后需要用食管超声检查血管吻合口情况,以及使用气管镜检查支气管吻合口情况。

八、再次肺移植术

与首次肺移植手术相比,再次肺移植更具风险,应该严格掌握手术指征。再次肺移植适应症主要为终末期闭塞性细支气管炎、原发性移植物失功、严重的急性排斥和较少见的大气道狭窄等。据国际心肺移植协会(ISHLT)统计,2000～2008 年共 19 528 例患者接受了肺移植,其中 466 例为再次移植(2.4%),2000～2004 年每年最多 40 例患者接受再移植,2005～2008 年每年有 60～110 例,例数及比例均有显著提高。近年来,样本量最大的研究是 Kawut SM 做的一项基于 UNOS 数据库的回顾队列研究,2001～2006 年 205 例再移植患者的 1、3 年及 5 年生存率分别为 62%、49%、45%,较前 10 年显著提高,通过 Cox 多因素分析,独立危险因素包括:早期再移植(首次移植 1 月内)男性供体及肾功能不全,移植方式(双肺 & 单肺)对预后没有影响,闭塞性细支气管炎的发生率是否更高存在争议。

国外学者的一项研究显示因早期原发性移植物失功(PGD)行再次移植的受者术后 30 天、1 年和 5 年的存活率分别为 52.2%、34.8% 和 29.0%;因后期闭塞性细支气管炎(BFO)行再次移植的受者术后 30 天、1 年和 5 年的存活率分别为 89.2%、72.5% 和 61.3%。早期因 PGD 行再次移植的受者病死率较高,而且长期生存获益率较低,应该避免对此类患者行再次移植;而对于后期因 BFO 或气管并发症行再次移植的受者可以获得较长的生存时间,则可考虑积极的再次移植手术治疗。在一项基于 UNOS 数据库的研究中认为,儿童肺移植 1 年后再移植的生存率与初次移植没有区别,若患者同时无呼吸机依赖,生存率进一步提高。可见,经过合理的选择,再次肺移植可以取得和初次移植相同的生存期。

再次肺移植患者多合并脏器功能不全,病情更加复杂,因此围术期血流动力学监测对容量判断、指导临床治疗极为重要。Swan-Ganz 肺动脉漂浮导管已经成为肺移植的常规监测手段,但由于肺动脉楔压受胸腔内压、心脏瓣膜功能等因素的影响,无法准确反映机体容量状态。脉搏指示连续心排血量技术用于监测心排量、血管外肺水等,血管外肺水是反映肺水肿的最具特异性的量化指标,目前已广泛应用于临床。

当患者出现移植肺失功而需机械通气时,有学者认为机械通气时间不影响患者预后。国外的一项研究中,40% 接受再移植的患者术前依赖呼吸机,1 年、5 年生存率仍达到了 60% 和 45%。可见,呼吸机依赖并不能成为再次肺移植的禁忌,肺功能受损的严重程度并不是影响预后的关键因素。

九、肺移植术后处理和主要并发症

肺移植围手术期管理主要集中在免疫抑制、移植物排斥、外科手术相关并发症、感染、液体管理等方面,任何一方面的缺陷都可能导致肺移植的失败。

1. 术后呼吸机的使用

肺移植患者术后需要常规带管回 ICU，呼吸机辅助通气至能够拔管。当患者动脉血氧分压超过 70 mmHg 及氧饱和度超过 90％时，可以逐渐降低氧浓度以减少氧中毒的风险，术后 24 小时之内氧浓度可以逐渐将为 30％～40％。除接受单肺移植的 COPD 患者，一般潮气量设置在 12～15 mL/kg 即可，并可给予 5～7.5 cmH$_2$O 的 PEEP。COPD 单肺移植术后，不使用 PEEP，因为会造成自体肺过度膨胀而产生气压伤。对于呼吸功能良好的患者术后数天甚至数小时内就可以试行脱机。个别患者如果早期出现供体肺功能不全、排异、感染或者肌力不足需要延长机械通气时间，尽早采用气管切开术，方便气道管理，并可以经口进食。

2. 免疫抑制方案

大量研究表明急性排斥反应发生的次数和严重程度与后期的闭塞性细支气管炎的发生率呈显著正相关。移植早期激进的免疫抑制策略目的是为了引起免疫沉默或者免疫耐受。通常包括免疫诱导和免疫维持方案。免疫诱导的目的是削除或者灭活宿主的 T 细胞，免疫诱导治疗能有效提高移植受者存活率，减少急性排斥反应的发生率。标准的免疫诱导方案包括兔或者马的抗胸腺细胞免疫球蛋白（ATG）鼠的单克隆抗 CD-3 细胞的抗体（OKT3）抗白介素-2 受体药物（antiIL-2RMab）。目前我们临床应用的免疫诱导方案是抗白介素-2 受体（舒莱），术后第一天和第四天使用，同时应用激素或者抗组胺药物以抗过敏反应（见表 24-2）。

表 24-2　免疫诱导药物方案

名称	药理作用和常用剂量
抗胸腺细胞球蛋白（ATG）	可用于诱导治疗和针对排斥反应的治疗。这种制剂包含有针对 CD3、CD4、CD8 等 T 淋巴细胞抗原的抗体，同时还包含有针对 CD11b，CD18 等其他细胞表达的抗原的抗体。常规剂量是 1～5 mg/(kg·d)，共用 3～15 天（平均 9 天），维持全血 CD3 细胞在 (50～100)×10^6/L
鼠的单克隆抗 CD-3 细胞的抗体（OKT3）	OKT3 通过与 T 细胞上的 CD3 复合体结合清除循环中的 T 淋巴细胞。有报道认为首次使用 OKT3 后可诱发细胞因子释放综合征，从而导致心、肺功能损害，甚至引起猝死。但有学者提出不同意见，认为 OKT3 是较安全有效的诱导药物，用法为 5 mg/天，共用 10 天
抗白介素-2 受体单克隆抗体（antiIL-2R Mab）	由 CD25、CD122、CD132 3 个跨膜蛋白组成。T 淋巴细胞活化后 CD25 表达最先上调，针对 CD25 的单克隆抗体可阻断 T 淋巴细胞的活化，其特异性强于 ATG 和 OKT3。antiIL-2R Mab 的制剂有达利珠单抗（daclizumab，赛尼哌）和巴利昔单抗（basiliximab，舒莱） 巴利昔单抗的常规剂量为：在手术前 2 h，术后第 4 日静脉注射 20 mg
阿仑珠单抗（alemtuzumab）	为抗 CD52 单克隆抗体，可快速清除外周血中的淋巴细胞，单次应用的剂量为 30 mg 静脉注射

免疫维持方案通常包含 3 种药物：钙调酶抑制剂（环孢霉素 A 或者 FK506），细胞周期抑制剂（硫唑嘌呤或者晓悉）以及激素（强的松）。以下是几种常见的免疫抑制剂（见表 24-3）：

表 24-3 常见的免疫抑制剂

名称	使用注意事项
环孢霉素 A (CSA)	环孢霉素和细胞内的受体结合后可以抑制钙调磷酸酶。钙调磷酸酶是淋巴细胞信号传导旁路的组成部分,它能调节白介素-2的表达水平。起始剂量为 8 mg/(kg·d),分两次使用。监测服药 2 h 后的血药浓度,维持在 1 000~1 500 ng/mL 是较理想的剂量范围。有研究中心根据术后不同时期免疫反应的特点,应用了不同的 CsA 目标浓度:术后 48 h 内 800 ng/mL,术后 1 周至 1 个月 1 200 ng/mL,术后第 2 个月 1 000 ng/mL,术后第 3 月 800 ng/mL,术后 3~6 个月 700 ng/mL,此后 600 ng/mL,也取得较好的疗效
他克莫司 (FK506)	是一种大环内酯类化学复合物,其作用机制和 CSA 相似。使用期间须严密监测血药浓度,谷值维持在 5~7 ng/mL。并根据血药浓度调整。主要副作用:肾功能损害、高血压和神经毒性。与 CSA 相比,他克莫司能够增加肺移植后急性排斥反应患者的治愈率,但会导致更多的新发糖尿病患者。某些抗真菌药物(如两性霉素 B、伏立康唑和伊曲康唑)会影响他克莫司血药浓度,所以在同时用药时,应密切监测他克莫司血药浓度,以便及时调整药物用量
硫唑嘌呤	是一种嘌呤类似物,在体内转化成一些有活性的代谢产物,包括 6-巯基嘌呤。此类代谢产物能够抑制淋巴细胞的增生。硫唑嘌呤通常从 2~2.5 mg/(kg·d)开始,注意白细胞不低于 4 000 个/mL
吗替麦考酚酯(MMF)	嘌呤合成抑制物,抑制嘌呤的重新合成。麦考酚酯选择性抑制淋巴细胞增生,因为淋巴细胞有别于其他细胞可以利用补救合成途径,淋巴细胞只能利用重新合成途径合成嘌呤。通常剂量为 1 g bid PO。应用期间注意白细胞计数不低于 4 000 个/mL
甲基强地松龙和强的松	激素使用需要缓慢减量,注意激素的各种副作用。甲泼尼龙 1~0.5 mg/(kg·d),静脉注射数日后改用口服泼尼松龙 0.5 mg/(kg·d),维持剂量 0.1~0.2 mg/(kg·d)

我们目前选用的是 FK506+麦考酚酯(骁悉)+激素的三联疗法。FK506 及麦考酚酯术后第一天起经胃管注入,并逐渐增加剂量,FK506 受到饮食和各种药物的影响,特别是术后常用的抗真菌药物对于其浓度影响很大,须检测血药浓度。麦考酚酯使用过程中需特别注意白细胞的检测。激素(强的松)的起始剂量为 0.5 mg/(kg·d),并逐渐减量。

3. 液体管理

术后液体管理的好坏可以影响移植物的功能状态。肺移植术后都会出现不同程度的肺水肿,液体出入量的管理在围术期尤其重要。再灌注性肺水肿于术后 8~12 h 达到高峰,以后逐渐减轻。单肺移植的肺动脉高压患者移植肺的水肿更为严重。因此,术后早期我们通常维持液体的出量大于入量,血红蛋白通常维持于 10 g/dL 左右,早期的血容量补充一般使用胶体液替代晶体液。在保持足够尿量、氧合和血压的同时,尽可能维持肺毛细血管契压处于低水平,缩血管药物、强心药和利尿剂通常需要结合使用以维持这个平衡。

4. 缺血再灌注损伤

缺血再灌注损伤是原发性移植物衰竭的主要原因,在移植术后早期的发生率为 10%~15%。严重的缺血再灌注损伤也是肺移植患者早期死亡以及长期入住 ICU 的最常见原因。中、重度的缺血再灌注损伤通常伴随着氧合受损、肺顺应性降低、肺动脉压增高及胸片浸润影。肺移植后缺血再灌注肺损伤的诊断按照国际心肺移植协会(ISHLT)制定的标准:肺移植后 72 小时内出现渗出浸润性的影像学改变;肺移植后 72 小时内出现动脉血氧分压(PaO_2)/吸入氧浓度(FiO_2),即氧合指数 <300。ISHLT 对于原发性移植物功能不全的分级

建议如下：Grade0-$PaO_2/FiO_2 > 300$且影像学正常；Grade 1-$PaO_2/FiO_2 > 300$且胸片存在散在浸润影；Grade 2-PaO_2/FiO_2 在 200～300 之间；Grade 3-$PaO_2/FiO_2 < 200$。文献报道 Grade 3 级移植物功能不全与术后 90 天内死亡率增高相关（17% vs 9%），而发生 Grade 3 级移植物功能不全的危险因素有供体年龄过大、200 年支以上的供体吸烟史、受体肺动脉高压及移植原发疾病。

临床上以非心源性肺水肿为典型表现，依据监测的血流动力学参数及氧动力学参数，严格限制液体入量，适当应用利尿剂，使中心静脉压 < 10 mmHg（1 mmHg = 0.133 kPa），平均动脉压 > 65 mmHg，红细胞压积 > 30%，维持循环稳定，以及肺保护机械通气策略等措施。紧急情况下可以用体外膜肺氧合（ECMO）辅助。还有文献报道给严重的缺血再灌注损伤患者吸入一氧化氮可以稳定血流动力学和改善通气/血流比，吸入前列环素也有类似的报道。持续泵入前列腺素 E_1（PGE1）24 小时，亦可减轻肺再灌注损伤。

5. 感染的预防

术后早期可先给予头孢哌酮钠舒巴坦钠＋左氧氟沙星经验性联合抗感染治疗，随后根据痰培养结果及时调整抗生素。尽量避免肾毒性抗生素，以避免和环孢素一起加重肾功能损害。同时，术后均立即给予预防性抗真菌治疗，方案如下：制霉菌素液漱口，并联合雾化吸入两性霉素 B，静脉或口服抗真菌药物-伏立康唑或伊曲康唑，也可使用副作用相对较小的卡泊芬净，治疗 1 个月。术后常规给予预防性抗病毒治疗，方案如下：更昔洛韦 250 mg，每天 2 次静脉滴注 14 天，后改口服。

6. 主要并发症

（1）肺移植术后出血

是常见的并发症，肺移植患者、特别示感染性疾病的患者术中往往存在严重的胸腔粘连，从而增加了出血的机会。另外体外循环的患者使用肝素抗凝也大大增加了出血的概率。通常在受体肺脏切除时我们就要对胸腔进行仔细止血、牢靠处理各出血点。因为如果吻合口一旦吻合完毕，将很难完成充分暴露，各种牵拉也会对吻合口造成损伤。另外麻醉过程中抑肽酶的应用能够减少严重胸腔粘连及体外循环辅助患者手术中间和手术后出血的可能性。

（2）胸骨切口愈合不良

双侧开胸胸骨横断（clamshell）切口对于肺门和胸腔暴露非常好，但是据 Brown 等报道 clamshell 切口胸骨裂开不愈合的概率为 36% 左右。深部胸骨感染也是非常难处理的并发症，通常需要再次手术清创并且需要延长抗生素使用时间和住院时间，甚至造成患者死亡。我们目前使用改良切口，双侧开胸不横断胸骨，这在大部分情况下也能获得良好的暴露。

（3）膈神经和喉返神经损伤

胸腔严重的粘连会增加出血和膈神经和左侧喉返神经损伤的风险，特别是支扩或者囊性肺纤维化的患者粘连程度往往非常严重。另外对于 COPD 既往行肺减容手术的患者也要非常重视膈神经损伤，在一项多中心的研究中发现既往行肺减容手术的 35 例患者行肺移植术后有 2 例发生膈神经损伤，发生率为 5.7%。通常膈神经粘附于肺减容手术后的钉缘上，在分离过程中尽量不要使用电凝，有时分离时可以残留一小部分肺组织以避免神经损伤。如果膈神经受损几乎没有什么补救措施，双侧膈神经损伤是致命的，而单肺移植后的膈神经损伤也会大大降低手术后移植肺的功能。

（4）血管吻合口狭窄

术后持续的肺高压和无法解释的低氧可能会由于肺动脉吻合口狭窄而引起。同位素灌注显像往往显示单肺移植术后同位素分布低于预期或者双肺移植术后两侧血流分布不均，有时经食管超声检查可以看到狭窄的血管吻合口。对于怀疑有血管吻口狭窄的患者最好进行血管造影。心房吻合口的狭窄可以造成肺静脉回流障碍，从而肺静脉压力增高导致同侧肺水肿，此时肺动脉压力增高、移植物血流减少。该并发症应该以预防为主，术中经食管超声检查，或术后立即行血管造影可用来观察吻合口的狭窄和血流情况，严重者应手术拆除重建吻口。

（5）原发性移植物功能不全（PGD）

是肺移植术后头 30 天最为常见的并发症之一，是早期死亡的主要原因之一。原发性移植物失功能主要原因是缺血再灌注损伤。缺血再灌注损伤是以移植后数小时以非心源性肺水肿和进行性肺损伤为主要特征，严重的缺血再灌注损伤病理表现为弥漫性肺泡壁损伤。还有许多原因如供肺保存技术不完善、缺血时间过长、供肺潜在疾病（肺挫伤、肺血栓和误吸）与原发性移植物功能不全的发生相关。另外有文献报道原发性移植物失功能的发生与原发疾病也密切相关，在原发性肺动脉高压患者中发生率最高，在 COPD 患者中发生率最低。原发性移植物失功能的发生率在 23% 左右，有报道患者并发移植物失功能后死亡率为 28.8% 左右，而对照组的死亡率仅为 4.2% 左右。PGD 的临床症状标志是顽固性低氧和胸部影像学显示的弥漫性肺浸润。该并发症应与超急性排异反应相鉴别。原发性移植物失功能的早期诊断和鉴别非常重要，如果在手术中间发生可以立刻取移植物标本进行病理检查。另外血清学检测抗人类白细胞抗原的抗体对超急性排异也有一定的提示作用。近年来，严重的缺血再灌注损伤已经不是非常常见，这与肺保存技术的提高也有一定关系，无论是实验室还是临床中都发现低钾溶液保存供肺明显优于高钾溶液。另外避免肺过度膨胀在供体肺的获取和保存中也非常重要，每一个因素对于缺血再灌注损伤发生都起到一定的作用。

对明确的 PGD 的治疗，目前尚无严格、系统的临床试验评估这一策略，缺乏统一的标准。目前认为治疗模式类似于急性呼吸窘迫综合征（ARDS），应用小潮气量低牵张通气可以避免机械性肺损伤，同时严格控制输液量和速度以减少毛细血管渗漏。

（6）急性排异反应（AR）

肺移植后 1 年内大约有 36% 的受者发生至少 1 次 AR，随着时间的推移而概率慢慢降低。急性排异是淋巴细胞主导的血管和气道周围的炎症反应。体液免疫在急性排异中的作用还存在争议，一些证据显示毛细血管炎是有体液免疫介导，抗-HLA 抗体可能在中间起到非常重要的作用。抗体介导的排异反应对于激素治疗无效，往往需要一些其他的治疗：如血浆置换、静脉丙种球蛋白及利妥西单抗等。急性排异的临床表现不具备特异性，主要症状包括低热、气短、咳嗽、低氧、白细胞增多、肺功能下降等。影像学表现：肺门周围有浸润影、肺间质水肿、胸腔渗出都是早期急性排异的表现，但是也不具备特异性。依靠临床表现区别急性排异和肺部感染非常困难。当移植术后患者出现感染或者排异的症状时，主要采用支气管镜检查肺泡冲洗和经支气管镜肺活检的方法进行进一步区别和证实，特异性大概 69% 左右。移植后期发生的急性排异在影像学上没有特异性表现，许多移植中心建议患者出院后利用家庭肺功能测量仪来监测移植物功能，一旦移植物功能稳定后每天的测量数据变异在 5％之内,而 FEV1 和 FVC 下降大于 10％超过两天提示存在感染或者排异的可能性。肺移植术后移植物排异的诊断还需要结合支气管镜活检,我们建议患者术后 1 个月、3 个月、6 个月、12 个月、18 个月、24 个月进行常规的经气管镜肺穿刺活检。活检一般需要取到 3～5 块较好的组织块,一般情况下对于双肺移植和心肺移植的患者只需活检一侧的移植肺就可以,但是活检的部位通常选择不同的肺叶和肺段。对于影像学上异常的患者,活检和灌洗主要集中于病变区域。目前也有许多研究致力于移植物排异的无创方法,但是尚没有获得满意的效果。有研究报道呼出气 NO 的检测对于肺移植术后排异的检测非常敏感,也有相关报道显示血清中肝细胞样生长因子的升高与早期排异密切相关,但是这些报道在进行大规模的临床应用之前还需要进一步证实。

急性移植物排异的治疗主要根据临床症状和严重程度,通常 A3、A4 级的严重排异需要治疗,对于 A1～A2 级是否需要治疗依据各个移植中心的经验而异。通常我们的做法是:对于 A1 级没有临床症状,维持原先免疫治疗方案;对于 A2 级没有临床症状,维持原先免疫治疗方案的同时 3～8 周内再次活检监测;对于 A3～A4 级以及有临床症状,进行医学干预。对于进行排异的药物治疗通常是选用大剂量激素冲击,甲基强的松龙 500～1 000 mg/d,连用 3 天。通常在用药 24～48 小时之后临床症状得到缓解,肺功能也在数周之后恢复至基线水平。之后强的松改为 0.5～1 mg/(kg·d),数周之后改为维持量口服。

(7) 肺和支气管吻合口的感染

肺移植术后患者容易发生病原菌感染,其中细菌感染是围手术期感染的最常见病原菌,细菌感染的主要部位是肺脏,发生肺炎的概率在 33％～66％之间。通常情况下术后发生细菌感染的致病菌存在一定规律:术后早期 1 个月内通常是供体或者受体本身携带的细菌感染或者是术后常见的一些医院内感染菌;术后 1 个月到 6 个月通常是一些机会菌感染;术后 6 个月以后患者逐渐恢复和免疫抑制水平不断降低,患者可以受到许多细菌的感染如肺炎球菌、军团菌等。随着围手术期预防性使用抗生素,术后早期肺部感染的概率也逐年下降,特别是肺囊性肺纤维化患者发生术后感染的概率较以前有很大的下降。抗生素的选用需要考虑到受体和供体可能感染的细菌,并在药敏结果出来后及时调整。通常最为常见的细菌是革兰阴性菌,特别是绿脓杆菌,另外还有阳性的金黄色葡萄球菌,经验性用药通常选用的广谱抗生素需要能够覆盖这两种细菌。通常肺部细菌感染常见的症状有发热、咳嗽、咳痰、气促及胸片浸润影。如果患者术后胸片上出现浸润影,需要及时进行支气管镜检查并且冲洗液行革兰染色和行细菌培养和药敏。有时肺部感染的症状被免疫抑制药物掩盖,有时与移植物急性排异相混淆,此时准确的评估和判断非常重要,因为两者的治疗方案完全不同。如果感染和排异不能区别,气管镜活检对于两者的鉴别有一定的作用,但有时感染和排异可以共同存在。除了肺部感染,菌血症也是非常常见的并发症,发生率为 25％,最为常见的病原菌是金葡菌和绿脓杆菌,念珠菌是为最常见的真菌致病菌。深静脉置管的患者发生菌血症的概率非常高。供体和受体结核菌感染可以使得患者在移植术后免疫抑制的情况下发生结核感染,Kesten 等报道结核菌感染的概率将近 4％左右,传统抗结核治疗通常有效。病毒感染中最常见的是 CMV 病毒感染,CMV 病毒感染与 OB 的发生密切相关。当供体 CMV 抗体阳性而受体 CMV 抗体阴性史最容易发生 CMV 病毒感染。对于 RCMV$^-$/DCMV$^+$ 患者术后常规应用 6 个月缬更昔洛韦预防病毒感染,对于 RCMV$^+$ 使用 3～6 月缬更昔洛韦。

CMV 肺炎常见症状有全身乏力、气促、咳嗽、发热等,确诊需要依据支气管肺泡灌洗液或者活检标本中 CMV 的分离。CMV IgM$^+$ 说明患者近期有感染,CMV IgG 抗体滴度 4 倍以上的升高对于诊断也有一定的参考价值,近来发现支气管肺泡灌洗液检查病毒负荷是比较快速、新颖的检查之一。另外可以发生单纯疱疹病毒感染、EB 病毒感染、腺病毒感染、流感病毒感染等。EB 病毒感染会引起术后淋巴细胞增生性疾病。我们建议术后每年进行流感疫苗接种。真菌感染最常见的是曲霉菌和念珠菌感染。通常情况下白色念珠菌是定殖菌不会引起感染,但是一旦发生感染会引起严重的并发症和死亡率。念珠菌是菌血症、吻合口感染和纵隔炎的常见病原菌,通常治疗选择氟康唑、伊曲康唑和两性霉素 B。许多患者也有曲霉菌定殖,然而曲霉菌定殖往往会发展成为侵袭性感染,近年来随着预防性雾化吸入两性霉素 B 和伊曲康唑曲霉菌感染的概率正在下降。曲霉菌感染在肺移植患者病例上最为常见表现是:气管支气管炎、肺炎和播散性疾病。诊断气管支气管曲霉菌病主要依靠气管镜下看到黏膜红斑、假膜和溃疡,同时还需要组织病理学诊断或者真菌培养。对于曲霉菌性气管支气管炎或者侵袭性曲霉菌首选伏立康唑,静脉两性霉素、卡铂芬净和米卡芬净都可以作为治疗用药。对于气管支气管曲霉菌并除了全身使用伏立康唑外最好还需要雾化吸入两性霉素,对于气管阻塞的患者需要在内镜下对坏死组织或者假膜进行清理,以保持气道通畅性。

支气管吻合口容易发生真菌感染,白色念珠菌和曲霉菌是对于吻合口可能造成致命感染的潜在致病原。据文献报道统计,61 例支气管吻合口真菌感染的患者发现绝大部分感染源是曲霉菌。吻合口真菌感染后并发气道狭窄的概率为 46.7%,显著高于无真菌感染组。同时,移植肺真菌定植是术后发生 BFO 的一个重要危险因素。真菌感染后引起的特异性吻合口并发症包括支气管狭窄、支气管软化和大出血。气管腔内支架、球囊扩张、电烧灼、激光等在气道并发症的处理中有一定作用。如果支气管镜检查吻合口存在假膜等情况,需要马上进行活检排除真菌感染,一旦确诊通常情况下需要用全身和局部雾化抗真菌药物,雾化抗真菌药物可以使药物直接到达病灶处。

(8) 支气管吻合口狭窄和裂开(瘘)

气道并发症是肺移植术后的主要并发症和死亡的主要原因之一,主要包括狭窄、裂开、气管软化等,其中吻合口狭窄是最常见的并发症。供体支气管血供差是气道并发症的重要原因之一。供体支气管的血供在术后几天内依赖肺动脉血供,缩短供体支气管的长度能够减少术后支气管缺血的可能性,通常我们要求供体支气管离断水平在上叶开口处两个软骨环的近段主支气管,这样能够有效减少供体支气管的缺血部分并大大减少气道并发症的概率。该并发症可以通过一系列手段进行确诊,常规应用支气管镜术后监测吻合口的情况能够早期发现,偶尔情况下由于一些其他的原因行 CT 检查也可以发现气道狭窄和断裂等并发症。实际上,在临床工作中我们发现 CT 对于诊断和评估气道并发症非常有用。气道狭窄通常伴随着呼吸困难、喘鸣及 FEV1 的下降,支气管镜检查可以明确诊断。正常的支气管吻合口可以看到完整的吻合口缝线以及完整的上皮,偶尔会看到上皮片状的浅坏死,一般不会造成任何问题。膜部的缺损在保守治疗下一般都会愈合,而软骨部的缺损通常会造成后期气道狭窄。

治疗上可以采用安放支架、激光或氩气刀烧灼以及扩张疗法等处理。一般根据气道狭窄的性质选用不同的治疗方法。对吻合口纤维性坏死及局部肉芽肿增生性狭窄,多采用激光烧灼和冷冻来进行清创治疗。选用纤维镜活检钳夹出坏死组织,然后用掺钕钇铝石榴石(Nd:YAG)激光烧灼,利用激光比较容易切除肉芽肿,也可对其进行冷冻处理。经激光和冷冻处理后因局部水肿,常会出现呼吸困难,待坏死组织脱落后才能明显改善。软骨部的局限狭窄,可考虑用球囊扩张,简单易行,但应在早期支气管周围无硬瘢痕组织时才易于成功,球囊扩张的同时患者将丧失通气功能,常感呼吸困难,可采用硬支气管镜用不同的中空金属圆柱管作扩张器,在扩张时能保证被扩张的气管通气。通过硬支气管镜清创或激光烧灼时,应特别注意支气管纵隔瘘的发生,术后用纤维支气管镜监视。以上治疗最好在全身麻醉下进行操作,以消除患者的恐惧心理,便于配合治疗,避免因治疗带来的种种不适,使治疗时间延长。

如扩张和清创无效或骨软化性狭窄需放置支架治疗,目前常用的支架分为硅胶和记忆合金两种。在纤维性和肉芽肿性狭窄中常放置硅胶支架,可根据临床需要调整,但有容易闭塞和移位的缺点;骨软化性狭窄多选用金属支架,其管腔相对较大不易移位、松脱,对纤毛运动损伤小,但不便调整和取出。可扩张的自膨胀金属支架容易植入且便于取出,在气道并发症的治疗方面效果较好。支架放置后两端甚至网眼中可能有肉芽组织增生,重新造成狭窄,可以用激光烧灼清创,应该指出的是支架应在狭窄进行性发展为不可控制前进行,并注意由此带来的病灶感染、支架移位而需要再植入或复位的可能。吻合口狭窄大部分是组织的过度增生,往往会反复发生。近来有报道,对支气管狭窄复发的患者采用支气管腔内高剂量近距离照射(铱-192),可取得了满意疗效。对所有方法都不能奏效的患者,袖状切除和肺叶部分切除已在临床上取得了较好的疗效,是治疗顽固性气道狭窄的有效手段。一般不主张作肺移植,因有术后效果欠佳、供肺短缺等缺点。

大于50%周径的严重支气管吻合口裂开,一般需要干预以保证气道的完整和通畅。偶尔情况下严重裂开造成支气管腔与胸膜腔相通而导致气胸和严重漏气,如果肺充分扩张胸腔充分引流,一般瘘口都会最终愈合,而且一般都不会有狭窄。也有支气管吻合口裂开后直接与纵隔相通而导致严重的纵隔气肿,如果肺充分扩张可以通过纵隔镜在吻合口处放置纵隔引流管,通常这也会导致吻合口满意愈合而不留狭窄。有文献报道早期应用雷帕霉素的移植患者吻合口裂开的发生率较高,因此移植术后早期应用雷帕霉素需要谨慎。

(9) 闭塞性细支气管炎(BFO)

慢性排异是肺移植术后影响患者长期生存最为主要的因素。慢性排异病理学上主要分为慢性血管排异和慢性气道排异。慢性血管排异是慢性排异相对较少的表现形式,表现为肺血管的硬化。慢性气道排异是相对常见的一种情况,组织学上表现为闭塞性细支气管炎。闭塞性细支气管炎在肺移植术后非常常见,是肺移植晚期死亡的最常见原因。其病因学还有争论,目前认为病因有以下几种可能:急性排异、巨细胞病毒感染、原发性移植物失功能、胃食管反流、肺移植类型等。BFO早期病理学上表现为黏膜下淋巴细胞性炎症以及小气道上皮的断裂,然后发生纤维黏液样肉芽组织增生并阻塞气道管腔。BFO相关的临床症状具有非特异性,疾病早期往往出现刺激性干咳、活动后呼吸困难,影像学表现尚正常,肺功能检查呈阻塞性改变,特别是中期流速的降低,痰检结果(-),肺部没有异常体征。疾病晚期往往出现咳嗽、咳痰,影像学上出现过度充气或者支扩的表现,肺功能呈现严重的阻塞性通气障碍,痰检可见绿脓杆菌,肺部可听见异常体征。通过经支气管镜病理活检诊断 OB 比较困难。有报道经支气管镜肺活检的诊断敏感性只有 17％,特异性达到 94.5％,尽管活检的诊断效率不是很高,但是很多移植中心仍然常规进行组织学检查,因为经气管镜活检能使部分患者有可能得到早期诊断和早期治疗,另外组织学上的检查可以排除一些引起移植物功能恶化的其他疾病。另外如支气管肺泡灌洗液中 IL - 12 增高、呼出气 NO 增多、气道高反应性等对于 BFO 的早期诊断的价值也有相关报道。临床上对于出现 BFO 相关的症状但是没有直接病理证据的统称为闭塞性细支气管炎综合征(BOS)。BOS 没有逆转的办法,其已经成为影响移植物远期功能和存活的主要障碍。国际心脏和肺移植协会制定的 BOS 的诊断和分级标准如下(见表 24 - 4):

表 24 - 4　闭塞性细支气管炎综合症的分级标准(2002)

分级	分级标准范围
BOS 0	FEV1＞90％基线值及 $FEF_{25\%\sim75\%}$ ＞75％基线值
BOS 0P	FEV1 处于 81％～90％基线值之间及 $FEF_{25\%\sim75\%}$ ≤75％基线值
BOS 1	FEV1 处于 66％～80％基线值之间
BOS 2	FEV1 处于 51％～65％基线值之间
BOS 3	FEV1≤50％基线值

BFO 的治疗主要有下列方法:如增加免疫抑制剂用量、体外光疗法、全身淋巴组织照射、血浆置换、吸入环孢霉素等,但是到现在为止没有一项非常有效的方法来治疗和逆转 BFO。目前来说对于肺移植术后 BFO 最好的建议是预防为主,特别是移植后早期加强免疫抑制,减轻急性排异的程度。治疗措施是再次肺移植。对于肺移植术后 BFO 是否需要移植目前仍有争论,早期的经验提示再移植患者的预后比首次移植差很多,但目前的主流观点认为晚期因 BFO 再次移植的受者可以获得较长的生存时间,可考虑积极的再次移植手术治疗。另外,采用小剂量的阿奇霉素治疗有一定的改善作用。近来,有国内学者发现全反式维甲酸可抑制肺移植排斥反应。在炎症环境中,Tregs 细胞可以转化为 Th17 细胞,后者可加速闭塞性细支气管炎的发生。而全反式维甲酸可以稳定 Tregs 细胞,抑制其向 Th17 细胞转化,即使在肺移植后炎症体环境中,Tregs 仍维持其免疫抑制功能,而不向 Th17 细胞转化。

(10) 肾功能不全

手术创伤、体外循环、慢性排斥反应,以及大量用药,尤其长期应用钙调酶抑制剂-环孢霉素(CSA)和他克莫司(FK506),均可导致早期或晚期肾功能衰竭。术后早期肾功能衰竭多可保守治愈,必要时可行短暂透析。晚期肾衰属于慢性排斥反应的结果,如无其他脏器功能障碍,可以考虑行肾移植。

7. 术后护理

清醒患者对环境、上机多有顾虑、恐惧心理,护理人员应热情、耐心地解释应用机械通气的必要性和暂时性,以及相关注意事项,使其积极配合治疗,并鼓励和指导患者进行自主呼吸锻炼,定时翻身叩背和按摩受压部位,鼓励咳嗽,争取早日撤机。严密观察和记录机械通气的情况,确保良好的通气是肺移植患者术后渡过围术期的重要环节,因此采取有效的护理措施,加强气道管理,及时清理呼吸道分泌物也是肺移植术后护理的关键。

参 考 文 献

1. Arnaoutakis GJ, Allen JG, Merlo CA, et al. Impact of the lung allocation score on resource utilization after lung transplantation in the United States[J]. J Heart Lung Transplant, 2011, 30(8): 14 - 20.

2. Vasiliadis HM, Collet JP, Penrod JR, et al. A cost-effectiveness and cost-utility study of lung transplantation[J]. J Heart Lung Transplant, 2005, 24(4): 1275 - 9.

3. Davis SQ, Garrity ER Jr. Organ allocation in lung transplant[J]. Chest, 2007, 132(5): 1646.

4. Iribarne A, Russo MJ, Davies RR, et al. Despite decreased wait-list times for lung transplantation, lung allocation scores continue to increase[J]. Chest, 2009, 135(4): 923 - 8.

5. Yusen RD, Shearon TH, Qian Y, et al. Lung transplantation in the United States, 1999 - 2008[J]. Am J Transplant, 2010, 10(9): 1047 - 9.

6. Russo MJ, Iribarne A, Hong KN, et al. High lung allocation score is associated with increased morbidity and mortality following transplantation[J]. Chest, 2010, 137(9): 651 - 6.

7. Meyer DM, Edwards LB, Torres F, et al. Impact of recipient age and procedure type on survival after lung transplantation for pulmonary fibrosis[J]. Ann Thorac Surg, 2005, 79(6): 950 - 7.

8. Titman A, Rogers CA, Bonser RS, et al. Disease-specific survival benefit of lung transplantation in adults: a national cohort study[J]. Am J Transplant, 2009, 9(25): 1640 - 5.

9. Liu V, Zamora MR, Dhillon GS, Weill D. Increasing lung allocation scores predict worsened survival among lung transplant recipients[J]. Am J Transplant, 2010, 10(7): 915 - 918.

10. Morrell MR, Despotis GJ, Lublin DM, et al. The efficacy of photopheresis for bronchiolitis obliterans syndrome after lung transplantation[J]. J Heart Lung Transplant, 2010, 29(8): 424 - 427.

11. Christie JD, Sager JS, Kimmel SE, et al. Impact of primary graft failure on outcomes following lung transplantation[J]. Chest, 2005, 127(5): 161 - 166.

12. Date H, Aoe M, Sano Y, et al. Improved survival after living-donor lobar lung transplantation[J]. J Thorac Cardiovasc Surg, 2004, 128(5): 933 - 936.

第二十五章 肺移植其他

一、肺减容术与肺移植的选择

肺移植目前虽然是治疗终末期肺气肿唯一有效的治疗方法,但由于供体稀缺,大约有 15％的患者在等待供体间死亡。一项国外学者对 27 例终末期肺气肿患者经肺减容后 6 个月肺功能的研究发现,术后第 1 秒时间肺活量<20％的患者,在最后延缓肺移植时间平均为 (22.9±5.6)个月,肺移植围手术期死亡率 27.3％,而第 1 秒时间肺活量≥20％的患者,延缓肺移植平均时间为(34.3±4.9)个月,肺移植围手术期死亡率 6.3％明显低于前者($P<$ 0.05)。选择合适的患者行肺减容,其目的不光是延缓移植时间,更重要的是使患者能具备一个较好的移植前生理状态,从而降低移植围手术期死亡率。甚至还有学者通过对 20 例以肺减容代替肺移植的病例研究发现,在 32 个月的随访期间,19 例存活,15 例术后 2 年 FEV1 由术前 22.76％提高到 40％而被排除进行肺移植。在肺气肿的患者中,有 30％～50％的病例需要接受这两种手术治疗。有研究表明肺减容手术可以提高生活质量,尤其是在等待接受肺移植期间;当一侧肺移植后,另一侧的肺气肿也可以通过肺减容术而得到改善。肺减容具有无需等待供肺、无肺移植的高费用和不良反应、可缓解呼吸困难、改善肺功能、近远期死亡率均低于肺移植。通常,CT 证实为非匀质性损害的患者,当 FEV1 只有预计值的 20％～ 35％时,应该接受肺减容手术;而匀质性病变者,当 FEV1 小于 20％时,则更适合接受肺移植手术。

1. **手术适应证**

① 年龄小于 70 岁。② CT 扫描:严重肺气肿且为非匀质性损害。③ 肺总量:大于 125％。④ FEV1 值:20％～35％。⑤ $PaCO_2$ 小于 55 mmHg。⑥ 肺动脉平均压小于 35 mmHg。⑦ 康复训练:6～9 个月。⑧ 术前戒烟:至少 6 个月。⑨ 激素用量:每日少于 10 mg。

2. **禁忌证**

① 有支气管炎或哮喘症状。② 严重恶病质或过度肥胖。③ 曾有胸膜粘连或剖胸手术史。④ 严重的左心功能不全或冠心病。⑤ 严重的获得性胸廓畸形。⑥ 血液系统疾病。⑦ 残余肺通气以及灌注不良。⑧ 一氧化碳弥散率小于 20％。⑨ 有呼吸机依赖。

3. **肺减容术前评估**

作为一种姑息性治疗手段,仅适合于经过严格挑选的病例,术前评估的依据包括详尽的了解临床表现和检查结果,其中最主要的是通过 CT 扫描和肺功能检查证实其有严重的肺气肿。

(1)形态学检查

胸部平片(吸气末和呼气末)可以提示胸廓外形、充气情况、病变部位及肺气肿严重程度等信息。

CT 扫描可提供肺血管密度减少、密度梯度变小,其中高分辨率螺旋 CT 还可对软组织成像、三维重建来评估肺气肿的严重程度;呼气末和吸气末的 CT 像可以用来计算肺的容积和胸廓的移动度。有研究表明,肺气肿的形态学表现是估计预后的一个重要指标,经 CT 证实为非匀质性肺气肿的病例,肺减容术后肺功能提高十分明显,中等程度非匀质性肺气肿病例的 FEV 提高了 81%±17%,而对照组则为 44%±10%。

纤维支气管镜检查对于准备接受肺减容手术的患者,有助于支气管炎与支气管软化的关系进行评估。

同位素锝^{99}肺通气、灌注扫描可以标记出高气体潴留、低血流灌注的"靶区域",不同区域气体的潴留量还可以用来预测残肺的功能。

(2) 肺功能

用于预测使用支气管扩张药物后气道阻力的可逆性改变,在肺容量的测定上,体积描记法比稀释法更常用。D_{LCO}测定肺的一氧化碳弥散量用来评价肺毛细血管床的变化程度。

(3) 心功能检查

包括常规心电图检查,大多数病例还要通过超声心动图检查心室功能和肺动脉压力,对可疑冠状动脉疾病的患者还需做同位素成像检查。

(4) 膈肌功能的测定

可以利用留置在食管和胃中的双腔导管同步测定跨膈压差来评价。晚期肺气肿患者,膈肌通常处于无功能状态,吸气时腹压为负值。术后胸片显示胸廓上下径的缩短将有利于膈肌处于较高的功能位,使膈肌的功能得到提高。腹部肌肉对术后早期的膈肌复位有帮助并利于吸气运动。

(5) 6 分钟步行试验

用来测定心肺功能,可以通过步行的距离和步行过程中血氧饱和度能否维持在 90% 以上加以评价。

4. 病例选择

主要标准为通过胸片发现肺容积增大,CT 扫描确定肺气肿的病变范围和严重程度,CT 扫描确定肺气肿的病变范围和严重程度;通过通气-灌注扫描显示病变分布,有明确的"靶区域";肺功能检查提示有严重的肺残气量增加和 FEV1 减少。预后良好的检测参数主要有术前全肺容量占预计值的 130%;FEV1 占预计值的 20%~35%。通常,病变位置在上肺比在下肺更为有利;α1-抗胰蛋白酶缺乏症患者因为其全肺都有病变而且功能受损严重并不适合该手术。

排除标准为老年患者,严重肺动脉高压,没有合适的"靶区域",低弥散量,高度的激素依赖,气管支气管炎、哮喘、肺源性心脏病或合并肺动脉高压(收缩压大于 45 mmHg,平均压大于 35 mmHg)卧床不起或依赖轮椅、有呼吸机依赖以及支气管扩张症。

5. 手术步骤

(1) 手术切口

单侧肺减容采取标准后外侧切口,经第 5 或 6 肋间进胸。双侧肺减容取胸骨正中切口,切口上端应保持在胸锁关节平面以下 2.5~3.0 cm,以免术后须做气管切开时容易污染胸部切口。纵行劈开胸骨后,先做肺功能较差的一侧。在距离胸骨几厘米处纵行剪开胸膜,向上剪开时注意避免损伤膈神经。利用对侧单肺通气并做术侧的仔细探查,几分钟后相对健康的肺组织回缩萎陷,但肺气肿较重的肺组织则仍处于膨胀状态。

(2)通常先做上叶病变

用两把肺叶钳将肺牵出,按照预期切除的范围,用带牛心包垫片的直线切割缝合器,切除那些仍处于膨胀状态的"靶区域"肺组织,切完一两块肺组织以后再将肺膨胀起来,估计还需要再切除的范围。位于肺周边的"靶区域"肺组织,用直线切割缝合器切割,断端连续成弧形,与胸廓内壁平行。一侧手术完成以后将肺完全膨胀起来,同样方法再做另外一侧。每侧肺组织切除 20%~30%,所有切缘无论漏气与否均常规喷喷雾型医用止血胶,同时可行肺胸膜粘连术。

关闭胸骨以前两侧各置上、下两根引流管。上胸骨经锁骨中线第 1 肋间斜行向上进入胸膜腔直至胸顶部;下胸管在膈上相对第 6、7 肋间处肋弓下腹壁引出,以减轻手术后疼痛。间断缝合两侧胸膜,用不锈钢丝牢固缝拢胸骨,逐层缝合关胸。

6. 手术要点

① 肺尖部的切除,最好塑形成为一个圆顶状,以免术后遗留的空间形成残腔。② 对于多发性肺大泡无需全部切除,以免切除过多肺组织。③ 整个"靶区域"肺组织切除完毕以后再将肺膨胀起来,对于整个胸腔难以填满或需要切除下叶病变时,应离断下肺韧带。

7. 疗效

有国外学者通过对 58 例潜在成为肺移植适应证终末期肺气肿患者行单侧或双侧肺减容(肺减容/LTx 组)与直接行肺移植 31 例患者(LTx 组)通过对 5 年的随访对比研究发现,其中(肺减容/LTx 组)53%(31/58)患者中位随访时间 44 个月,肺功能改善,生存良好,最后未行肺移植。14%(8/58)例患者由于肺减容后肺功能进行性下降,最后行肺移植,这些患者延缓肺移植时间间隔 33 个月。肺减容/LTX 组与 LTX 组在中位生存时间上 96.5 *vs* 118.5 个月(P=0.9),两者差异并无显著性意义,肺减容为潜在成为肺移植适应症一部分患者之前可作为改善症状和肺功能的有效手术方式,且不影响今后做肺移植。

虽然行双侧肺减容术对患者肺功能及症状改善程度方面可能优于单侧,但双侧肺减容术后,必然导致双侧胸腔粘连严重,若行双侧肺移植,必会导致第 2 个移植肺冷缺血时间延长,从而影响肺移植效果。故我们认为单侧肺减容是过渡到肺移植理想术式,可以创造条件行双肺移植,更好的改善患者肺功能及生活质量。

二、肺移植术后肺康复指导

患者的术后康复是关系到手术治疗效果的重要环节,术后早期多学科综合干预肺康复锻炼有助于提高患者活动耐力,改善患者肺功能状态,有效降低肺移植术后并发症对患者造成的影响。肺康复是一个整体的康复过程,包括肺康复、运动耐力康复、心理康复以及对出院后返回社会的准备等方面,肺康复已经被公认为促进肺移植术后康复最有效的措施之一。临床研究表明,肺康复对在慢性阻塞性肺疾病(COPD)和其他慢性肺病的临床价值甚至超越了任何一种药物治疗,如将肺康复和药物治疗相互结合,则能得到更好的效果。肺移植患者肺康复的主要方案如下:

1. 体能锻炼与呼吸肌锻炼

呼吸和体能锻炼有3个基本原则：负荷性、特异性和可逆性。应根据锻炼者的个人特点，在一定的强度负荷下根据肌肉的功能属性选择方法手段进行锻炼，并应循序渐进，从而增加呼吸肌的力量和耐力，达到预期最佳功能状态。

（1）体能锻炼

运动锻炼是肺康复的基础，体现了肢体功能锻炼在肺移植患者中具有重要价值，肢体功能锻炼主要包括上肢功能锻炼、下肢功能锻炼和其他肌肉锻炼。

1）上肢功能锻炼：上肢运动训练可增加前臂运动能力，减少通气需求，近期的研究结果表明，上肢无支撑耐力训练能显著改善上肢运动耐力。

2）下肢功能锻炼：下肢功能锻炼在患者康复中被列为A级，下肢功能锻炼主要包括踩单车锻炼、原地踏步锻炼及行走锻炼等。

3）其他肌肉功能锻炼：由于肺移植原发疾病，患者会使用前倾的姿势因而造成胸大肌变短，因此，将牵拉或伸展运动包括在内是非常重要的，运动的目的在于维持胸大肌的长度，并有助于改善姿势，同时也有助于防止术后出现骨质疏松症。在患者进行运动锻炼时，应根据患者的运动耐力和肌力测试结果，综合评估锻炼的强度、时间、频率、类型（间歇性或连续性）模式、调整增加难度等。训练方式：波波球手掌抓放、哑铃扩胸、踩单车、床上直腿抬高、登梯试验，每项锻炼3次/天，5～10分钟/次。

（2）呼吸肌锻炼

通过增强呼吸肌力量，循序渐进，缓解呼吸肌疲劳，从而有效地改善肺功能，提高肺泡和血液、血液和组织器官之间的气体交换能力，从而使机体获得更充分的氧气，进一步提高运动耐量。训练方式：缩唇呼吸训练、腹式呼吸训练、呼吸体操、呼吸功能辅助器训练，每项锻炼3次/天，10～20分钟/次。

2. 家庭综合干预

鼓励患者在参与肺康复计划指导的同时，也进行家庭运动计划。家庭运动计划包括：在开始指导训练计划的第1～2周内开始，如果在家庭运动计划中遇到任何困难，也可以在指导课中讨论和解决。通过日常家庭康复锻炼患者活动耐力逐步提高，国外已经开展基于信息化自动化反馈系统研究，将肺移植术后患者在家庭的生命体征情况，每日步行时间和活动时间等进行检测，通过存储系统或者无线传输系统将有关信息及时反馈给临床医护人员，经过综合评估后进行及时的调整通过家庭每日锻炼计划，提升了患者的活动耐力和生活质量，促进患者的康复。在进行家庭康复时，指导患者在身体不适时（如感冒，肺部感染）或用餐后1～2小时内不要做运动。如患者出现气促，不明原因性胸部、颈部或手臂痛时，须立刻停止运动；当自觉头晕、恶心、头痛、心律不齐等症状在停止运动后不能缓解时，需及时就诊。

3. 健康教育及心理干预

任何疾病的治疗均需要对患者进行健康教育，由于在综合肺康复方案中均包含健康教育的内容，因此很难区分健康教育干预的获益大小，同时健康教育也是保证患者能够按照要求完成肺康复计划的前提，只有患者接受了健康教育，肺康复实施方案才能得到保障。针对患者的健康教育应不仅包括对肺康复的配合，同时也需要对肺移植术后常见不良反应的自我观察及调节,临床研究表明,积极有效的健康教育策略可以降低并发症发生的风险,提高患者生活质量。国外的一项研究通过组织肺康复门诊锻炼和健康教育,干预后患者在 6 min 步行距离、1 s 用力呼气容积、用力肺活量,以及健康调查简表(SF-36)生活质量问卷评分均有明显提升。

对患者进行心理干预是现代医学模式对临床医护人员的基本要求,肺移植患者经过长期等待过程普遍存在心理焦虑、抑郁等心理症状,继而影响身心功能,导致免疫抑制、病情加重,甚至死亡,失去肺移植的机会。德国一项研究报道待肺期患者焦虑程度严重,有 35% 的患者存在焦虑,20% 为重度焦虑。经过认知行为干预后,可以减轻心理应激,这对患者有效利用待肺期这段时期,调节好身心状态,从而获得移植的机会是非常必要的,术前免疫系统的平衡和养成良好的心理行为习惯对移植术后免疫耐受、病情稳定与机体的恢复也有重要意义。具体可以使用以下方法:① 优势内容递增教育法是台湾学者胡容创立,即从患者最希望获取的知识开始教育,并不断激发患者学习的内在驱动力,被患者忽视而在治疗疾病中必须掌握的知识逐步成为患者主动要求学习的内容,从而提高教育效果。指导患者从最想了解的知识开始,患者可针对希望获得信息支持的内容和形式提出需求。根据患者提出的问题于次日在患者活动室进行一对一解答,并向患者发教育资料,内容主要涉及肺移植术前的常规检验及意义、疾病知识、饮食要求、待肺期预防保健、术后防护、术后免疫抑制剂的应用等,帮助患者理解和记忆。当患者提出的问题均被解答后,研究者对教育内容进行总结,并对问题中未涉及而需要患者掌握的知识分次给予讲解。② 渐进性肌肉放松训练:依次对双手、前臂、上臂、头部、颈部、肩部、胸部、腹部、臀部、大腿、小腿、双脚等部位肌群进行先紧张后放松的练习,借此感受紧张与放松的感觉,整个过程与呼吸密切配合,每次训练时间为30 分钟。③ 音乐诱导疗法:选用悠扬、动听、恬静的曲目,包括爵士乐、轻音乐、钢琴曲、葫芦丝、小提琴等类型的音乐,患者依据自己的喜好随机播放。对患者进行认知行为干预,患者在活动室静坐休息聆听音乐 15 分钟;边听音乐边进行渐进性肌肉放松训练 30 分钟;继续聆听音乐 15 分钟。整个程序每天早晚各 1 次,每次 60 分钟。

肺移植术后也必须加强对患者的心理关注度及疏导,已有的研究结果证明,肺移植术后进行积极的心理疏导可以有效提高患者的生活质量,促进患者康复。同时由于肺移植术后患者长期使用抗排斥药物,注意加强对患者精神症状的观察,给予心理疏导。

4. 氧气治疗和无创正压通气治疗

肺移植患者出院后康复期一般不需要进行氧气治疗,但是在病情急性加重患者时必须给予氧疗,以保证周围组织的氧供。肺移植术患者拔出气管插管后需要进行无创正压通气过渡治疗,是供体肺泡得以舒张的重要手段,保证患者肺组织能够进行充分的氧气交换,保证组织的氧气供给。

5. 其他

(1) 营养支持

由于肺移植患者术前长期经受终末期肺部疾病的影响,患者反复出现肺部感染,机体消耗较大,导致营养不良。因此肺移植术后需要积极纠正患者的营养状态。促进痰液的有效排出:肺移植术后由于供体肺去神经化,导致患者有效排痰能力减弱,在临床中需要给予胸部物理治疗及吸入药物治疗,促进痰液的有效引流,防止术后肺部感染的发生。

（2）物理疗法

还有的单位将量化肺部物理疗法用于肺移植术后患者的肺部的治疗。具体方案服下：在术后常规治疗计划的基础上，白天给患者制定 2 小时需完成三步缩唇呼吸 30 次，四步有效咳嗽 20 次，五步叩背 2 次，每隔 8 小时雾化吸入 1 次，经面罩吸氧患者采取持续加温湿化氧疗，即量化的三、四、五、六肺部物理治疗方法。

1）三步缩唇呼吸法：首先教会患者口唇缩小呈吹口哨状，然后用口慢慢吸气，胸廓抬起，直至吸不动为止，最后用鼻慢慢呼出，直至完全呼出，呼吸比一般为 1 : 2 或 1 : 3。

2）四步有效咳嗽法：第 1 步用雾化吸入方法，或者鼓励引导的语言等刺激患者咳嗽；第 2 步让患者用鼻深吸气，接着屏住呼吸 3 s～5 s；第 3 步护士或者患者用手按住胸腹部；第 4 步协助患者用力经口咳嗽。

3）五步叩背法：患者取侧卧位或坐位，叩背空拳腕用力，由下向上，由外向内，由对侧至近侧，最后沿主气道方向，由下向上共 5 个部位，以匀速和力度叩击，速度每秒 2 下或 3 下，每个方向 5 下 3 次，共 75 下。五个部位依次是：对侧肺下缘至主气道、近侧肺下缘至主气道、对侧肺外缘至主气道、近侧肺外缘至主气道、主气道由下向上。

4）六步雾化吸入法：用生理盐水稀释药物至 6～8 mL，连接中心供氧，将氧流量调至 6～8 L/分钟，雾化黏性溶液可调至 10～12 L/min，然后嘱患者用鼻缓缓吸入，间隔定时做深吸气到肺部时屏气 4～10 s，最后用口缓缓呼出，雾化吸入 15 分钟，观察患者反应，予温水漱口。

三、肺移植动物模型的研究进展

回顾过去几十年的历程，肺移植走过了实验、研究和实际应用 3 个阶段，发展至今天已经成为治疗终末期肺部病变的有效手段。然而，肺移植还是一个相对新兴领域，基础科学和临床研究的新发现，都会有力的推动肺移植的进步。通过动物实验，能够熟悉手术的过程，掌握技巧，使临床上不常见的移植手术在动物体内可以反复进行研究。此外，动物模型还提供了进行可比性研究和重复性研究的稳定平台。目前，对临床最有意义的动物实验是同种异体肺移植动物实验且以单肺移植为主。通过动物实验研究，已经揭示出许多与肺移植失败相关的病理机。其中，肺缺血再灌注损伤发生机制与活性氧产生增多、细胞内钙超载、中性粒细胞活化和高能磷酸化合物生成障碍等因素有关，而急性免疫排斥反应决定早期移植物的失功，是肺移植的主要障碍。从国外经验来看，肺移植需要经过长期的临床前期研究和准备，通过对动物模型的研究，进而将其理论推用至人体，是临床医学发展的一条重要途径，因此，建立具有可操作性的肺移植动物模型对发展临床肺移植具有重要意义。肺移植动物模型对于肺移植研究发挥着不可替代的作用，动物模型将继续扮演着推进临床肺移植取得更大成功基石的角色。

1. 发展简史

肺移植实验的历史可以追溯到 20 世纪 40 年代，最初是在动物身上进行了初步的探索。1946 年俄罗斯著名生理学家里梅沃夫行狗肺叶移植实验并最久存活了 10 天，开创了肺移植动物实验的先河。1950 年 5 月美国 Buffalo 大学 AndreA Juvenell 等首先进行了犬的原位右肺移植并获得成功。1950 年法国 Metras 以及 1954 年美国 Hardin 和 Rittle 进行了犬同种异体肺移植,证实了肺移植技术的可行性。1982 年 Marck 和 Wildevuur 首阐述了大鼠左肺原位移植模型的手术操作方法。随后,人们开始各种动物的肺移植实验研究,阐述了肺移植相关理论及完善了肺移植实验技术方法,为临床肺移植的研究和实施打下坚实的基础。

2. 肺损伤和排斥反应

(1)肺缺血-再灌注损伤

肺移植、体外循环手术,肺缺血再灌注后,肺缺血引起的肺损伤没有减轻,反而加重的现象称为肺缺血再灌注损伤。肺缺血再灌注损伤可导致肺移植后发生原发性移植肺功能障碍,主要表现为肺动脉压升高、肺出血、肺水肿和急性呼吸功能衰竭,发生机制与活性氧产生增多、细胞内钙超载、中性粒细胞活化和高能磷酸化合物生成障碍等因素有关。动物实验和临床研究显示肺移植肺缺血再灌注损伤表现为双相模式,肺缺血再灌注损伤的发生早期(灌注后 24 小时内)与供体有关,晚期则主要取决于受体情况,其病理生理贯穿于供肺的切取、保存、再灌注及术后管理的整个过程。Xu 等用新西兰大白兔肺移植实验得出 LPDG 液中增加乌司他丁能够进一步提高移植肺的功能,其归因于乌司他丁对肺缺血再灌注损伤具有多重防护效果。在哺乳动物中,水通道蛋白是一种疏水性的膜蛋白,起着跨细胞和跨膜转运水的作用,Zhao 等在 Wistar 鼠(Wistar 研究所培育的白鼠株)肺移植模型中发现了水通道蛋白 1、水通道蛋白 3 在移植肺组织中的高表达,并可能在肺缺血再灌注损伤导致的肺水肿中扮演重要角色。Xu 等在纯种狗左单肺移植模型中发现依达拉奉药物可以减轻肺缺血再灌注损伤,可能与抑制氧化应激及白细胞外渗的作用有关。Norberto 等用 SD 大鼠左肺移植模型研究发现雌二醇可以加重肺缺血再灌注损伤,机制可能与雌二醇增加肺血管平滑肌松弛度,使血流量加大导致肺再灌注损伤。

(2)肺免疫排斥反应

肺移植后免疫排斥反应可以分为急性免疫排斥反应和慢性免疫排斥反应。急性免疫排斥反应决定早期移植物的失功,是肺移植的主要障碍。免疫排斥反应是一个由受者识别供者细胞表面的组织相容性抗原引发的复杂免疫反应,活化的 T 淋巴细胞在器官移植免疫反应中起关键性作用,其凋亡或无能诱导机体免疫耐受或无反应性,在机体免疫调节和免疫治疗中发挥着重要的意义。在动物肺移植模型中发现 CD8$^+$T 细胞在移植物的浸润占主导地位,远超过 CD4$^+$T 细胞,Naohisa 等用小鼠左单肺移植模型发现早期反应蛋白 1 的表达减少,可以有效防止急性肺免疫排斥反应。机制可能为反应蛋白 1 可以调节炎性细胞及转录水平,进而影响 CD8$^+$T 细胞的活化。Hisashi 等用小鼠肺移植模型发现将携带编码人类白细胞介素 10 基因的脂质体注入供体的支气管内,移植后减轻了肺的急性炎症和免疫排斥反应,机制可能与促使炎性细胞因子基因水平降低,减少其表达有关。

3. 动物模型的建立

(1)动物选择除

需要监测呼吸、血流动力学的实验或某些临床应用前的验证性试验必须使用猪、犬等大型动物外,其他实验大部分选用的是大鼠或小鼠。鼠模型缺点是其解剖生理和形态结构与人相差甚远,操作难度大,研究的意义受到了限制。目前世界上各个实验室用于肺移植实验的动物主要有猪、犬、兔以及大鼠等,而采用犬作为肺移植实验动物最为常见。猪作为一种食用家畜,其解剖和生理与人类相似,实验数量慢慢超过犬,因而正在成为大动物实验的首选。

（2）麻醉药物及途径

目前常用的药物有戊巴比妥钠、水合氯醛、氯胺酮、乌拉坦等。小型动物如鼠的给药途径主要为腹腔内注射,大型动物如猪、犬主要以静脉给药。鼠常用 3‰戊巴比妥钠（30 mg/kg）,10 g/L 戊巴比妥钠 50 mg/kg 及注射水合氯醛。犬、猪以戊巴比妥钠（30 mg/kg）多见。

（3）常用模型

鼠单肺原位移植模型的建立:供体手术用 30 g/L 戊巴比妥钠（30 mg/kg）腹腔注射麻醉,取仰卧位,颈部行气管切开,接小动物呼吸机。取腹部正中切口,从下腔静脉注射肝素（300 U/kg）后,剪开膈肌,经右侧胸壁行半"U"形切口直至胸锁关节,切除胸腺,结扎左、右上腔静脉。经下腔静脉用 4℃10 U/mL 肝素化林格氏液（50 mL/kg）进行低压（1.955 kPa）灌注。剪开左心耳放出灌洗液,直至肺组织颜色变得完全苍白,流出的灌洗液清亮后,离断左下肺韧带,游离左肺门,于近心端用 5-0 丝线分别结扎左肺动、静脉后,在远心端离断并保留结扎线。在吸气相肺膨胀状态下用微血管夹夹闭左主支气管,在近心端离断。置 4℃肝素化林格氏液中保存待用。分别将左肺动、静脉及左主支气管从自制套管中穿出并向尾端翻转,用 5-0 丝线分别结扎固定,完成供体准备。受体手术——麻醉方法同供体。大鼠取右侧卧位,经左侧第 5 肋间切口入胸,离断左下肺韧带,牵左肺至胸外并固定,解剖游离肺门后,用微血管夹在近心端分别钳夹肺动脉、肺静脉和支气管,尽量在远端剪断。将供肺植入胸腔,依次吻合肺静脉、肺动脉、支气管,分别以 5-0 丝线和 3-0 丝线缝扎固定。首先开放支气管使肺复张后,再依次开放肺静脉、肺动脉。仔细止血、放置胸腔引流管后关胸。大鼠苏醒后拔除胸腔引流管,逐步脱离呼吸机。

兔原位肺移植模型:供体手术——选取左侧第 5 肋间切口。10 倍显微镜下锐性切断肺下韧带,剪开纵隔胸膜及心包。充分解剖及游离支气管、血管。经下腔静脉近心端向右心房插入灌注管,4℃复方氯化钠液顺行灌注,剪开胸主（腔）动脉近心端放血。灌注至肺呈灰白色（100 mL/kg,时间 8～10 分钟）胸主动脉流出清亮液体;心耳钳夹闭肺静脉汇入处约 1/3 左心房壁,插入灌注管,自左房-肺静脉逆行灌注（50 mL/kg,时间约 5 分钟）。灌注过程中继续机械通气。半膨胀状态夹闭左主支气管并切断,环绕左肺静脉入口处切断心房壁。移除供肺并放入 4℃乳酸钠林格注射液中保存。受体手术——切除受体左肺,将供肺心房壁修剪成心房袖,以冰盐水纱布包裹后放入塑料袋,置入受体左侧胸腔。修剪供肺和受体支气管断端长度以便吻合。连续缝合支气管;连续内翻缝合心房袖,做供肺和受体的心房袖吻合。间断缝合肺动脉。开放支气管,呼吸机潮气量逐渐增加到 15 mL/kg。再灌注 120 分钟留取标本后,剪开肺上、下静脉均有持续通畅血流则模型判定为成功。

犬/猪原位左肺移植:犬/猪原位左肺移植的建模方法与人肺移植相似。供者麻醉、经口气管插管后,胸骨正中切口进胸,打开心包,游离气管及上、下腔静脉,并用纱带环绕。在紧邻动脉瓣远端的主肺动脉上用 5-0 聚丙烯缝线留置荷包缝合,通过静脉注射肝素（300 U/kg）。将 1 根导管（依动物大小用 20-F 或 21-F 管）插入肺动脉,收紧荷包缝线并固定。扎紧上、下腔静脉上的纱带,阻断心脏流入道,横跨钳夹闭升主动脉,切取左心耳,采用低温灌洗液（50～60 mL/kg,2.94～3.92 kPa 压力）灌洗供肺。灌洗全程持续机械通气,夹闭气管前将气道压保持于 1.47 kPa 压力,使供肺处于充气状态。整块摘取心肺,4～8℃

低温保存。植入前修剪供肺，在肺静脉周围保留足够多的心房袖和支气管、肺动脉残端。受者左第4肋间开胸，左全肺切取，保留尽可能长的血管与支气管残端。将后台修剪好的供肺放入胸腔，首先吻合支气管，用4-0聚丙烯缝线连续缝合后壁，间断缝合前壁；用6~0聚丙烯缝线连续缝合肺动脉前后壁，相遇前中止，心房吻合采用外翻水平褥式缝合，同样相遇前中止。移植肺恢复通气，逐步放开肺动脉夹，排出气泡后打紧吻合线，左房吻合口处理方法同前。恢复双肺通气，呼气末正压（PEEP）为0.49 kPa，调整呼吸频率，使动脉血CO_2分压介于35~40 mmHg（4.67~5.33 kPa）。

犬双肺序贯性肺移植：供体切取：供体犬仰卧位，肌注氯胺酮（8 mg/kg）诱导、气管插管静脉复合麻醉。呼吸机维持呼吸，潮气量为10 mL/kg，呼吸频率为12次/分钟，给氧吸入。备皮，消毒，铺巾后，取双侧第4肋间横断胸骨切口入胸。用撑开器暴露胸内结构，切除胸腺，垂直向下剪开心包至膈。解剖纵隔内结构，分别游离主动脉、气管、和上下腔静脉，并依次套上阻断带。用阻断带阻断左肺门5分钟行缺血预处理，随即开放15分钟，然后在阻断循环前先行全身肝素化（3 mg/kg）。阻断上下腔静脉、主动脉、肺动脉。主肺动脉内注入前列腺素$E_1$1 000 μg，主肺动脉根部注入4℃ LPD 1 500 mL（100 mL/kg），灌注压力为3.92 kPa，同时左心房切开引流。肺表面逐渐由粉红变为白色。同时胸腔内给予冰屑，保持心肺低温。灌注完毕后，麻醉人员以6 mmHg为标准，气道正压使肺膨胀至50%，接着用沙氏钳夹闭主支气管并切断，钝性剥离食管，取下整个心肺组织。

受体肺植入：受体犬麻醉同供体。由于犬的上下腔静脉和左房呈直线相关性，即钳夹左心房时，阻断钳会使上下腔同时受阻，易致血栓形成，减少回心血量导致心功能衰竭死亡，因此先行左肺移植。犬取右侧卧位，经第5肋间入胸，游离左肺后结扎左肺动脉第一支，在其下方结扎并切断左肺动脉，结扎上下肺静脉后切断，然后保留左主支气管旁组织。在左上叶支气管近端切断，移去左肺。缝合顺序为支气管-肺动脉-肺静脉。支气管吻合时用4-0 prolene线连续对端缝合支气管膜部，前臂软骨部间断"8"字缝合，再行左肺动脉吻合，用5-0 prolene线间断缝合，肝素盐水冲洗吻合口，最后吻合左房袖。开放通气，胸腔倒入盐水，检查并确认支气管吻合口无漏气后，留置胸腔引流管及缝合切口。左侧吻合完毕后，犬取左侧卧位，进行右侧肺移植，步骤同左肺移植。

猪自体肺移植模型：仰卧位后肌注阿托品0.1 mg，30 g/L戊巴比妥钠溶液（30 mg/kg）静脉注射麻醉。气管插管并连接呼吸机，麻醉成功后，取右侧卧位，经左侧第4肋间切口入胸。解剖肺门，游离左肺动脉、左肺静脉及左主支气管，分别套阻断带。按200 U/kg行全身肝素化。通气胀肺后于左主支气管近根部用阻断带阻断，使左肺处于半膨胀状态。左肺动脉于动脉干远心侧切断，左肺静脉则于左心房切开引流处予以切断（形成"左房袖"）。左主支气管阻断带远侧以无创伤钳钳夹，并于两者之间切断左主支气管，使左肺保持在半膨胀状态移出。将供肺置于托盘中修剪，左肺下叶动脉、静脉及叶支气管尽可能多以保留，肺静脉断面修剪成斜面，以备与左心房吻合。修剪完毕后将供肺置入胸腔内。以心耳钳钳夹部分左心房，用6-0 prolene线连续外翻缝合肺叶静脉-左心房。用5-0 prolene线间断缝合下叶支气管与左主支气管。最后用6-0 prolene线外翻缝合左肺动脉，暂不打结。吻合好后开放左心房心耳钳，同时开放主支气管阻断带并张肺，使血液逆流入移植肺组织，在肺动脉吻合口处溢出以排气，然后收紧缝线打结。

检查肺动脉吻合口处、左心房吻合口处有无漏血。张肺,并检查支气管吻合口处有无漏气。以温生理盐水冲洗胸腔,再次检查无出血、漏气,并清点器械、敷料无误后,置胸腔闭式引流管,接引流瓶。逐层缝合胸部切口,待其清醒。清醒后逐渐减少潮气量,待自主呼吸恢复后,脱机。脱机后24小时内注意观察猪的精神状态、呼吸频率、口唇黏膜色泽等。待引流量减少并稳定后拔除胸腔闭式引流管。

自体肺移植是指先切除一侧全肺,在体外状态下去除病变肺叶,再将健康肺叶组织移植回胸腔的过程。它的优点是将自身健康肺组织得以保留,不会发生自身免疫反应,手术也不受供体的限制。目前在临床上多用于治疗上叶中心型肺癌且下叶肺组织中未见肿瘤转移的患者。

兔肺缺血再灌注模型:肌肉注射阿托品 0.5 mg 后,经耳缘静脉注射 20 g/L 戊巴比妥钠 30 mg/kg 麻醉,手术中间断静脉注射 20 g/L 戊巴比妥钠,每次 5 mg/kg,维持足够麻醉深度。麻醉生效后将动物仰卧固定于手术台上,行气管切开,置入 3.5F 气管插管接小动物人工呼吸机(安徽正华生物仪器设备有限公司,DW - 3000 型)行机械通气。调节呼吸机参数为:呼吸频率 30 次/min,吸呼比 1∶1,氧浓度 100%,潮气量 10 mL/kg,游离左肺门期间呼吸参数改为潮气量 7 mL/kg,呼吸频率 40 次/min。游离右侧股动脉、置管连接二道生理仪监测动物平均动脉压和心率,游离一侧颈外静脉置管用于术中补液及注射肝素、补充麻药,补液量为生理盐水 10 mL/(kg·h)。麻醉成功后,将动物改为右侧卧位固定,自左侧胸骨旁剪断第 4 肋软骨,沿第 3,4 肋间剪开左胸壁全层至腋后线,掀开胸壁,在腋后线处切除第 4 肋骨,暴露左侧肺门。用棉签和眼科手术器械分别游离左侧肺动脉及左肺上、下静脉,用于阻断肺循环之用。静脉注入肝素(1.0 mg/kg)10 分钟后,根据研究的目的不同进行阻断(如用无创动脉夹先后阻断肺动脉及上、下肺静脉 1 h 后再顺序开放肺上、下静脉和肺动脉或单纯阻断肺动脉 1 h 后再开放等),手术过程中左肺始终处于通气状态。

(4) 供肺保存

目前肺保存液分为细胞内液型和细胞外液型,细胞内液即高钾低钠型保存液,以 EC 液(欧-科溶液)和 UW 液(威斯康星液)为代表。细胞外液型即低钾高钠型保存液,主要有 PerfadeX、LPD、ETK 液、Kerb's 液、肝素血、WallwOrk's 液、Celsior 液等。低温灌注及保存可以降低组织代谢率、酶活性,减少能量消耗并可抑制细胞降解酶,降低其细胞毒性,但它同时也抑制 ATP 依赖性 $Na^+ - K^+$ 泵的功能,导致膜电位下降和 Na^+ 内流,引起细胞内水肿。有实验证实灌注温度为 10℃ 比 4℃ 能获得更好的效果,但大多数仍采用 4℃ 进行灌注和保存。在肺缺血再灌注模型中,用常温肝素溶液进行灌注较为多见。

(5) 注意事项

肺移植动物实验中需要注意以下几个方面:不同动物的解剖结构各有差异,在试验过程中选择的麻醉及手术方式要符合动物的生理状况;保证气管插管顺利,使气道在整个手术过程中保持通畅;吻合准确,保证吻合口通畅无渗漏;熟练的外科吻合技术是建立肺移植动物模型成功的关键,而这一关键的难点是受体肺动静脉及支气管的切口选择;在吻合血管壁时尽量保持血管内皮细胞的完整性来预防血栓的形成;移植过程中还需特别注意动物气道分泌物的处理。

参 考 文 献

1. 朱雪芬,王雁娟,张小琴,等.12 例肺移植围术期患者应用脉搏指示连续心排血量监测的护理配合[J].
   中华护理杂志,2011,46(8):817-818.

2. 唐政,王建军,翟伟,等.CD26/二肽酰肽酶Ⅳ底物缓激肽在大鼠肺移植缺血再灌注损伤中的表达[J].中
   华器官移植杂志,2011,32(7):426-429.

3. 叶书高,刘东,陈静瑜,等.心脏死亡供者供肺移植三例报告[J].中华器官移植杂志,2011,32(12):712-715.

4. 王烨铭,张稷,陈静瑜.2010 年第五届全国心肺移植高级研讨会纪要[J].中华器官移植杂志,2011,32(5):309-
   310.

5. 毛文君,张映铭,陈静瑜.肺移植与大容量全肺灌洗治疗终末期尘肺效果比较[J].中华劳动卫生职业病
   杂志,2011,29(10):746-750.

6. 杨军,吴小庆,陈静瑜,等.肺移植术后急性左心衰竭一例[J].中华心血管病杂志,2011,39(1):87-88.

7. 郑明峰,陈静瑜,朱幸沨,等.体外膜肺氧合在肺移植围手术期的应用 30 例[J].中华器官移植杂志,
   2011,32(1):28-31.

8. 陈颖,陈静瑜.肺移植术后并发肺静脉栓塞致肺梗死一例[J].中华器官移植杂志,2011,32(9):570-571.